现代内科病症诊疗要点

程凤兰　刘秀花　张辉　张世坤　赵凯　王金万◎主编

吉林科学技术出版社

图书在版编目（ＣＩＰ）数据

现代内科病症诊疗要点/程凤兰等主编.--长春：
吉林科学技术出版社，2024.3
ISBN 978-7-5744-1188-3

Ⅰ.①现…Ⅱ.①程…Ⅲ.①内科-疾病-诊疗
Ⅳ.①R5

中国国家版本馆 CIP 数据核字(2024)第 064182 号

现代内科病症诊疗要点

主　　编　程凤兰　等
出 版 人　宛　霞
责任编辑　张　楠
封面设计　长春市阴阳鱼文化传媒有限责任公司
制　　版　长春市阴阳鱼文化传媒有限责任公司
幅面尺寸　185mm×260mm
开　　本　16
字　　数　310 千字
印　　张　13.25
印　　数　1~1500 册
版　　次　2024 年 3 月第 1 版
印　　次　2024 年10月第 1 次印刷

出　　版　吉林科学技术出版社
发　　行　吉林科学技术出版社
地　　址　长春市福祉大路5788 号出版大厦A 座
邮　　编　130118
发行部电话/传真　　0431–81629529 81629530 81629531
　　　　　　　　　　81629532 81629533 81629534
储运部电话　0431–86059116
编辑部电话　0431–81629510
印　　刷　廊坊市印艺阁数字科技有限公司

书　　号　ISBN 978-7-5744-1188-3
定　　价　80.00元

目　　录

目 录

第一章 呼吸系统疾病

第一节 急性上呼吸道感染

急性上呼吸道感染(简称上感)为外鼻孔至环状软骨下缘包括鼻腔、咽或喉部急性炎症的总称。70%～80%由病毒引起,20%～30%为细菌所致。通常病情较轻,病程短,可自愈,预后良好。但少数急性病毒性心肌炎的早期或前驱期的表现与上感相似,首诊医生应警惕,以免漏误诊。

一、病因及发病机制

急性上呼吸道感染有70%～80%由病毒引起,主要有鼻病毒、腺病毒、呼吸道合胞病毒、流感病毒(甲、乙、丙)、副流感病毒、冠状病毒等。另有20%～30%由细菌引起,细菌感染可以是原发的,也可以继发于病毒感染,以溶血性链球菌为最常见,其次是流感嗜血杆菌、金黄色葡萄球菌、肺炎链球菌、卡他莫拉菌等,偶见革兰阴性杆菌。肺炎支原体和肺炎衣原体较少见。

接触病原体后是否发病,还取决于传播途径和人群易感性。各种可导致全身或呼吸道局部防御功能降低的因素,如受凉、气温变化、淋雨、疲劳等,致使原已存在于上呼吸道的病毒或细菌迅速繁殖或者直接接触含有病原体的患者喷嚏、空气以及污染的手和用具诱发本病。老幼体弱,免疫功能低下或有慢性呼吸道疾病如鼻窦炎、扁桃体炎者更易发病。

二、病理生理

组织学上可无明显病理改变,亦可出现上皮细胞的破坏。当病毒到达咽喉部腺体区时,病毒与气道上皮细胞特异性结合。病毒在呼吸道的上皮细胞及局部淋巴组织中复制,引起细胞病变及炎症反应。病毒感染后释放的炎性介质包括激肽、白三烯、IL-1、IL-6、IL-8 和 TNF-α等,导致血管通透性增加,使鼻腔及咽黏膜充血、水肿、上皮细胞破坏,伴单核细胞浸润,有浆液性及黏液性渗出。临床上出现流清涕、鼻塞等呼吸道症状,并产生发热、全身疼痛等全身症状。症状往往在病毒感染机体后的 16 小时内出现,并在 24～48 小时达高峰,在 2～3 天内达到病毒排出高峰。继发细菌感染者可有中性粒细胞浸润及脓性分泌物。

三、临床表现及辅助检查

(一)临床表现

根据病因不同,临床表现可有不同的类型,主要有以下类型:

1.普通感冒

普通感冒为病毒感染引起,俗称"伤风",又称急性鼻炎或上呼吸道卡他。起病较急,早期主要表现为鼻部卡他症状,如喷嚏、鼻塞、流清水样鼻涕,也可表现为咳嗽、咽干、咽痒或烧灼感甚至鼻后滴漏感。咽干、咳嗽和鼻后滴漏与病毒诱发的炎症介质导致的上呼吸道传入神经高敏状态有关。2~3天后鼻涕变稠,可伴咽痛、头痛、流泪、味觉迟钝、呼吸不畅、声嘶等,有时由于咽鼓管炎致听力减退。严重者有发热、畏寒、四肢酸痛、头痛及食欲缺乏等全身症状。无并发症的普通感冒一般5~7天后可痊愈。老年人和儿童容易出现感冒并发症。若伴有基础疾病的普通感冒患者则临床症状较重、迁延,容易出现并发症,使病程延长。体检可见鼻腔黏膜充血、水肿、有分泌物,咽部可为轻度充血,胸部体检多无异常。伴有基础疾病或出现并发症者可以查到相应体征。

2.急性病毒性咽炎和喉炎

由鼻病毒、腺病毒、流感病毒、副流感病毒以及肠病毒、呼吸道合胞病毒等引起。临床表现为咽痒和灼热感,咽痛不明显。咳嗽少见。急性喉炎多为流感病毒、副流感病毒及腺病毒等引起,临床表现为明显声嘶、讲话困难、可有发热、咽痛或咳嗽,咳嗽时咽喉疼痛加重。体检可见喉部充血、水肿,局部淋巴结轻度肿大和触痛,有时可闻及喉部的喘息声。

3.急性疱疹性咽峡炎

多由柯萨奇病毒A引起,表现为明显咽痛、发热,病程约为一周。查体可见咽部充血,软腭、腭垂、咽及扁桃体表面有灰白色疱疹及浅表溃疡,周围伴红晕。多发于夏季,多见于儿童,偶见于成人。

4.急性咽结膜炎

主要由腺病毒、柯萨奇病毒等引起。表现为发热、咽痛、畏光、流泪、咽及结膜明显充血。病程4~6天,多发于夏季,由游泳传播,儿童多见。

5.急性咽扁桃体炎

病原体多为溶血性链球菌,其次为流感嗜血杆菌、肺炎链球菌、葡萄球菌等。起病急,咽痛明显、伴发热、畏寒,体温可达39℃以上。查体可发现咽部明显充血,扁桃体肿大、充血,表面有黄色脓性分泌物。有时伴有颌下淋巴结肿大、压痛,而肺部查体无异常体征。

(二)辅助检查

1.血液检查

因多为病毒性感染,白细胞计数常正常或偏低,伴淋巴细胞比例升高,严重病毒感染时淋巴细胞比例可以降低。细菌感染时血白细胞计数与中性粒细胞比例升高,出现核左移现象。

2.病原学检查

因病毒类型繁多,且明确类型对治疗无明显帮助,一般无需明确病原学检查。需要时可用免疫荧光法、酶联免疫吸附法、血清学诊断或病毒分离鉴定等方法确定病毒的类型。脓性分泌物可作细菌培养和药物敏感试验,有助于判断细菌类型,指导临床用药。

四、诊断和鉴别诊断

(一)诊断

1.危险因素

各种可导致全身或呼吸道局部防御功能降低的因素均可诱发本病。如受凉、气温变化、淋雨、疲劳、人群拥挤的环境、久坐的生活方式、免疫力低下、与高危人群接触或营养不良等。

2.症状

以鼻部卡他症状为主,如鼻塞、流鼻涕、打喷嚏。根据病毒或细菌侵犯的部位不同,症状有所不同。如鼻腔:鼻黏膜受刺激后可有鼻塞、流清水样鼻涕、打喷嚏等;咽部:咽部干燥、灼热感、咽痛等;喉:声音嘶哑、咳嗽咳痰、喉部不适等;急性扁桃体炎的症状主要为咽痛、发热、吞咽困难等;急性上呼吸道感染时可伴有不同程度的全身症状,如发热、畏寒、头痛、四肢酸痛、咳嗽和疲乏等。

3.体征

普通感冒时鼻腔黏膜充血、水肿、有分泌物、咽部轻度充血;急性咽炎时可见咽部明显充血、水肿;急性扁桃体炎时可见扁桃体肿大、充血、表面有或无脓性分泌物;急性喉炎时可见喉部充血、水肿、有黏液性分泌物或黏膜溃疡。

具备上述危险因素并根据鼻咽部的症状和体征,结合周围血常规和阴性胸部 X 线检查可做出临床诊断。一般无需病因诊断,特殊情况下可进行细菌培养和病毒分离或病毒血清学检查等确定病原体。但须与初期表现为感冒样症状的其他疾病鉴别。

(二)鉴别诊断

1.流行性感冒(以下简称流感)

起病急,具有较强的传染性,以全身中毒症状为主,呼吸道症状较轻。老年人及伴有慢性呼吸道疾病、心脏病者易并发肺炎。普通感冒与流感的鉴别诊断如表 1-1-1 所示。

表 1-1-1　普通感冒与流感的鉴别诊断

症状	普通感冒	流感
发热	少见	常见
鼻塞	很常见,且通常在 1 周内症状自然缓解	常见
打喷嚏	常见	常见
咽痛	常见	常见
头痛	少见	非常常见
咳嗽	通常为间断的、排痰性(有黏液产生)咳嗽	通常为间断性干咳
寒战	少见	有轻-中度恶寒症状
疲倦	较轻微	通常为中度疲倦,且常伴有乏力
胸部不适	轻-中度	中度

2.急性细菌性鼻窦炎

致病菌多为肺炎链球菌、流感嗜血杆菌、葡萄球菌、大肠埃希菌及变形杆菌等,临床多见混合感染。多在病毒性上呼吸道感染后症状加重。主要症状为鼻塞、脓性鼻涕增多、嗅觉减退和头痛。急性鼻窦炎患者可伴有发热和全身不适症状。

3.过敏性鼻炎

分为季节性和常年性,多于接触过敏原后(如花粉等)出现症状,主要症状为阵发性喷嚏、流清水样鼻涕,发作过后如健康人。仅表现为鼻部症状或感疲劳,一般无发热等全身症状,且病程较长,常年反复发作或季节性加重。普通感冒与急性鼻窦炎、过敏性鼻炎的鉴别诊断如表 1-1-2 所示。

表 1-1-2　普通感冒与急性鼻窦炎、过敏性鼻炎的鉴别诊断

普通感冒
1.以鼻部卡他症状为主,初期也可有咽部不适或咽干,咽痒或烧灼感
2.四肢酸痛和头痛等全身症状较轻
3.诊断主要依据典型的临床症状
急性鼻窦炎
1.致病菌多为肺炎链球菌、流感嗜血杆菌、葡萄球菌等,临床多见混合感染
2.多于病毒性上呼吸道感染后症状无改善或加重
3.主要症状为鼻塞,脓性鼻涕增多,嗅觉减退和头痛
4.急性鼻窦炎患者可伴发热及全身不适症状
过敏性鼻炎
1.分为季节性和常年性,多于接触过敏原后(如花粉等)出现症状,主要症状为阵发性喷嚏,流清水样鼻涕,发作过后如正常人
2.仅表现为鼻部症状或感到疲劳,一般无发热等症状,且病程较长,常年反复发作或季节性加重

4.链球菌性咽炎

主要致病菌为 A 组溶血性链球菌。其症状与病毒性咽炎相似,发热可持续3～5 天,所有症状将在 1 周内缓解。好发于冬、春季节;以咽部炎症为主,可有咽部不适、发痒、灼热感、咽痛等,可伴有发热、乏力等;检查时有咽部明显充血、水肿,颌下淋巴结肿大并有触痛。链球菌性咽炎的诊断主要靠咽拭子培养或抗原快速检测。

5.疱疹性咽峡炎

发病季节多发于夏季,常见于儿童,偶见于成人;咽痛程度较重,多伴有发热,病程约 1 周;有咽部充血,软腭、腭垂、咽及扁桃体表面有灰白色疱疹及浅表溃疡,周围环绕红晕;病毒分离多为柯萨奇病毒 A。

6.急性传染病前驱症状

如麻疹、脊髓灰质炎、脑炎、肝炎、心肌炎等病,患病初期可有鼻塞,头痛等类似症状,应予重视。如果在上呼吸道症状一周内,呼吸道症状减轻但出现新的症状,需进行必要的实验室检查,以免误诊。

五、治疗

(一)治疗原则

本病的治疗原则以对症处理为主。首选口服药物,一般不需要静脉补液。

(二)治疗方法及具体措施

1.对症治疗

(1)休息:发热、病情较重或年老体弱的患者应卧床休息,多饮水,保持室内空气流通和防止受寒。

(2)对症药物治疗:急性上呼吸道感染使用药物治疗时应以对症治疗药物为主,且首选口服药物,避免无根据的盲目静脉补液。静脉补液仅适用于以下几种情况:a.因感染导致患者原有基础疾病加重或出现并发症,需要静脉给药;b.由于患者严重腹泻或高热导致脱水、电解质紊乱,需补充水和电解质;c.由于胃肠不适、呕吐而无法进食,需要通过补液维持身体基础代谢。

①解热镇痛:主要针对普通感冒患者的发热、咽痛和全身酸痛等症状,可酌情应用解热镇痛类药物如对乙酰氨基酚、布洛芬等。该类药物通过减少前列腺素合成,使体温调节中枢产生周围血管扩张、出汗与散热而发挥解热作用,通过阻断痛觉神经末梢的冲动而产生镇痛作用。对乙酰氨基酚是其中较为常用的药物,但应注意对乙酰氨基酚超量使用可能造成肝损伤甚至肝坏死。有报道,布洛芬可增加感染的严重性。

②缓解鼻塞:对于有鼻塞、鼻黏膜充血、水肿、咽痛等症状者,可应用盐酸伪麻黄碱等选择性收缩上呼吸道黏膜血管的药物,对血压的影响较小。也可用1%麻黄碱滴鼻。一般连续使用不宜超过7天。

③抗过敏:对于有频繁喷嚏、流涕量多等症状的患者,可酌情选用第一代抗组胺药马来酸氯苯那敏或苯海拉明等。该类药物具有穿过血脑屏障、渗透入中枢神经细胞与组胺受体结合的能力,因其具有一定程度的抗胆碱作用,通过阻断组胺受体抑制小血管扩张,降低血管通透性,有助于减少分泌物、减轻咳嗽症状,因此推荐其为急性上呼吸道感染的首选药物。该类药物的常见不良反应包括嗜睡、疲乏等,从事车船驾驶、登高作业或操作精密仪器等行业工作者慎用。为了减轻这类药物引起的头晕、嗜睡等不良反应,宜在临睡前服用。第二代抗组胺药尽管具有非嗜睡、非镇静的优点,但因其无抗胆碱的作用,故不能镇咳。抗组胺的鼻喷剂局部作用较强,而全身不良反应较少。

④镇咳:对于咳嗽症状较为明显者,可予镇咳药。常用的镇咳药根据其药理学作用特点分为两大类:a.中枢性镇咳药:常用的中枢性镇咳药为吗啡类生物碱及其衍生物。该类药物直接抑制延髓咳嗽中枢而产生镇咳作用。根据其是否具有成瘾性和麻醉作用又可分为依赖性和非依赖性两类。依赖性镇咳药:如可待因,可直接抑制延髓中枢,镇咳作用强而迅速,并具有镇痛和镇静作用。由于具有成瘾性,仅在其他治疗无效时短暂使用。非依赖性镇咳药:多为人工合成的镇咳药。如右美沙芬,是目前临床上应用最广的镇咳药,作用与可待因相似,但无镇痛和镇静作用,治疗剂量对呼吸中枢无抑制作用,亦无成瘾性。英国胸科学会(BTS)指南和世界卫

生组织(WHO)均指出:阿片类镇咳药可待因和福尔可定疗效并不优于右美沙芬,且不良反应更多,不推荐用于咳嗽治疗,推荐右美沙芬是一种可取代可待因的中枢镇咳药。多种非处方性复方镇咳剂均含有本品。b.周围性镇咳药:通过抑制咳嗽反射弧中的感受器、传入神经及效应器中的某一环节而起到镇咳作用。这类药物包括局部麻醉药和黏膜防护剂。那可丁:阿片所含的异喹啉类生物碱,作用与可待因相当,无依赖性,对呼吸中枢无抑制作用。适用于不同原因引起的咳嗽。苯丙哌林:非麻醉性镇咳药,可抑制外周神经,亦可抑制咳嗽中枢。

⑤祛痰药:祛痰治疗可提高咳嗽对气道分泌物的清除率。祛痰药的作用机制包括:增加分泌物的排出量,降低分泌物黏稠度,增加纤毛的清除功能。常用祛痰药包括愈创木酚甘油醚、氨溴索、溴乙新、乙酰半胱氨酸、羧甲司坦等;其中愈创木酚甘油醚是常用的复方感冒药成分,可刺激胃黏膜,反射性引起气道分泌物增多,降低黏滞度,有一定的舒张支气管的作用,达到增加黏液排出的效果。

鉴于急性上呼吸道感染患者常常同时存在上述多种症状,可用由上述数种药物组成的复方制剂。为了避免抗过敏药物引起的嗜睡作用对白天工作和学习的影响,有一些复方感冒药物分为白片和夜片,仅在夜片中加入了抗过敏药。对于无发热的患者应该使用不含解热镇痛药成分的复方制剂。对有急性咳嗽、鼻后滴漏和咽干的患者应给予伪麻黄碱治疗以减轻鼻部充血,亦可局部滴鼻应用。

有研究资料显示,对早期仅有鼻部卡他症状的上感患者,服用盐酸伪麻黄碱和氯苯吡胺第1天,鼻塞、流涕、打喷嚏、流眼泪症状即有改善,服药4天后上述症状改善均达到90%左右,表明这一组合可迅速改善或消除鼻部症状。因此,伪麻黄碱和氯苯吡胺作为经典复方组合推荐用于治疗早期仅有鼻部卡他症状的上感的治疗。当在鼻部卡他症状基础上出现咳嗽、全身酸痛、发热等症状时,建议服用含镇咳成分和解热镇痛成分的药物。

尽管治疗感冒的药物品种繁多,名称各异,但其组成成分相同或相近,药物作用大同小异,因此复方抗感冒药物应只选用其中的一种,如果同时服用两种或两种以上的复方制剂,可导致重复用药、超量用药、增加药物不良反应的发生率。

⑥疗程:由于感冒是一种自限性疾病,因此普通感冒用药不应超过7天,如果1周后上述症状仍未明显好转或消失,应及时去医院明确诊断,给予进一步治疗。

2.抗菌药物治疗

急性上呼吸道感染是一种自限性疾病,多由病毒感染引起,抗菌药物不能杀灭病毒,抗菌药物预防细菌感染是无效的。抗菌药物应用过程中会产生消化道不良反应,滥用抗菌药物还易诱导细菌耐药发生。只有当合并细菌感染时,才考虑应用抗菌药物治疗,如:鼻窦炎、中耳炎、肺炎等,有白细胞升高、咽部脓苔、咯黄痰和流脓鼻涕等细菌感染证据,可根据当地流行病学史和经验用药,选口服青霉素、第一代头孢菌素、大环内酯类或喹诺酮类。极少需要根据病原菌选用敏感的抗菌药物。

急性细菌性上呼吸道感染如细菌性咽炎、扁桃体炎,可以使用抗菌药物。建议使用以下治疗方案:可选用青霉素G,也可肌内注射普鲁卡因青霉素或口服青霉素V或口服阿莫西林、阿莫西林/克拉维酸;青霉素过敏患者可选用口服大环内酯类、克林霉素或喹诺酮类药物;可选用口服第一代或第二代头孢菌素,但不能用于有青霉素过敏性休克史的患者。此外,磺胺类药不易清除咽部细菌，A 组化脓性链球菌对四环素类、氨基糖苷类耐药者多见，这几类抗菌药物均不宜选用；可选用头孢曲松或头孢噻静脉注射；治疗疗程一般为 3～7 天，病情严重时可延长至 14 天。

3.抗病毒药物治疗

由于目前有滥用造成流感病毒耐药现象，所以如无发热，免疫功能正常，一般无需应用。对于免疫缺陷患者，可早期常规使用。利巴韦林和奥司他韦有较广的抗病毒谱，对流感病毒、副流感病毒和呼吸道合胞病毒等有较强的抑制作用，可缩短病程。急性上呼吸道病毒感染（除流行性感冒病毒外）目前尚无特效的抗病毒药物。利巴韦林虽然在体外有广谱的抗病毒活性，但临床疗效不确定，吸入该药后仅对婴幼儿呼吸道合胞病毒引起的呼吸道感染有治疗效果。因此，不推荐利巴韦林用于治疗急性上呼吸道病毒感染。过度使用抗病毒药物有明显增加相关不良反应的风险。

4.特殊人群用药注意事项

由于非处方感冒药物在 2 岁以下幼儿中应用的安全性尚未被确认，因此不能用于幼儿的普通感冒。若其症状必须应用药物控制，则应使用国家药政部门批准在幼儿中使用的药物。对于 2～5 岁的儿童，伪麻黄碱的剂量为成人的 1/4；对于 6～12 岁的儿童，伪麻黄碱的剂量为成人的 1/2，尽量使用糖浆或混悬液制剂。儿童发热应慎用阿司匹林等水杨酸类药物，因为后者可诱发 Reye 综合征并导致患儿死亡。

孕妇、哺乳期女性应特别慎用感冒药物。孕妇尽量不使用阿司匹林、双氯芬酸钠、苯海拉明、布洛芬、右美沙芬等，以免影响胎儿发育或导致孕期延长。妊娠 3 个月内禁用愈创木酚甘油醚。哺乳期女性尽量不使用苯海拉明、马来酸氯苯那敏、金刚烷胺等，因为这些药物能通过乳汁影响幼儿。

肝肾功能不全、血小板减少、有出血症状者和（或）有溃疡病穿孔病史者应慎用含有对乙酰氨基酚、阿司匹林、布洛芬等成分的感冒药物。

从事驾驶、高空作业或操作精密仪器等行业工作者应慎用含有马来酸氯苯那敏、苯海拉明的感冒药物，因第一代抗组胺药具有抗胆碱能作用，影响神经元或神经肌肉接头的传导，可导致神经功能一过性紊乱和注意力不集中等。

未控制的严重高血压或心脏病及同时服用单胺氧化酶抑制剂的患者，禁用含有伪麻黄碱成分的感冒药物，甲状腺功能亢进、糖尿病、缺血性心脏病及前列腺肥大的患者，慎用含有伪麻黄碱成分的感冒药物。青光眼患者不建议使用伪麻黄碱作为局部用药。

慢性阻塞性肺疾病和重症肺炎呼吸功能不全的患者应慎用含有可待因和右美沙芬的感冒药物，因为可待因和右美沙芬的中枢镇咳作用可影响痰液的排出。

总之，医师应根据不同人群的特点及普通感冒的不同症状，特别是针对特殊人群，制订个体化的治疗策略。

5.预防

重在预防。隔离传染源有助于避免传染，勤洗手是减少上呼吸道感染的有效方法。加强锻炼、增强体质、生活饮食规律、改善营养。避免受凉和过度劳累，有助于降低易感性，是预防上呼吸道感染最好的方法。年老体弱易感者应注意防护，上呼吸道感染流行时应戴口罩，避免在人多的公共场合出入。导致感冒的病毒及血清型众多,且 RNA 病毒蛋白频繁变异,因此很难研发出感冒疫苗,流感病毒疫苗对普通感冒无效。

第二节 亚急性与慢性咳嗽

咳嗽通常按时间分为 3 类:急性咳嗽、亚急性咳嗽和慢性咳嗽。急性咳嗽时间<3 周,亚急性咳嗽为3~8 周,慢性咳嗽>8 周。

一、诊断及诊断流程

(一)诊断

通过仔细询问病史和体格检查能缩小咳嗽的诊断范围,提供病因诊断线索,甚至得出初步诊断并进行经验性治疗或根据病史提供的线索选择有关检查,从而能更快明确病因诊断。

1.询问病史

询问咳嗽的持续时间、时相、性质、音色以及诱发或加重因素、体位影响、伴随症状等,了解痰液量、颜色及形状等和有无吸烟史、职业或环境刺激暴露史、服用 ACEI 类药物或其他药物史等对诊断具有重要价值。有特殊职业接触史应注意职业性咳嗽的可能。咳嗽可按照持续时间分为急性、亚急性和慢性咳嗽,缩小诊断范围。急性咳嗽主要为普通感冒与急性气管支气管炎,亚急性咳嗽最常见的病因为感染后咳嗽(PIC)。咳嗽发生的时间也有一定的诊断价值,夜间咳嗽为主的患者应首先考虑咳嗽变异型哮喘(CVA)。干咳主要见于非感染性咳嗽,湿咳则以感染性咳嗽多见,特别是痰量较多、咳脓性痰者,应首先考虑呼吸道感染性疾病。慢性支气管炎常咳白色黏液痰,并以冬、春季咳嗽为主。痰中带血或咯血则应考虑结核、支气管扩张和肺癌的可能。对于有过敏性疾病史和家族史者,应注意排除过敏性鼻炎和支气管哮喘相关的咳嗽。伴随流鼻涕、鼻塞、喷嚏、鼻后滴流感、咽后黏液附着感等,应首先考虑上气道咳嗽综合征(UACS)的可能。伴随反酸、嗳气、胸骨后烧灼感等症状或者餐后咳嗽加重应考虑胃食管反流性咳嗽(GERC)的诊断。

2.体格检查

包括体型、鼻、咽、喉、气管、肺部等,双肺呼吸音及有无哮鸣音、湿啰音或爆裂音。肥胖体型者应注意睡眠呼吸暂停(OSA)或胃食管反流(GER)合并慢性咳嗽的可能。多数慢性咳嗽患者无异常体征。体格检查闻及呼气相哮鸣音时,提示哮喘。肺底闻及 Velcro 啰音,应考虑间质性肺病。如闻及吸气相哮鸣音,要警惕中央型肺癌或支气管结核。此外也应注意有无心界扩大、期前收缩、器质性杂音等心脏体征。

3.相关辅助检查

包括影像学检查、诱导痰细胞学检查、肺功能检查和气道高反应性检查、FeNO 检查、24小时食管 pH-多通道阻抗检测等。

(1)影像学检查:建议将 X 线胸片作为慢性咳嗽的常规检查。如发现明显病变根据病变特征选择相关检查。X线胸片如无明显病变,则按慢性咳嗽诊断流程进行检查。X线胸片如有可疑病变时,可进一步进行CT检查。胸部CT检查有助于发现纵隔前后肺部病变、肺内小结节、气管壁增厚、气管管壁钙化、气管狭窄、纵隔淋巴结肿大等,对于一些胸部X线检查不易发现的病变,一些少见的慢性咳嗽病因如支气管结石、复发性多软骨炎、支气管异物等具有重要诊断价值。高分辨CT有助于诊断早期间质性肺疾病和非典型支气管扩张。怀疑鼻窦炎时,首选鼻窦CT检查。应避免短期内反复的X线检查。

(2)肺功能检查:肺功能检查主要包括肺通气功能检查、支气管激发试验,对慢性咳嗽的病因诊断具有重要价值。支气管激发试验阳性是诊断CVA的重要标准。无条件行支气管激发实验的医院也可检测呼气峰流量(PEF)变异率,PEF平均变异率>10%则支持CVA的诊断。

(3)诱导痰细胞学检查:慢性咳嗽病因诊断和气道炎症最重要的一种无创检查方法,安全性和耐受性较好。诱导痰嗜酸性粒细胞增高是诊断嗜酸性粒细胞性支气管炎(EB)的主要指标,也可用于CVA的辅助诊断。诱导痰检测有助于指导吸入性糖皮质激素(ICS)应用,使慢性咳嗽患者获益。建议采用单一浓度的高渗盐水进行超声雾化,但应避免在48小时内对患者进行多次诱导痰检查。

(4)呼出气一氧化氮(FeNO)水平检查:这是近年来开展的一项无创气道检查技术,FeNO增高(>32ppb)提示嗜酸性粒细胞性炎症或激素敏感性咳嗽可能性大。但FeNO筛查慢性咳嗽相关嗜酸性粒细胞炎症敏感性不高,大约40%的嗜酸性粒细胞增高的患者FeNO水平正常。

(5)变应原皮试和血清IgE检查:检测患者是否存在特应性和确定变应原类型,有助于变应性疾病(如过敏性鼻炎和变应性咳嗽)的诊断。60%~70%的CVA和30%的EB患者存在特应性。

(6)24小时食管pH-多通道阻抗监测:这是目前判断胃食管反流的最常用和最有效的方法。通过动态监测食管pH变化,获得24小时食管pH<4的次数、最长反流时间、食管pH<4占监测时间百分比等6项参数,最后以DeMeester积分表示反流程度。结合食管腔内阻抗可以识别弱酸或弱碱等非酸反流。检查时实时记录反流相关症状,以获得反流与咳嗽症状的相关概率,确定反流与咳嗽的关系。弱碱或弱酸等非酸反流检查需采用食管腔内阻抗检测。

(7)支气管镜检查:不作为慢性咳嗽的常规检查,但对于常规检查未明确病因或针对常见病因治疗无效的不明原因慢性咳嗽患者,支气管镜检查可用于诊断或排除气道病变导致的咳嗽病因,如支气管肺癌、异物、结核、复发性多软骨炎等。

(8)其他检查:外周血嗜酸性粒细胞增高提示变应性疾病,但多数CVA和EB患者的外周血嗜酸性粒细胞均在正常范围内。外周血嗜酸性粒细胞显著增高(>20%)提示寄生虫感染、嗜酸性粒细胞肺炎。

(二)诊断流程

1.亚急性咳嗽

亚急性咳嗽最常见的病因是PIC,其次为CVA、EB、UACS等。首先要明确咳嗽是否继发于先前的呼吸道感染,并进行经验性治疗。治疗无效者,再考虑其他病因并参考慢性咳嗽诊断流程进行诊治。单纯依靠感冒或上呼吸道感染的病史和患者的咳嗽症状诊断感染后咳嗽可能会造成 EB、CVA 的漏诊.建议有条件时应进行支气管激发试验和诱导痰细胞学检查。一些所谓的"顽固性感染后咳嗽"可能为 EB、CVA 和 GERC。

2.慢性咳嗽

慢性咳嗽的病因诊断应遵循以下几条原则:

(1)重视病史,并根据病史选择有关检查,由简单到复杂。EB、CVA 是慢性咳嗽的最常见病因,约占国内慢性咳嗽病因的 50%,因此建议将通气功能检查、支气管激发试验和诱导痰细胞学检查作为慢性咳嗽的一线检查;将 FeNO 检查作为诱导痰细胞学检查的补充手段。

(2)先考虑常见病,后考虑少见病。慢性咳嗽患者应首先考虑 UACS、CVA、EB、GERC、变应性咳嗽(AC)等常见病因的可能。支气管镜检查仅对一些少见慢性咳嗽病因具有诊断价值。

(3)诊断和治疗两者应同步或顺序进行。如检查条件不具备时,根据临床特征进行诊断性治疗,并根据治疗反应确定咳嗽病因,治疗无效时再选择有关检查。如有典型的鼻炎、鼻窦炎症状或鼻后滴流症状、体征,可先按 UACS 进行治疗。

(4)治疗有效是明确病因诊断的前提。治疗部分有效但未完全缓解,应评估影响疗效的因素和是否存在其他慢性咳嗽的复合病因,如 UACS 合并 GERC、CVA 或 EB,GERC 合并 EB 或 CVA 等。

(5)治疗无效时应评估是否诊断错误、治疗力度和时间是否足够、有无影响治疗疗效的因素,如职业或环境暴露因素。

二、感染后咳嗽的诊断和治疗

亚急性咳嗽多见于感染后咳嗽,其次为 UACS、CVA 等。在处理亚急性咳嗽时,首先要明确是否继发于先前的呼吸道感染,并进行经验性治疗。治疗无效者,再考虑其他病因并参考慢性咳嗽诊断程序进行诊治。

感染后咳嗽(PIC)是当呼吸道感染的急性期症状消失后,咳嗽仍迁延不愈。除呼吸道病毒外,其他病原体如细菌、支原体、衣原体等均有可能引起感染后咳嗽,其中以病毒感冒引起的咳嗽最为常见,又称为"感冒后咳嗽"。感染后咳嗽多表现为刺激性干咳或咳少量白色黏液痰,通常持续 3～8 周,X 线胸片检查无异常。

(一)临床诊断依据

(1)感冒症状消失后持续咳嗽。

(2)胸部 X 线/CT 检查无明显异常。

(3)用力肺活量、一秒率正常。

(4)无慢性呼吸系统疾患的既往史。

(5)排除其他原因引起的慢性咳嗽。

（二）治疗

感染后咳嗽为自限性，多能自行缓解。通常不必使用抗生素，但对肺炎支原体、肺炎衣原体和百日咳杆菌引起的感染后咳嗽，使用大环内酯类抗生素治疗有效。对部分咳嗽症状明显的患者可短期使用镇咳药、抗组胺药加用减充血剂等。异丙托溴铵可能对部分患者有效。孟鲁司特对感染后咳嗽治疗无效，不建议使用。ICS 治疗 PIC 效果不确切，不建议常规使用。重症感染后咳嗽患者，在一般治疗无效的情况下，可短期试用吸入糖皮质激素治疗，以降低咳嗽敏感性，改善气道高反应性。

三、常见病因的诊断及治疗

（一）上气道咳嗽综合征（UACS）

1.诊断标准

（1）发作性或持续性咳嗽，以白天为主，入睡后较少。

（2）有鼻部和（或）咽喉疾病的临床表现和病史。

（3）辅助检查支持鼻部和（或）咽喉疾病的诊断。

（4）针对病因治疗后咳嗽可缓解。

2.治疗

（1）非变应性鼻炎、普通感冒：治疗首选第一代抗组胺药及减充血剂。

（2）变应性鼻炎：首选鼻腔吸入糖皮质激素和口服第二代抗组胺药治疗；其他如白三烯受体拮抗剂，特异性变应原免疫治疗。

（3）慢性鼻窦炎：细菌性鼻窦炎多为混合感染，抗感染是重要治疗措施；长期低剂量大环内酯类不作为常规治疗；可联合鼻吸入糖皮质激素。疗程 3 个月以上；必要时行鼻内镜手术。

（4）对症治疗：局部减充血剂，黏液溶解剂，鼻腔冲洗。

（二）咳嗽变异性哮喘（CVA）

1.诊断标准

（1）慢性咳嗽，常伴有夜间刺激性咳嗽。

（2）支气管激发试验阳性；呼气流量峰值（PEF）平均变异率＞10％或支气管舒张试验阳性。

（3）抗哮喘治疗有效。

2.治疗

治疗原则与支气管哮喘治疗相同。推荐使用吸入糖皮质激素和支气管舒张剂（β_2 受体激动剂）的复方制剂，治疗时间至少 8 周。

严重者需要口服糖皮质激素治疗（10～20mg/d，3～5 日）。也可以应用白三烯受体拮抗剂和中药。

（三）嗜酸性粒细胞性支气管炎（EB）

1.诊断标准

（1）慢性咳嗽，表现为刺激性干咳或伴少量黏痰。

(2)胸片正常。

(3)肺通气功能正常,无气道高反应性,PEF 平均周变异率正常。

(4)痰细胞学检查嗜酸性粒细胞比例≥2.5%。

(5)排除其他嗜酸性粒细胞增多性疾病。

(6)口服或吸入糖皮质激素有效。

2.治疗

首选吸入糖皮质激素治疗,持续应用 8 周以上;初始治疗可联合应用泼尼松口服 10～20mg/d,持续 3～5 日。

(四)胃食管反流性咳嗽(GERC)

1.诊断标准

(1)慢性咳嗽,以白天咳嗽为主。

(2)食管 24 小时 pH 监测 DeMeester 积分≥12.7 和(或)症状相关概率(SAP)≥80%,症状指数≥45%。

(3)抗反流治疗后咳嗽明显减轻或消失。

2.治疗

调整生活方式。制酸药,常选用质子泵抑制剂或 H_2 受体拮抗剂;以质子泵抑制剂效果为佳,疗程至少 8 周。促胃动力药,如多潘立酮等。

(五)变应性咳嗽(AC)

1.诊断标准

(1)慢性咳嗽,多为刺激性干咳。

(2)肺通气功能正常,支气管激发试验阴性。

(3)诱导痰嗜酸性粒细胞不增高。

(4)具有下列指征之一:有过敏性疾病史或过敏物质接触史;变应原皮试阳性;血清总 IgE 或特异性 IgE 增高;糖皮质激素或抗组胺药治疗有效。

2.治疗

吸入糖皮质激素治疗 4 周以上;初期可短期(3～5 日)口服糖皮质激素。

四、其他病因

(一)其他慢性咳嗽的病因

包括慢性支气管炎、支气管扩张症、气管-支气管结核、血管紧张素转换酶抑制剂和其他药物诱发的咳嗽、支气管肺癌、心理性咳嗽。

(二)少见和罕见慢性咳嗽的病因

1.上气道疾病

包括声门下多形性腺瘤、声门下黏膜相关组织淋巴瘤、喉癌、会厌发育不全、舌根异位涎腺、扁桃体肿大、腭垂过长、阻塞性睡眠呼吸暂停。

2.气管疾病

包括气管支气管软化症、骨化性支气管病、复发性多软骨炎、巨大气管支气管征、气管狭窄、支气管内错构瘤、气管憩室、支气管异物、气管腺样囊腺癌、气管支气管淀粉样变、支气管结石。

3.肺部疾病

包括肺泡微石症、肺间质纤维化、肺泡蛋白沉积症、淋巴管肌瘤病、肺朗格汉斯细胞组织细胞增生症等多种肺部病变。

4.纵隔疾病

包括心脏副神经节瘤、心包囊肿、胸腺瘤、创伤后假性主动脉瘤、心律失常及左心功能不全、食管囊肿、食管肿瘤、霍奇金淋巴瘤、纵隔脂肪过多症。

5.其他

包括颈椎病、肝海绵状血管瘤、迷走神经球瘤、乳糜泻、舌下异位甲状腺、外耳道耵聍、胸膜子宫内膜异位症。

(三)不明原因慢性咳嗽

必须经过系统的慢性咳嗽病因检查,排除已知的慢性咳嗽病因,针对慢性咳嗽病因治疗无效的情况下,方可考虑不明原因慢性咳嗽(UCC)。

治疗方面包括药物治疗(加巴喷丁、阿米替林、巴氯芬、卡马西平、普瑞巴林等)和非药物治疗(语言病理治疗及咳嗽抑制性理疗,统称为咳嗽抑制性治疗)。

五、经验性治疗

病因诊断不确定的情况下,根据病情和可能的诊断给予相应的治疗措施,通过治疗反应来确立或排除诊断。

(1)推荐首先针对慢性咳嗽的常见病因进行治疗。

(2)建议根据病史推测可能的慢性咳嗽病因并进行相应的治疗。

(3)建议根据临床特征将慢性咳嗽分为激素敏感性咳嗽(包括 CVA、EB 及 AC)、UACS和 GERC,进行经验治疗。

(4)咳嗽伴咳脓痰或流脓鼻涕者建议用抗生素治疗。

(5)建议 UACS 或 PNDS(鼻后滴漏综合征)、CVA、EB 的经验性治疗疗程为 1～2 周,CERC 至少 2～4 周,口服糖皮质激素一般不超过 1 周。

(6)经验治疗有一定的盲目性,应注意排除支气管恶性肿瘤、结核和其他肺部疾病。

六、常用镇咳及祛痰药物

(一)镇咳药物

1.中枢性镇咳药

(1)依赖性镇咳药:可待因、福尔可定。

(2)非依赖性镇咳药:右美沙芬、喷托维林、右啡烷。

2.外周性镇咳药

那可丁、苯丙哌林、莫吉司坦、苯佐那酯。

(二)祛痰药物

作用机制包括:增加分泌物的排出量、降低分泌物黏稠度、增强纤毛的清除功能。常见的有愈创甘油醚、桃金娘油、氨溴索、溴己新、乙酰半胱氨酸、羧甲司坦等。

第三节 支气管扩张

支气管扩张是支气管的一种慢性异常的扩张与扭曲,由于支气管壁的弹性和肌性成分破坏导致。基本是解剖学的定义。通常的临床特征包括:慢性或复发的肺部感染:咳嗽、连续的黏液样痰、恶臭的呼吸。支气管扩张同样可以发生在慢性支气管炎,两者的区别在于异常的程度和范围(慢性支气管炎的扩张往往更轻微和更普遍)。真正的支气管扩张是永久性的,应该区别于肺炎、气管、支气管炎和肺不张(在这些疾病的过程中或之后可导致支气管影像学上的改变)中可逆转的改变。

在抗生素前时代,支气管扩张是主要影响年轻患者且病死率高的疾病。随着抗生素的出现,其预后有了较大改善,以致 20 世纪 80 年代有学者认为该病为罕见病。高分辨率 CT 的广泛应用使得支气管扩张的诊断更加容易,对这个疾病也有了新的认识,该病仍然是呼吸疾病导致死亡的重要病种。

支气管扩张的发病率不是很清楚。有研究显示在澳大利亚土著和新西兰毛利人中有较高的发病率。在美国至少有 110 000 患支气管扩张的成年人。重要的是,有两个新近的研究报告有 29%～50% 的 COPD 患者 CT 扫描发现伴有支气管扩张,这些患者有较高的急性加重率。这些资料提示支气管扩张仍是常见疾病。

有几种因素使得对支气管理解复杂化。一是支气管扩张混入支气管炎这个实体,而后者的常见原因是吸烟。新近的研究显示区分慢性支气管炎和支气管扩张是困难的,大多数患者在诊断支气管扩张前已有慢性支气管炎的症状 20 多年。抗生素的使用不仅改变了支气管扩张的预后,而且也改变了该病的临床特征。其次是支气管扩张不是一个单一离散实体,而是由许多不同机制导致、以反复呼吸道感染为主要特征的疾病。所以,将支气管扩张看作综合征更为合适。

一、病因及发病机制

(一)病因

支气管扩张症是由多种疾病(原发病)引起的一种病理性改变。作为支气管扩张症患者临床评估的一部分,寻找原发病因,不但有助于采取针对性的诊疗措施,而且还可避免不必要的侵袭性、昂贵或费时的辅助检查。各种病因引起的支气管扩张症的发生率文献报道不一,且不同人种不同。但总体看来,多数儿童和成人支气管扩张症继发于肺炎或其他呼吸道感染(如结核);免疫功能缺陷在儿童支气管扩张症患者中常见,但成人少见;其他原因均属少见甚或罕见(表 1-3-1)。

表 1-3-1 支气管扩张症的病因

分类	举例
1.感染	
病毒	麻疹、百日咳、腺病毒、流感病毒
细菌	肺炎克雷伯杆菌、金黄色葡萄球菌、铜绿假单胞菌、流感嗜血杆菌、卡他莫拉菌
分枝杆菌	结核分枝杆菌、非结核分枝杆菌、鸟胞内分枝杆菌复合物
真菌	曲霉菌、荚膜组织胞质菌
2.吸入性损伤	有毒烟雾、气体和粉尘、胃酸、食物
3.先天或遗传因素	
发育异常	支气管软骨缺陷、囊性纤维化、巨大气管-支气管症、α_1-抗胰蛋白酶缺乏、肺隔离综合征、黄甲综合征
黏液清除功能缺损	原发性纤毛不动综合征、杨氏综合征
4.免疫系统疾病	
原发性免疫缺陷	低免疫球蛋白血症、补体缺陷、白细胞功能异常
继发性免疫缺陷	人免疫缺陷病毒(HIV)感染、长期服用免疫抑制剂、慢性淋巴细胞性白血病
免疫过度反应	变态反应性支气管肺曲霉病、炎性肠病、类风湿性关节炎、干燥综合征
5.支气管腔的阻塞	
腔内阻塞	支气管异物、黏液栓塞、支气管内膜结核、支气管肿瘤
腔外阻塞	肺部肿瘤、淋巴结肿大(纵隔淋巴结结核)
6.支气管牵拉性扩张	肺叶切除后、肺结核肺组织毁损

1.既往下呼吸道感染

下呼吸道感染是儿童及成人支气管扩张症最常见的病因,占 41%～69%,特别是细菌性肺炎、百日咳、支原体及病毒感染(麻疹病毒、腺病毒、流感病毒和呼吸道合胞病毒等)。询问病史时应特别关注感染史,尤其是婴幼儿时期呼吸道感染病史。

2.结核和非结核分枝杆菌感染

支气管结核和肺结核是我国支气管扩张症的常见病因,尤其是肺上叶支气管扩张,应特别注意询问结核病史或进行相应的检查。非结核分枝杆菌感染也可导致支气管扩张,同时支气管扩张症患者气道中也易分离出非结核分枝杆菌,尤其是中老年女性。但气道中分离出非结核分枝杆菌并不表明一定是合并非结核分枝杆菌感染,这种情况下建议由结核专科或呼吸科医生进行评估和随访,明确是定植还是感染。

3.异物和误吸

儿童下气道异物吸入是最常见的气道阻塞的原因,成人也可因吸入异物导致支气管扩张,但相对少见。文献报道,吸入胃内容物或有害气体后易出现支气管扩张。心肺移植后合并胃食管反流及食管功能异常的患者中,支气管扩张症的患病率也较高。因此,对于支气管扩张症患者均应注意询问有无胃内容物误吸史。

4.大气道先天性异常

对于所有支气管扩张症患者都要考虑是否存在先天性异常,可见于先天性支气管软骨发育不全、巨大气管-支气管症、马方综合征及食管气管瘘。

5.免疫功能缺陷

对于所有儿童和成人支气管扩张症患者应考虑是否存在免疫功能缺陷,尤其是抗体缺陷。病因未明的支气管扩张症患者中有 6%~48%存在抗体缺陷。免疫功能缺陷者并不一定在婴幼儿期发病,也可能在成人后发病。最常见的疾病为普通变异性免疫缺陷病(CVID)、X-连锁无丙种球蛋白血症(XLA)及 IgA 缺乏症。严重、持续或反复感染,尤其是多部位感染或机会性感染者,应怀疑免疫功能缺陷的可能,对于疑似或确定免疫功能缺陷合并支气管扩张的患者,应由相关专科医生共同制定诊治方案。

6.纤毛功能异常

原发性纤毛不动综合征患者多同时合并其他有纤毛部位的病变,几乎所有患者均合并上呼吸道症状(流涕、嗅觉丧失、鼻窦炎、听力障碍、慢性扁桃体炎)及男性不育、女性宫外孕等。上呼吸道症状多始于新生儿期。儿童支气管扩张症患者应采集详细的新生儿期病史;儿童和成人支气管扩张症患者,均应询问慢性上呼吸道病史,尤其是中耳炎病史。成人患者应询问有无不育史。

7.其他气道疾病

对于支气管扩张症患者应评估是否存在变应性支气管肺曲霉菌病(ABPA);支气管哮喘也可能是加重或诱发成人支气管扩张的原因之一;弥散性泛细支气管炎多以支气管扩张为主要表现,虽然在我国少见,但仍需考虑;欧美国家的支气管扩张症患者,尤其是白色人种,均应排除囊性纤维化,此病在我国则相对罕见。

8.结缔组织疾病

2.9%~5.2%的类风湿关节炎患者肺部高分辨率 CT 检查可发现支气管扩张,因此对于支气管扩张症患者均要询问类风湿关节炎病史,合并支气管扩张的类风湿关节炎患者预后更差。其他结缔组织疾病与支气管扩张症的相关性研究较少,有报道干燥综合征患者支气管扩张的发生率为 59%,系统性红斑狼疮、强直性脊柱炎及复发性多软骨炎等疾病也有相关报道。

9.炎症性肠病

支气管扩张与溃疡性结肠炎明确相关,炎症性肠病患者出现慢性咳嗽、咳痰时,应考虑是否合并支气管扩张症。

10.其他疾病

α_1-抗胰蛋白酶缺乏与支气管扩张症的关系尚有争议,除非影像学提示存在肺气肿,否则无需常规筛查是否存在 α_1-抗胰蛋白酶缺乏。此外对于支气管扩张症患者应注意是否有黄甲综合征的表现。

(二)发病机制

感染和气道炎症恶性循环导致支气管扩张,感染是支气管扩张症最常见原因,也是促使病情进展和影响预后的最主要因素,尤其是儿童,因气管和肺组织结构尚未发育完善,下呼吸道感染将会损伤发育不完善的气道组织,并造成持续、不易清除的气道感染,最终导致支气管扩张。60%～80%的稳定期支气管扩张症患者气道内有潜在致病微生物定植,病情较轻者可以没有病原微生物定植,病情较重者最常见的气道定植菌是流感嗜血杆菌,而长期大量脓痰、反复感染、严重气流阻塞及生活质量低下的患者,气道定植菌多为铜绿假单胞菌。细菌定植及反复感染可引起气道分泌物增加,痰液增多,损害气道纤毛上皮,影响气道分泌物排出,加重气道阻塞,引流不畅并进一步加重感染。另外,气道细菌定植也会造成气道壁和管腔内炎症细胞浸润,造成气道破坏。感染、黏液阻塞等因素使支气管扩张症患者气道存在持续炎症反应,以支气管管腔内中性粒细胞聚集及支气管壁和肺组织内中性粒细胞、单核巨噬细胞、CD4$^+$细胞浸润为特征,肥大细胞可能也参与了支气管扩张感染时的炎症反应,支气管扩张患者气道肥大细胞脱颗粒较明显,且与病情严重程度相关。这些炎症细胞释放多种细胞因子,包括 IL-16、IL-8、IL-10、肿瘤坏死因子 α(TNF-α)及内皮素-1 等,进一步引起白细胞,特别是中性粒细胞浸润、聚集,并释放髓过氧化酶、弹性蛋白酶、胶原酶及基质金属蛋白酶等多种蛋白溶解酶和毒性氧自由基,导致支气管黏膜上皮细胞损害,出现脱落和坏死、气道水肿、黏液腺增生和黏液分泌增多,气道纤毛功能受损,黏液排出不畅,气道阻塞,容易发生细菌定植或感染,并可造成支气管壁组织破坏,周围相对正常的组织收缩将受损气道牵张,导致特征性的气道扩张,在病程较长的支气管扩张中,支气管周围的肺组织也会受到炎症破坏,从而导致弥散性支气管周围纤维化。

二、病理及病理生理

(一)支气管扩张的发生部位

支气管扩张可呈双肺弥散性分布,亦可为局限性病灶,其发生部位与病因相关。由普通细菌感染引起的支气管扩张以弥散性支气管扩张常见,并以双肺下叶多见,后基底段是病变最常累及的部位,这种分布与重力因素引起的下叶分泌物排出不畅有关。支气管扩张左肺多于右肺,其原因为左侧支气管与气管分叉角度较右侧为大,加上左侧支气管较右侧细长,并由于受心脏和大血管的压迫,这种解剖学上的差异导致左侧支气管引流效果较差。左舌叶支气管开口接近下叶背段,易受下叶感染波及,因此临床上常见到左下叶与舌叶支气管扩张同时存在。另外,右中叶支气管开口细长,并有 3 组淋巴结环绕,引流不畅,容易发生感染并引起支气管扩张。结核引起的支气管扩张多分布于上肺尖后段及下叶背段。通常情况下,支气管扩张发生于中等大小的支气管。变应性支气管肺曲霉病患者常表现为中心性支气管扩张。

(二)形态学改变

根据支气管镜和病理解剖形态不同,支气管扩张症可分为 3 种类型:①柱状支气管扩张:支气管管壁增厚,管腔均匀平滑扩张,并延伸至肺周边;②囊柱型支气管扩张:柱状支气管扩张基础上存在局限性缩窄,支气管外观不规则,类似于曲张的静脉;③囊状支气管扩张:支气管扩张形成气球形结构,末端为盲端,表现为成串或成簇囊样病变,可含气液面。兹将三种支气管扩张的特征总结于表 1-3-2。支气管扩张形成的过程中,受损支气管壁由于慢性炎症而遭到破坏,包括软骨、肌肉和弹性组织被破坏,纤毛细胞受损或消失,黏液分泌增多,气道平滑肌增生、肥厚,反复气道炎症也会引起气道壁纤维化,炎症亦可扩展至肺泡,引起弥散性支气管周围纤维化瘢痕形成,使正常肺组织减少。

表 1-3-2　三种病理类型的支气管扩张的特征

类型	部位	病理特征	痰量	病情程度
柱状	多发生于 6～8 级支气管	扩张的支气管相对较直,内径增大不明显	痰少,又称"干性支气管扩张"	重度
囊柱状	介于柱状和囊状之间	扩张的支气管呈典型的"串珠状"改变,不规则,末梢气道扭曲,支气管腔可被纤维组织堵塞,远端气道由上皮组织覆盖并充满黏液	痰量较多	中度
囊状	多发生于 4 级支气管以上	扩张的支气管呈"气球样"改变,空腔内充满脓液,末梢支气管称之为囊泡,鳞状上皮化生常见,支气管壁炎症波及附近支撑结构和肺组织	大量脓痰	轻度

(三)病理生理

支气管扩张症患者存在阻塞性动脉内膜炎,造成肺动脉血流减少,在支气管动脉和肺动脉之间存在着广泛的血管吻合,支气管循环血流量增加。压力较高的小支气管动脉破裂可造成咯血,多数为少量咯血,少数患者可发生致命性大咯血,出血量可达数百甚至上千毫升,出血后血管压力降低而收缩,出血可自动停止。咯血量与病变范围和程度不一定成正比。因气道炎症和管腔内黏液阻塞,多数支气管扩张症患者肺功能检查提示不同程度气流阻塞,表现为阻塞性通气功能受损,并随病情进展逐渐加重。病程较长的支气管扩张,因支气管和周围肺组织纤维化,可引起限制性通气功能障碍,伴有弥散功能减退。通气不足、弥散障碍、通气-血流失衡和肺内分流的存在,导致部分患者出现低氧血症,引起肺动脉收缩,同时存在的肺部小动脉炎症和血管床毁损,使肺循环横截面积减少并导致肺动脉高压,少数患者会发展成为肺心病。

三、临床表现及辅助检查

(一)临床表现

1.症状

咳嗽是支气管扩张症最常见的症状(>90%),且多伴有咳痰(75%～100%),痰液可为黏液性、黏液脓性或脓性。合并感染时咳嗽和咳痰量明显增多,可呈黄绿色脓痰,重症患者痰量可达每天数百毫升。收集痰液并于玻璃瓶中静置后可出现分层现象:上层为泡沫,下悬脓性成分,中层为混浊黏液,最下层为坏死沉淀组织。但目前这种典型的痰液分层表现较少见。

72％～83％患者伴有呼吸困难,这与支气管扩张的严重程度相关,且与 FEV_1 下降及高分辨率CT 显示的支气管扩张程度及痰量相关。半数患者可出现不同程度的咯血,多与感染相关。咯血可从痰中带血至大量咯血,咯血量与病情严重程度、病变范围并不完全一致。部分患者以反复咯血为唯一症状,临床上称为"干性支气管扩张"。支气管扩张患者出现大咯血,用常规药物止血效果不佳时,应警惕有合并纤维素性支气管炎的可能,故对大咯血患者应常规用清水浸泡咯血物,观察有无支气管管型,管型外观。约三分之一的患者可出现非胸膜性胸痛。支气管扩张症患者常伴有焦虑、发热、乏力、食欲减退、消瘦、贫血及生活质量下降。支气管扩张症常因感染导致急性加重。如果出现至少一种症状加重(痰量增加或脓性痰、呼吸困难加重、咳嗽增加、肺功能下降、疲劳乏力加重)或出现新症状(发热、胸膜炎、咯血、需要抗菌药物治疗),往往提示出现急性加重。

2.体征

听诊闻及湿性啰音是支气管扩张症的特征性表现,以肺底部最为多见,多自吸气早期开始,吸气中期最响亮,持续至吸气末。约三分之一的患者可闻及哮鸣音或粗大的干啰音。有些病例可见杵状指(趾)。部分患者可出现发绀。晚期合并肺心病的患者可出现右心衰竭的体征。

(二)辅助检查

推荐所有患者进行主要检查,当患者存在可能导致支气管扩张症的特殊病因时应进一步检查。归纳的检查项目如表 1-3-3 所示。

表 1-3-3　支气管扩张症的辅助检查

项目	影像学检查	实验室检查	其他检查
主要检查	胸部 X 线检查,胸部高分辨率 CT 扫描	血炎性标志物,免疫球蛋白(IgG,IgA,IgM)和蛋白电泳,微生物学检查,血气分析	肺功能检查
次要检查	鼻窦 CT 检查	血 IgE,烟曲霉皮试,曲霉沉淀素,类风湿因子,抗核抗体,抗中性粒细胞胞质抗体,二线免疫功能检查,囊性纤维化相关检查,纤毛功能检查	支气管镜检查

1.影像学检查

(1)胸部 X 线检查:疑诊支气管扩张症时应首先进行胸部 X 线检查。绝大多数支气管扩张症患者 X 线胸片异常,可表现为灶性肺炎、散在不规则高密度影、线性或盘状不张,也可有特征性的气道扩张和增厚,表现为类环形阴影或轨道征。但是 X 线胸片的敏感度及特异度均较差,难以发现轻症或特殊部位的支气管扩张。所有患者均应有基线 X 线胸片,通常不需要定期复查。

(2)胸部高分辨率 CT 扫描:可确诊支气管扩张症,但对轻度及早期支气管扩张症的诊断作用尚有争议。支气管扩张症的高分辨率 CT 主要表现为支气管内径与其伴行动脉直径比例的变化,此外还可见到支气管呈柱状及囊状改变,气道壁增厚(支气管内径＜80％外径)、黏液阻塞、树枝发芽征及马赛克征。当 CT 扫描层面与支气管平行时,扩张的支气管呈"双轨征"或

"串珠"状改变;当扫描层面与支气管垂直时,扩张的支气管呈环形或厚壁环形透亮影,与伴行的肺动脉形成"印戒征";当多个囊状扩张的支气管彼此相邻时,则表现为"蜂窝"状改变;当远端支气管较近端扩张更明显且与扫描平面平行时,则呈杵状改变。根据 CT 所见支气管扩张症可分为 3 型,即柱状型、囊状型及囊柱状型。支气管扩张症患者 CT 表现为肺动脉扩张时,提示肺动脉高压,是预后不良的重要预测因素。高分辨率 CT 检查通常不能区分已知原因的支气管扩张和不明原因的支气管扩张。但当存在某些特殊病因时,支气管扩张的分布和 CT 表现可能会对病因有提示作用,如 ABPA 的支气管扩张通常位于肺上部和中心部位,远端支气管通常正常。尽管高分辨率 CT 可能提示某些特定疾病,但仍需要结合临床及实验室检查综合分析。高分辨率 CT 显示的支气管扩张的严重程度与肺功能气流阻塞程度相关。支气管扩张症患者通常无需定期复查高分辨率 CT,但体液免疫功能缺陷的支气管扩张症患者应定期复查,以评价疾病的进展程度。

(3)支气管碘油造影:是经导管或支气管镜在气道表面滴注不透光的碘脂质造影剂,直接显示扩张的支气管,但由于此项检查为创伤性检查,现已逐渐被胸部高分辨率 CT 取代,极少应用于临床。

2.实验室检查

(1)血炎性标志物:血常规白细胞和中性粒细胞计数、ESR、C 反应蛋白可反映疾病活动性及感染导致的急性加重,当细菌感染所致的急性加重时,白细胞计数和分类升高。

(2)血清免疫球蛋白(IgG、IgA、IgM)和血清蛋白电泳:支气管扩张症患者气道感染时各种免疫球蛋白均可升高,合并免疫功能缺陷时则可出现免疫球蛋白缺乏。

(3)根据临床表现,可选择性进行血清 IgE 测定、烟曲霉皮试、曲霉沉淀素检查,以除外 ABPA。

(4)血气分析:可用于评估患者肺功能受损状态,判断是否合并低氧血症和(或)高碳酸血症。

(5)微生物学检查:支气管扩张症患者均应行下呼吸道微生物学检查,持续分离出金黄色葡萄球菌和(或)儿童分离出铜绿假单胞菌时,需除外 ABPA 或囊性纤维化;应留取深部痰标本或通过雾化吸入获得痰标本;标本应在留取后 1 小时内送至微生物室,如患者之前的培养结果均阴性,应在不同日留取 3 次以上的标本,以提高阳性率;急性加重时应在应用抗菌药物前留取痰标本,痰培养及药敏试验对抗菌药物的选择具有重要的指导意义。

(6)必要时可检测类风湿因子、抗核抗体、抗中性粒细胞胞质抗体(ANCA),不推荐常规测定血清 IgE 或 IgG 亚群,可酌情筛查针对破伤风类毒素和肺炎链球菌、B 型流感嗜血杆菌荚膜多糖(或其他可选肽类、多糖抗原)的特异性抗体的基线水平。

(7)其他免疫功能检查评估:在以下情况可考虑此项检查:抗体筛查显示存在抗体缺乏时(以明确诊断、发现免疫并发症、制订治疗方案);抗体筛查正常但临床怀疑免疫缺陷时(合并身材矮小、颜面异常、心脏病变、低钙血症、腭裂、眼皮肤毛细血管扩张症、湿疹、皮炎、瘀斑、内分泌异常、无法解释的发育迟缓、淋巴组织增生或缺失、器官肿大、关节症状等);确诊或疑似免疫疾病家族史;虽经长疗程的多种抗菌药物治疗,仍存在反复或持续的严重感染(危及生命、需外科干预),包括少见或机会性微生物感染或多部位受累(如同时累及支气管树和中耳或鼻窦)。

(8)囊性纤维化相关检查:囊性纤维化是西方国家常见的常染色体隐性遗传病,由于我国罕见报道,因此不需作为常规筛查,在临床高度可疑时可进行以下检查:2次汗液氯化物检测及囊性纤维化跨膜传导调节蛋白基因突变分析。

(9)纤毛功能检查:成人患者在合并慢性上呼吸道疾病或中耳炎时应检查纤毛功能,特别是自幼起病者,以中叶支气管扩张为主,合并不育或右位心时无需检查。可用糖精试验和(或)鼻呼出气一氧化氮测定筛查,疑诊者需取纤毛组织进一步详细检查。

3.其他检查

(1)支气管镜检查:支气管扩张症患者不需常规行支气管镜检查,支气管镜下表现多无特异性,较难看到解剖结构的异常和黏膜炎症表现。以单叶病变为主的儿童支气管扩张症患者及成人病变局限者可行支气管镜检查,除外异物堵塞;多次痰培养阴性及治疗反应不佳者,可经支气管镜保护性毛刷或支气管肺泡灌洗获取下呼吸道分泌物;高分辨率CT提示非典型分枝杆菌感染而痰培养阴性时,应考虑支气管镜检查;支气管镜标本细胞学检查发现含脂质的巨噬细胞提示存在胃内容物误吸。

(2)肺功能检查:对所有患者均建议行肺通气功能检查(FEV_1、FVC、呼气峰流速),至少每年复查1次,免疫功能缺陷或原发性纤毛运动障碍者每年至少复查4次;支气管扩张症患者肺功能表现为阻塞性通气功能障碍较为多见(>80%患者),33%～76%患者气道激发试验证实存在气道高反应性;多数患者弥散功能进行性下降,且与年龄及FEV_1下降相关;对于合并气流阻塞的患者,尤其是年轻患者应行舒张试验,评价用药后肺功能的改善情况,40%患者可出现舒张试验阳性;运动肺功能试验应作为肺康复计划的一部分;静脉使用抗菌药物治疗前后测定FEV_1和FVC可以提供病情改善的客观证据;所有患者口服或雾化吸入抗菌药物治疗前后均应行通气功能和肺容量测定。

四、诊断和鉴别诊断

(一)诊断

1.支气管扩张症的诊断

应根据既往病史、临床表现、体征及实验室检查等资料综合分析确定。胸部高分辨率CT是诊断支气管扩张症的主要手段。

2.病因诊断

(1)继发于下呼吸道感染,如结核分枝杆菌、非结核分枝杆菌、百日咳、细菌、病毒及支原体感染等,是我国支气管扩张症最常见的原因,对所有疑诊支气管扩张的患者需仔细询问既往病史。

(2)所有支气管扩张症患者均应评估上呼吸道症状,合并上呼吸道症状可见于纤毛功能异常、体液免疫功能异常、囊性纤维化、黄甲综合征及杨氏综合征(无精子症、支气管扩张、鼻窦炎)。

(3)对于没有明确既往感染病史的患者,需结合病情特点完善相关检查。

(二)鉴别诊断

(1)出现慢性咳嗽、咳痰者需要与 COPD、肺结核、慢性肺脓肿等鉴别(表 1-3-4)。

表 1-3-4　以慢性咳嗽、咳痰为主要症状的支气管扩张症的鉴别诊断

诊断	鉴别诊断要点
支气管扩张症	大量脓痰,湿性啰音,可合并杵状指(趾),X 线胸片或高分辨率 CT 提示支气管扩张和管壁增厚
COPD	中年发病,症状缓慢进展,多有长期吸烟史,活动后气促,肺功能有不完全可逆的气流受限(吸入支气管舒张剂后 $FEV_1/FVC<70\%$)
肺结核	所有年龄均可发病,影像学检查提示肺浸润性病灶或结节状空洞样改变,细菌学检查可确诊
慢性肺脓肿	起病初期多有吸入因素,表现为反复不规则发热、咳脓性痰、咯血、消瘦、贫血等全身慢性中毒症状明显。影像学检查提示后壁空洞,形态可不规则,内可有液平面,周围有慢性炎症浸润及条索状阴影

(2)反复咯血需要与支气管肺癌、结核病以及循环系统疾病进行鉴别(表 1-3-5)。

表 1-3-5　以咯血为主要症状的支气管扩张症的鉴别诊断

诊断	鉴别诊断要点
支气管扩张症	多有长期咳嗽、咳脓痰病史,部分患者可无咳嗽、咳痰,而仅表现为反复咯血,咯血量由少至多,咯血间隔由长变短,咯血间期全身情况较好
支气管肺癌	多见于 40 岁以上患者,可伴有咳嗽、咳痰、胸痛。咯血小量到中量,多为痰中带血,持续性或间断性,大咯血者较少见。影像学检查、痰涂片细胞学检查、气管镜等有助于诊断
肺结核	可有低热、乏力、盗汗和消瘦等呼吸系统症状,约半数有不同程度咯血,可以咯血为首发症状,出血量多少不一,病变多位于双上肺野,影像学和痰液检查有助于诊断
心血管疾病	多有心脏病病史,常见疾病包括风湿性心脏病二尖瓣狭窄、急性左心衰竭、肺动脉高压等,体检可能有心脏杂音,咯血量可多可少,肺水肿时咳大量浆液性粉红色泡沫样血痰为其特点

五、治疗及预后

支气管扩张症的治疗原则包括:确定并治疗潜在病因以阻止疾病进展;维持或改善肺功能;减少日间症状和急性加重次数;改善患者的生活质量。

(一)物理治疗

物理治疗可促进呼吸道分泌物排出,提高通气的有效性,维持或改善运动耐力,缓解气紧、胸痛症状。排痰可有效清除气道分泌物是支气管扩张症患者长期治疗的重要环节,特别是对于慢性咳痰和(或)高分辨率 CT 表现为黏液阻塞者,痰量不多的支气管扩张症患者也应学习

排痰技术,以备急性加重时应用。常用排痰技术如下:

1.体位引流

采用适当的体位,依靠重力的作用促进某一肺叶或肺段中分泌物的引流。一项随机对照研究结果证实,主动呼吸训练联合体位引流效果优于坐位主动呼吸训练。胸部 CT 结果有助于选择合适的体位。引流的体位如表 1-3-6。

表 1-3-6　体位引流时的体位选择

病变部位		引流体位
肺叶	肺段	
右上	1	坐位
	2	左侧仰卧位,右前胸距床面 45°
	3	仰卧,右侧后背垫高 30°
左上	1+2	坐位,上身略向前,向右倾斜
	3	仰卧,左侧后背垫高 30°
	4,5	仰卧,左侧后背垫高 45°,臀部垫高或将床脚抬高
右中	4,5	仰卧,右侧后背垫高 45°,臀部垫高或将床脚抬高
双肺	6	俯卧,腹部垫高或将床脚抬高,也可取膝胸卧位
	8	仰卧,臀部垫高或将床脚抬高
下叶	9	健侧卧位,健侧腰部垫高或将床脚抬高
	10	俯卧,下腹垫高或将床脚抬高,也可取膝胸卧位
	7(右)	斜仰卧位,左背距床面 30°,抬高床脚

治疗时可能需要采取多种体位,患者容易疲劳,每天多次治疗一般不易耐受,通常对氧合状态和心率无不良影响;体位引流应在饭前或饭后 1～2 小时内进行;禁忌证包括无法耐受所需的体位、无力排出分泌物、抗凝治疗、胸廓或脊柱骨折、近期大咯血和严重骨质疏松者。

2.震动拍击

腕部屈曲,手呈碗形在胸部拍打或使用机械振动器使聚积的分泌物易于咳出或引流,可与体位引流配合应用。

3.主动呼吸训练

支气管扩张症患者应练习主动呼吸训练促进排痰。每次循环应包含三部分:①胸部扩张练习:即深呼吸,用力呼气,放松及呼吸控制,尤其是深吸气,使气流能够通过分泌物进入远端气道;②用力呼气:可使呼气末等压点向小气道一端移动,从而有利于远端分泌物清除;③呼吸控制:即运动膈肌缓慢呼吸,可避免用力呼气加重气流阻塞。

4.辅助排痰技术

包括气道湿化(清水雾化)、雾化吸入盐水、短时雾化吸入高张盐水、雾化吸入特布他林以及无创通气;祛痰治疗前雾化吸入灭菌用水、生理盐水或临时吸入高张盐水并预先吸入 β_2-受体激动剂,可提高祛痰效果;喘憋患者进行体位引流时可联合应用无创通气;首次吸入高张盐水时,应在吸入前和吸入后5分钟测定FEV_1或呼气峰流速,以评估有无气道痉挛;气道高反应性患者吸入高张盐水前应预先应用支气管舒张剂。

5.其他

正压呼气装置通过呼气时产生震荡性正压,防止气道过早闭合,有助于痰液排出,也可采用胸壁高频震荡技术等。患者可根据自身情况选择单独或联合应用上述祛痰技术,每天1~2次,每次持续时间不应超过20~30分钟,急性加重期可酌情调整持续时间和频度。吸气肌训练适用于合并呼吸困难且影响到日常活动的患者。两项小规模随机对照研究结果表明,与无干预组相比,吸气肌训练可显著改善患者的运动耐力和生活质量。

(二)抗菌药物治疗

支气管扩张症患者出现急性加重合并症状恶化,即咳嗽、痰量增加或性质改变、脓痰增加和(或)喘息、气急、咯血及发热等全身症状时,应考虑应用抗菌药物。仅有黏液脓性或脓性痰液或仅痰培养阳性不是应用抗菌药物的指征。支气管扩张症患者急性加重时的微生物学研究资料很少,估计急性加重一般是由定植菌群引起,60%~80%的稳定期支气管扩张症患者存在潜在致病菌的定植,最常分离出的细菌为流感嗜血杆菌和铜绿假单胞菌。其他革兰阳性菌如肺炎链球菌和金黄色葡萄球菌也可定植患者的下呼吸道。应对支气管扩张症患者定期进行支气管细菌定植状况的评估。痰培养和经支气管镜检查均可用于评估支气管扩张症患者细菌定植状态,两者的评估效果相当。许多支气管扩张症患者频繁应用抗菌药物,易于造成细菌对抗菌药物耐药,且支气管扩张症患者气道细菌定植部位易于形成生物被膜,阻止药物渗透,因此推荐对大多数患者进行痰培养,急性加重期开始抗菌药物治疗前应送痰培养,在等待培养结果时即应开始经验性抗菌药物治疗。急性加重期初始经验性治疗应针对这些定植菌,根据有无铜绿假单胞菌感染的危险因素:①近期住院;②频繁(每年4次以上)或近期(3个月以内)应用抗生素;③重度气流阻塞(FEV<30%);④口服糖皮质激素(最近2周每天口服泼尼松>2周),至少符合4条中的2条及既往细菌培养结果选择抗菌药物(表1-3-7)。无铜绿假单胞菌感染高危因素的患者应立即经验性使用对流感嗜血杆菌有活性的抗菌药物。对有铜绿假单胞菌感染高危因素的患者,应选择有抗铜绿假单胞菌活性的抗菌药物,还应根据当地药敏试验的监测结果调整用药,并尽可能应用支气管穿透性好且可降低细菌负荷的药物。应及时根据病原体检测及药敏试验结果和治疗反应调整抗菌药物治疗方案,若存在一种以上的病原菌,应尽可能选择能覆盖所有致病菌的抗菌药物。临床疗效欠佳时,需根据药敏试验结果调整抗菌药物,并即刻重新送检痰培养。若因耐药无法单用一种药物,可联合用药,但没有证据表明两种抗菌药物联合治疗对铜绿假单胞菌引起的支气管扩张症急性加重有益。急性加重期不需常规使用抗病毒药物。采用抗菌药物轮换策略有助于减轻细菌耐药,但目前尚无临床证据支持其常规应用。

急性加重期抗菌药物治疗的最佳疗程尚不确定,建议所有急性加重治疗疗程均应为14天左右。支气管扩张症稳定期患者长期口服或吸入抗菌药物的效果及其对细菌耐药的影响尚需进一步研究。

表 1-3-7　支气管扩张症急性加重期初始经验性治疗推荐使用的抗菌药物

高危因素	常见病原体	初始经验性治疗的抗菌药物选择
无假单胞菌感染高危因素	肺炎链球菌、流感嗜血杆菌、卡他莫拉菌、金黄色葡萄球菌、肠道菌群(肺炎克雷伯杆菌、大肠埃希菌等)	氨苄西林/舒巴坦,阿莫西林/克拉维酸,第二代头孢菌素,第三代头孢菌素(头孢三嗪、头孢噻肟),莫西沙星,左旋氧氟沙星
有假单胞菌感染高危因素	上述病原体＋铜绿假单胞菌	具有抗假单胞菌活性的 β-内酰胺类抗生素(如头孢他啶、头孢吡肟,哌拉西林/他唑巴坦,头孢哌酮/舒巴坦、亚胺培南、美洛培南等),氨基糖苷类、喹诺酮类(环丙沙星或左旋氧氟沙星)可单独应用或联合应用

(三)咯血的治疗

1.大咯血的紧急处理

大咯血是支气管扩张症致命的并发症,一次咯血量超过 200mL 或 24 小时咯血量超过 500mL 为大咯血,严重时可导致窒息。预防咯血窒息应视为大咯血治疗的首要措施,大咯血时首先应保证气道通畅,改善氧合状态,稳定血流动力学状态。咯血量少时应安抚患者,缓解其紧张情绪,嘱其患侧卧位休息。出现窒息时采取头低足高 45° 的俯卧位,用手取出患者口中的血块,轻拍健侧背部促进气管内的血液排出。若采取上述措施无效时,应迅速进行气管插管,必要时行气管切开。

2.药物治疗

(1)垂体后叶素:为治疗大咯血的首选药物,一般静脉注射后 3～5 分钟起效,维持 20～30 分钟。用法:垂体后叶素 5～10U 加 5％葡萄糖注射液 20～40mL,稀释后缓慢静脉注射,约 15 分钟注射完毕,继之以 10～20U 加生理盐水或 5％葡萄糖注射液 500mL 稀释后静脉滴注 0.1U/(kg·h),出血停止后再继续使用 2～3 天以巩固疗效;支气管扩张伴有冠状动脉粥样硬化性心脏病、高血压、肺源性心脏病、心力衰竭以及孕妇均忌用。

(2)促凝血药:为常用的止血药物,可酌情选用抗纤维蛋白溶解药物,如氨基己酸(4～6g＋生理盐水 100mL,15～30 分钟内静脉滴注完毕,维持量 1g/h)或氨甲苯酸(100～200mg 加入 5％葡萄糖注射液或生理盐水 40mL 内静脉注射,2 次/天)或增加毛细血管抵抗力和血小板功能的药物如酚磺乙胺(250～500mg,肌内注射或静脉滴注,2～3 次/天),还可给予血凝酶 1～2kU 静脉注射,5～10 分钟起效,可持续 24 小时。

(3)其他药物:如普鲁卡因 150mg 加生理盐水 30mL 静脉滴注,1～2 次/天,皮内试验阴性(0.25％普鲁卡因溶液 0.1mL 皮内注射)者方可应用;酚妥拉明 5～10mg 以生理盐水 20～40mL 稀释静脉注射,然后以 10～20mg 加于生理盐水 500mL 内静脉滴注。

(4)使用激素:支气管扩张合并纤维素性支气管炎大咯血者,可在治疗原发病的同时,短期加用静脉激素治疗(可用甲基泼尼松龙或琥珀酸氢化可的松静脉滴注,大咯血基本控制后转为激素口服及减量至停用),其疗效明显优于单纯使用止血药物。

3.介入治疗或外科手术治疗

支气管动脉栓塞术和(或)手术是大咯血的一线治疗方法。

(1)支气管动脉栓塞术:经支气管动脉造影向病变血管内注入可吸收的明胶海绵行栓塞治疗,对大咯血的治愈率为90%左右,随访1年未复发的患者可达70%;对于肺结核导致的大咯血,支气管动脉栓塞术后2周咯血的缓解率为93%,术后1年为51%,2年为39%;最常见的并发症为胸痛(34.5%),脊髓损伤发生率及致死率低。

(2)经气管镜止血:大量咯血不止者,可经气管镜确定出血部位后,用浸有稀释肾上腺素的海绵压迫或填塞于出血部位止血或在局部应用凝血酶或气囊压迫控制出血。

(3)手术:反复大咯血用上述方法无效、对侧肺无活动性病变且肺功能储备尚佳又无禁忌证者,可在明确出血部位的情况下考虑肺切除术。适合肺段切除的人数极少,绝大部分要行肺叶切除。

(四)非抗菌药物治疗

1.黏液溶解剂

气道黏液高分泌及黏液清除障碍导致黏液潴留是支气管扩张症的特征性改变。吸入高渗药物如高张盐水可增强理疗效果,短期吸入甘露醇则未见明显疗效。急性加重时应用溴己新可促进痰液排出,羟甲半胱氨酸可改善气体陷闭。成人支气管扩张症患者不推荐吸入重组人DNA酶。

2.支气管舒张剂

由于支气管扩张症患者常常合并气流阻塞及气道高反应性,因此经常使用支气管舒张剂,但目前并无确切依据。合并气流阻塞的患者应进行支气管舒张试验评价气道对 β_2-受体激动剂或抗胆碱能药物的反应性,以指导治疗;不推荐常规应用甲基黄嘌呤类药物。

3.吸入糖皮质激素(简称激素)

吸入激素可拮抗气道慢性炎症,少数随机对照研究结果显示,吸入激素可减少排痰量,改善生活质量,有铜绿假单胞菌定植者改善更明显,但对肺功能及急性加重次数并无影响。目前证据不支持常规使用吸入性激素治疗支气管扩张(合并支气管哮喘者除外)。

(五)手术及并发症的处理

1.手术

目前大多数支气管扩张症患者应用抗菌药物治疗有效,不需要手术治疗。手术适应证包括:①积极药物治疗仍难以控制症状者;②大咯血危及生命或经药物、介入治疗无效者;③局限性支气管扩张,术后最好能保留10个以上肺段。手术的相对禁忌证为非柱状支气管扩张、痰培养铜绿假单胞菌阳性、切除术后残余病变及非局灶性病变。术后并发症的发生率为10%~19%,老年人并发症的发生率更高,术后病死率<5%。

2.无创通气

无创通气可改善部分合并慢性呼吸衰竭的支气管扩张症患者的生活质量。长期无创通气治疗可缩短部分患者的住院时间,但尚无确切证据证实其对病死率有影响。

总之,支气管扩张症是一种常见而难以治愈的慢性呼吸道疾病,患者多处于忍受持久的症状困扰及接受漫长的治疗。虽治疗方法众多,但治疗效果很少令人满意。

六、诊治精要

（1）胸部高分辨率 CT 是诊断支气管扩张症的主要手段。当成人出现下述表现时需进行胸部高分辨率 CT 检查，以除外支气管扩张：持续排痰性咳嗽，且年龄较轻，症状持续多年，无吸烟史，每天均咳痰、咯血或痰中有铜绿假单胞菌定植；无法解释的咯血或无痰性咳嗽；COPD 患者治疗反应不佳，下呼吸道感染不易恢复等。

（2）需要强调的是，典型的支气管扩张症患者肺功能检查出现不完全可逆气流受限时，不能诊断为 COPD。

（3）支气管扩张患者出现大咯血，用常规药物止血效不佳时，应警惕有合并纤维素性支气管炎的可能，故对大咯血患者应常规用清水浸泡咯血物，观察有无支气管管型。若有支气管管型，应加用激素治疗。

（4）支气管扩张大咯血时，保持呼吸道的通畅至关重要，避免咯血窒息导致患者死亡。

第四节　支气管哮喘

一、概论

（一）定义

支气管哮喘（简称哮喘）是一种古老的疾病，"哮喘"一词源自古希腊文字"气喘"，最初哮喘被描述为劳力性的呼吸急促，随着对哮喘认识的不断深入，逐渐认识到慢性气道炎症、可逆性气流受限和气道高反应性是哮喘的基本特征。美国国立心、肺和血液研究所 2006 颁布的《支气管哮喘防治全球创议（GINA）》关于哮喘的定义为：哮喘是一种气道慢性炎症性疾病，许多细胞和细胞组分参与其中，包括肥大细胞、嗜酸性粒细胞、T 淋巴细胞、巨噬细胞、中性粒细胞和上皮细胞。在易感个体中，炎症导致反复发作的喘息、气紧、胸闷和咳嗽，特别是在晚上和清晨。这些症状通常伴随有广泛但可变的气流阻塞，常常可自行缓解或用药后缓解。炎症还导致支气管对各种刺激的反应性增加。2014 年修订的 GINA 在前述定义的基础上强调了哮喘临床表现和气流受限的可逆性和变异性，特别指出"哮喘是一种异质性疾病"。

上述定义描述了哮喘的主要特征，但实际上没有任何一种特征是哮喘独有的，也没有任何一种特征普遍存在于所有哮喘患者，到目前为止，哮喘仍然缺乏一个公认的可度量的定义，因此关于哮喘究竟是一种疾病还是具有相似临床表现的一组疾病的综合征，多年来一直存在争议。

（二）流行病学和疾病负担

哮喘是最常见的慢性呼吸疾病之一，可累及各个年龄段和任何种族的人群。近年来哮喘患病率在全球范围内有逐年增加的趋势，据估计几乎每 10 年增加 50%。西欧近 10 年间哮喘患者增加了 1 倍,美国自 20 世纪 80 年代初以来哮喘患病率增加了 60%以上,亚洲地区哮喘流行病学调查数据显示,亚洲的成人哮喘患病率为 0.7%～11.9%,平均不超过 5%,但近年来患病率也有上升趋势。中国哮喘患病率也在逐年上升,2010 年我国"支气管哮喘患病情况及相关危险因素流行病学调查"(CARE 研究)结果显示,我国 14 岁以上人群哮喘患病率为 1.24%。第三次中国城市儿童哮喘流行病学调查显示,我国 14 岁以下人群哮喘患病率为 3.02%。目前全球哮喘患者至少有 3 亿人,中国哮喘患者约 3000 万人。

20 世纪 70 年代中期以来哮喘的危害逐渐引起重视,目前已公认哮喘为导致伤残、医疗开支和死亡的主要慢性疾病之一,从而成为一个重大的公共健康问题。哮喘的疾病负担包括直接成本,即与疾病直接相关的医疗服务费用和间接成本,即因哮喘导致患者及其家庭的工作、社会活动受限制而造成的损失。世界大多数国家和地区哮喘的疾病负担逐年上升,约占全球所有疾病伤残调整寿命年(DALYs)的 1%。其一是因为哮喘的发病率和患病率的快速增加,其二是哮喘远未达到理想的控制水平。2006 年 AIRIAP2 调查显示,亚太地区哮喘患者只有 2.5%达到了哮喘控制。我国 CARE 研究及 6 个城市哮喘控制现状调查同样也显示中国的哮喘患者控制状态不佳。虽然从家庭和社会角度来说控制哮喘的费用较高,但没有控制哮喘会导致更高的花费。

二、发病机制

(一)遗传易感性

哮喘是一种复杂的多基因疾病,众多基因影响着个体对哮喘发病的易感性以及哮喘的不同表型。自从 2000 年人类基因组计划完成后,哮喘遗传学研究取得了巨大进展。哮喘遗传学研究方法主要采用连锁分析和候选关联研究以及全基因关联分析(GWAS)。关联研究是基于已知某个候选基因的病理生理特点,采用统计学方法研究候选基因多态性和哮喘以及哮喘表型间的关系。连锁分析在典型的哮喘家系成员中进行,家系成员共享的基因标志物可能位于疾病基因内或疾病基因附近。然后采用关联分析方法进行精细定位,连锁分析主要特点是能够发现新的哮喘基因。哮喘是一种多基因遗传病,目前已陆续发现了数百个哮喘易感基因,这些基因与特异质、气道高反应性、炎症介质(如细胞因子、趋化因子、生长因子等)的产生、Th 细胞分化和平衡等相关,主要包括四类:①先天免疫和免疫调节基因:CD14、TLRs、NODs。②Th2 细胞分化和效应功能:GATA3、TBX21、IL-4RA、IL12B;③与气道上皮生物学和黏膜免疫相关的基因:CCL5、CC16、防御素 β1;④与哮喘表型(肺功能,气道高反应性,疾病的严重性)关联的基因:ADRB2、TNF、LTC4S。

(二)环境危险因素

哮喘是遗传和环境因素共同作用的结果,具有遗传易感性的个体暴露于环境危险因素,即基因和环境危险因素的相互作用导致哮喘的发病。环境与哮喘发病相关的危险因素包括:

1.宿主因素

(1)年龄:早产和出生低体重儿是哮喘的危险因素。婴儿哺乳方式对哮喘发生的影响尚不确定。

（2）特异质：哮喘患者常伴有过敏的特征，如荨麻疹、过敏性鼻炎等。

（3）性别：在14岁以前男性患儿哮喘的发生率是女性的2倍，青少年期男女哮喘的发生率差别不大，但成人女性哮喘的发生率则明显高于男性。

（4）肥胖：体重指数＞30kg/m² 者其哮喘发生率明显高于体重正常者，并且哮喘难于控制。肥胖哮喘患者的肺功能损害以及合并其他疾病的可能性高于体重正常的哮喘患者。其机制包括了炎症、激素、神经以及肥胖对肺动力学影响等多种因素。

2.环境因素

（1）室内过敏原：螨虫、动物皮毛、蟑螂、真菌。

（2）室外过敏原：花粉、真菌。

（3）感染：研究表明婴幼儿期呼吸道合胞病毒感染与儿童喘息以及日后儿童哮喘有密切关系。在成人哮喘，真菌气道定植及致敏与难治性哮喘有关。

（4）职业因素：某些特殊职业，如密切接触有机或无机化学物质等。

（5）吸烟：主动和被动吸烟与哮喘患者肺功能快速下降、哮喘的严重度以及哮喘难以控制高度相关。

（6）空气污染：室内外空气污染也与哮喘的加重相关。

（7）饮食和药物：某些哮喘患者对阿司匹林敏感或不耐受，某些患者对特定食物如花生敏感等。

（三）免疫应答

在获得性免疫反应中，T辅助细胞（Th）是一种重要的调控细胞，在内外因素的诱导下从Th0分化为Th1或Th2。通常个体在幼年的免疫应答模式以Th2为主，成年后主要为Th1模式。哮喘患者主要表现为Th2应答模式，即Th2优势分化或Th1/Th2的失平衡，从而高表达一系列Th2样细胞因子，如IL-4、IL-5、IL-9、IL-13、IL-33、RANTES等，促进嗜酸性粒细胞以及肥大细胞、嗜碱性粒细胞的募集、浸润、成熟、激活和介质释放，刺激B细胞转化为浆细胞合成释放IgE等。在Th1/Th2转换过程中，Tbet、GATA3等核转录因子发挥关键性作用。近来发现除了Th1/Th2免疫应答之外，哮喘的免疫调节机制还涉及调节性T细胞（Treg）和Th17途径。此外，天然免疫系统，如树突状细胞（DCs）、模式识别受体（TLRs）和固有淋巴细胞（ILCs）也参与哮喘的免疫和炎症反应。

（四）气道炎症

气道慢性非特异性炎症反应是哮喘发病的"核心"，多种炎症细胞和炎症介质共同作用参与了哮喘的发病和发展过程。炎症细胞释放出多种炎症介质和细胞因子如趋化因子、半胱氨酰白三烯、细胞因子、组胺、一氧化氮、前列腺素等，最终发挥生物学效应。参与哮喘的炎症细胞包括肥大细胞、嗜酸性粒细胞、淋巴细胞、树突状细胞、巨噬细胞、中性粒细胞以及气道结构细胞如气道上皮细胞、气道平滑肌细胞、内皮细胞、成纤维细胞和肌成纤维细胞、气道神经细胞也参与了哮喘的慢性过程。哮喘的主要炎症细胞为CD4⁺Th2淋巴细胞、嗜酸性粒细胞、肥大细胞以及中性粒细胞。嗜酸性粒细胞是哮喘特征性的效应细胞，但并非所有哮喘均表现为嗜酸性粒细胞性炎症。根据痰嗜酸性粒细胞计数（＞3%），哮喘气道炎症大致可分为4种类型：

嗜酸性粒细胞性、中性粒细胞性、混合细胞性和少细胞性,其中嗜酸性粒细胞性炎症约占40%。$CD4^+Th2$ 淋巴细胞主要释放 IL-4、IL-5、IL-13、RAN-TES、嗜酸性粒细胞活化趋化因子等细胞因子和趋化因子,募集嗜酸性粒细胞、中性粒细胞、肥大细胞、嗜碱性粒细胞浸润到支气管黏膜,释放 ECP、MBP、组胺、白三烯、各种蛋白酶等发挥炎性作用。近年来发现属于天然防御系统的固有淋巴细胞(ILCs)不需要抗原刺激也能够释放 Th2 细胞因子调控哮喘气道炎症。

(五)气道高反应性

哮喘患者存在气道对各种刺激物的收缩反应增强或提前的现象,称之为气道高反应性(AHR)。AHR 介导支气管平滑肌收缩、气道狭窄和气流受限,是引起哮喘临床症状的根本原因。传统上认为气道炎症是导致 AHR 的主要机制,近来有研究表明炎症本身不足以引起AHR,提示气道炎症并非 AHR 的唯一机制。有证据提示多种 Th2 细胞因子、CD4 细胞和生化介质导致了哮喘 AHR 的形成。Th2 细胞因子可以通过增加细胞内钙库释放的钙而增加ASM 等距收缩反应。已被证实其他引起机械性气道阻塞的因素与 AHR 的形成也有关系,如上皮通透性、平滑肌肥大、黏液高分泌和气道重塑等。通过支气管激发试验可以检测气道反应性,吸入的刺激物可以是特异性的如各种抗原提取液,也可以是非特异性的,如乙酰胆碱、组胺、甘露醇、高渗盐水等。在临床上,哮喘患者气道高反应性既可表现为针对特异性的致敏物,也可以表现为非特异性的如烟雾、冷空气、运动等。

(六)气道重构

气道重构,又称气道重塑,是哮喘的重要的病理现象,包括气道上皮损伤、上皮下纤维化和基底膜增厚、黏液腺增生肥大、杯状细胞增生、平滑肌增生肥大、新血管形成等。气道重构可导致:①气道壁增厚,气道壁面积增加,气道管腔进一步狭窄,加重气道阻塞和气流受限,也是导致不可逆气流受限的主要原因;②气道管腔的狭窄和气道平滑肌增生肥厚,导致平滑肌收缩和气道管径的不匹配,即轻微的支气管收缩即可引起显著的管腔狭窄,加重气道高反应性。③对吸入性糖皮质激素和支气管舒张剂的反应性下降,是难治性哮喘的重要机制。气道重构的发生与气道炎症长期没有得到控制,气道上皮细胞持续受损,释放一系列细胞因子和生长因子,如转化生长因子-β(TGF-β)、成纤维细胞生长因子、血管内皮细胞生长因子,引起上皮下细胞外基质胶原沉积、血管生成。国外有学者提出上皮间充质营养单元假说以解释这种细胞外基质转换(EMT)。EMT 还涉及蛋白酶与抗蛋白酶,如金属基质蛋白酶(MMPs)及其组织抑制物(TIMPs)的失平衡。也有研究表明,在哮喘的早期如儿童哮喘或炎症反应轻微的哮喘,也存在明显的气道重构,因此有人认为气道重构是独立于气道炎症的病理生理现象,可能受独立的基因调控。

(七)病理学特征

哮喘的病理学特征主要包括:①气道黏液栓形成;②黏膜水肿、黏膜下炎症细胞浸润。③气道上皮脱落;④气道壁增厚;⑤上皮下纤维化;⑥平滑肌细胞数目增加和体积肥大。⑦肌成纤维细胞增生;⑧黏液腺化生。

三、临床表现和诊断

哮喘的诊断应当基于详细的个人史、临床表现、体格检查以及肺功能测定。

(一)临床表现

1.病史和症状

反复发作的喘鸣、气短、胸闷和咳嗽,这些症状易发生于夜间或凌晨,与广泛且可变的气流阻塞有关,气流阻塞可自发或经药物治疗而缓解。

2.体征

呼气末哮鸣音是哮喘的典型的特征,其机制因为气体通过狭窄气道产生的湍流所致。但哮喘具有可变性,在很多情况下,双肺听诊正常。但在哮喘发作或未控制的患者,双肺可以听到广泛哮鸣音,但哮鸣音具有可变性。哮喘患者常伴有鼻炎、鼻窦炎和鼻息肉。

(二)实验室检查

1.肺功能测定

反映哮喘患者肺功能的指标,包括:

(1)第一秒用力呼出气量(FEV_1)FEV_1是一种客观的肺功能测量方法,也是测量气流阻塞的最佳和最标准的方法。FEV_1的绝对值取决于用力肺活量(FVC),因此FEV_1的判读需要同时测定FVC,哮喘患者FEV_1/FVC通常小于70%。但在重度哮喘中,由于气体陷闭使残气量增加、FVC降低,FEV_1/FVC可能会增加。

(2)呼气流量峰值(最大呼气流速,峰流速,PEF):PEF的测定对于诊断和监测哮喘具有很重要的作用,通常未治疗的哮喘患者和哮喘控制不稳定的患者日间PEF的变异率(PEFR)超过>20%。平均每天PEF昼夜变异率=连续7天每天PEF变异之和/7。

(3)呼气中段流量(用力呼气流速FEF 25%~75%)在FVC的25%和75%之间进行测定。与FEV_1相比,FEF 25%~75%在更低的肺容积时测定,因此FEF 25%~75%降低能更敏感地检测小气道阻塞。FEF 25%~75%缺乏公认的标准值,其临床应用有较大局限性。

(4)支气管舒张试验:在使用支气管扩张剂后FEV_1改善超过12%和200mL表明可逆性气流阻塞,即支气管舒张试验阳性,对哮喘的诊断有较高的提示价值。准确的测定要求停用长效β_2激动剂(LABA)至少12小时,停用短效支气管扩张剂至少6小时。基础FEV_1正常或轻度降低者(FEV_1>70%预计值)对支气管舒张剂反应不大,不推荐做支气管舒张试验。此外,支气管扩张试验阳性包括抗感染治疗4周肺功能改变较治疗前FEV_1增加≥12%,且FEV_1增加绝对值≥200mL。

(5)支气管激发试验:气道激发试验反映了哮喘患者在吸入非特异性刺激物或特异性抗原后气道的敏感性,即是否存在气道高反应性。根据刺激物的种类分为特异性和非特异性刺激,非特异性刺激又分为直接刺激和间接刺激。直接刺激是指用已知的能够引起支气管收缩的物质吸入气道内而直接作用于平滑肌,是最广泛使用的评估气道高反应性的方法。吸入性乙酰胆碱是支气管激发最常使用的刺激物,通过倍增量给药直到FEV_1下降超过20%。引起

FEV₁ 下降 20％的乙酰胆碱浓度称为 PC20，引起 FEV₁ 下降 20％的乙酰胆碱累计剂量称为 PD20。PC20 和 PD20 既能定性，也在一定程度上反映 AHR 的程度。PC20＜16mg/mL 属于轻度 AHR，PC20＜4mg/mL 属于中度 AHR，而 PC20＜1mg/mL 属于重度 AHR，即 PC20 越低通常对应更严重的哮喘。间接刺激也可以诱发支气管收缩，如冷空气、运动以及吸入高渗盐水、甘露醇和单磷酸腺苷。间接刺激通过引起气道细胞释放炎症介质与 ASM 相互作用而诱发支气管收缩。本方法不易评估刺激的剂量反应，但间接刺激与哮喘症状的相关性较强。例如，在怀疑有运动诱发的支气管收缩的运动员，与采用物理活动的间接激发相比，直接激发试验不容易发现支气管收缩。采用特异性抗原如尘螨提取液进行激发试验目前没有标准化的操作流程，可诱发哮喘急性发作，仅用于研究目的。

气道激发试验对哮喘的诊断敏感性较高，但存在一定非特异性，如 COPD、支气管扩张、支气管感染后患者也可表现为气道高反应性，在临床解释时应充分考虑。

2.炎症标志物

目前诱导痰细胞计数和呼出气一氧化氮（FeNO）检测已在临床上普遍开展，其他的技术如呼出气冷凝液（EBC）检测、呼出气一氧化碳检测、外周血及尿液检测主要用于研究目的。

（1）FeNO 检测：FeNO 测定可以作为评估气道炎症和哮喘控制水平的指标，也可以用于判断吸入激素治疗的反应。美国胸科学会推荐 FeNO 的正常参考值：健康儿童 5～20ppb，成人 4～25ppb。FeNO＞50ppb 提示激素治疗效果好，＜25ppb 提示激素治疗效果差。但是 FeNO 测定结果受多种因素的影响，连续测定、动态观察 FeNO 的变化其临床价值更大。英国 NICE 指南（2015）推荐 FeNO 诊断哮喘的阳性标准：16 岁的成人和青年，如果肺功能正常以及以下两者之一的情况：16 岁及以上，FeNO≥40ppb；5～16 岁儿童患者 FeNO≥35ppb。

（2）痰液细胞分类计数：诱导痰细胞分类计数可作为评价哮喘气道炎性标准之一，也是评估糖皮质激素治疗反应性的敏感指标，对于指导哮喘治疗也有一定价值。嗜酸性粒细胞＞3％可判定为嗜酸性粒细胞性炎症，中性粒细胞≥67％可判定为中性粒细胞性炎症，两者均增高可判定为混合性炎症。

3.过敏原检测

（1）体外试验：测定外周血总 IgE 和抗原特异性 IgE。

（2）体内试验：采用常见过敏原做皮肤点刺或划痕试验。过敏原检测能够了解个体是否为特异质，筛查可能与哮喘有关的过敏原，对哮喘的诊断价值不大，但可以指导脱敏治疗和避免接触的措施。

4.其他生物标志物

骨膜蛋白是一种新发现的生物标志物，由支气管上皮细胞和成纤维细胞在 IL-4 和 IL-13 作用后分泌。部分哮喘患者血清中可检测到骨膜蛋白，其水平与气道嗜酸性粒细胞水平相关，预测嗜酸性粒细胞性炎症的价值优于外周嗜酸性粒细胞和 FeNO，且血清骨膜蛋白水平变动很少，不受激素治疗的影响。目前血清骨膜蛋白主要用于预测抗细胞因子抗体等的生物制剂的治疗反应，在哮喘的个体化治疗中具有很大的应用前景。

（三）诊断

全面的病史采集对于哮喘的诊断和评估至关重要。大多数哮喘患者诉间断发作的咳嗽、气紧和（或）高调的呈乐音性的喘息症状。哮喘症状可以持续几分钟或几天。咳嗽是哮喘患者经常抱怨的症状，可能伴有或不伴有咳痰，可能在夜间或活动后加重，也可能在接触变应原后发作。气紧和喘息通常发生在呼气时，常常在急性加重时发作，可由感染、冷空气、活动、接触化学气味或其他空气刺激物、动物毛发、真菌、尘螨或其他变应原触发。此外，部分患者在急性发作时还可能出现胸闷。锐痛和刀割样疼痛在哮喘中很少出现，若出现这些症状临床医生应考虑其他诊断。症状在周末或假期好转，而在工作时加重，应怀疑是否存在职业性哮喘和（或）工作所致哮喘加重。职业性哮喘是指由于特定的职业环境所致的新发哮喘，而工作所致哮喘加重则是指工作环境导致已知的哮喘加重。

哮喘患者在发作间歇期体格检查往往是正常的；若在正常呼吸时出现喘息和（或）呼气相延长则可能提示哮喘。用力呼气时出现喘息并非哮喘所特有，但提示气道阻塞或陷闭。除了呼吸异常外，哮喘患者常常合并过敏的相关体征以及鼻腔炎症和（或）鼻息肉、扁桃体肥大所致的上呼吸道炎症和阻塞的表现。皮肤检查时发现湿疹、荨麻疹或过敏性皮炎可支持哮喘的诊断。

在做出哮喘诊断前，应考虑患者是否具有以下临床特点：

（1）是否有反复的喘鸣？

（2）是否有夜间咳嗽？是否运动后喘鸣或咳嗽？

（3）是否接触过敏原后有喘鸣、胸闷或咳嗽？

（4）患者是否感冒累及肺部或 10 天以上才能康复？

（5）症状是否能为抗哮喘治疗缓解？

1.诊断标准

（1）典型哮喘的临床症状和体征

①反复发作的喘息、气急，伴或不伴胸闷或咳嗽，夜间及晨间多发，常与接触变应原、冷空气、物理、化学性刺激以及病毒性上呼吸道感染、运动等有关。

②急性发作或重度哮喘患者双肺可闻及散在或弥散性、以呼气相为主的哮鸣音，呼气相延长。

③上述症状和体征可经治疗缓解或自行缓解。

（2）可变性气流受限的客观检查

①支气管舒张试验阳性（吸入支气管扩张剂后，FEV_1 增加 $\geqslant 12\%$，且 FEV_1 绝对值增加 $\geqslant 200mL$）。

②支气管激发试验阳性。

③呼气流量峰值（PEF）平均日变异率 $\geqslant 10\%$。

符合上述症状和体征，同时具备气流受限客观检查中的任一条，并除外其他疾病所引起的喘息、气急、胸闷和咳嗽，可以诊断为哮喘。

2.鉴别诊断

许多疾病与哮喘相似,可以引起部分或全部的哮喘症状,在诊断哮喘时需要与以下疾病鉴别:声带功能障碍、慢性阻塞性肺疾病(COPD)、囊性纤维化、左心衰竭引起的呼吸困难、中央气道阻塞、支气管结核、变态反应性支气管肺曲菌病(ABPA)、支气管扩张、肺栓塞、药物相关的咳嗽支气管扩张、睡眠呼吸暂停、结节病以及心身疾病。特别强调诊断与鉴别诊断中,胸片或胸部 CT 是必需的检查手段。

(四)分期和分级

根据临床表现哮喘可分为急性发作期和非急性发作期。哮喘急性发作是指喘息、气促、咳嗽、胸闷等症状突然发生或原有症状加重,并以呼气流量降低为其特征,常因接触变应原、刺激物或呼吸道感染诱发。

哮喘病情严重程度分级标准如表 1-4-1 所示。

表 1-4-1　哮喘病情严重程度分级标准

分级	临床特点
间歇状态(第 1 级)	症状<每周 1 次
	短暂出现
	夜间哮喘症状≤每月 2 次
	FEV_1 占预计值%≥80%或 PEF≥80%个人最佳值,PEF 或 FEV_1 变异率<20%
轻度持续(第 2 级)	症状≥每周 1 次,但<每天 1 次
	可能影响活动和睡眠
	夜间哮喘症状>每月 2 次,但<每周 1 次
	FEV_1 预计值%≥80%或 PEF≥80%个人最佳值,PEF 或 FEV_1 变异率 20%~30%
中度持续(第 3 级)	每天有症状
	影响活动和睡眠
	夜间哮喘症状≥每周 1 次
	FEV_1 占预计值 60%~79% 或 PEF 60%~79%个人最佳值,PEF 或 FEV_1 变异率>30%
重度持续(第 4 级)	每天有症状
	频繁出现
	经常出现夜间哮喘症状
	体力活动受限
	FEV_1 占预计值<60%或 PEF<60%个人最佳值,PEF 或 FEV_1 变异率>30%

(1)初始治疗时严重程度的判断,主要用于临床研究中。

(2)急性发作时严重程度分级:哮喘急性发作时程度轻重不一,可在数小时或数天内出现,偶尔可在数分钟内即危及生命,故应对病情做出正确评估,以便给予及时有效的紧急治疗。

(五)评估

1.评估内容

(1)评估患者是否有合并症,如变应性鼻炎、鼻窦炎、胃食管反流、肥胖、阻塞性睡眠呼吸暂停综合征、抑郁和焦虑等。

(2)评估哮喘的触发因素,如职业、环境、气候变化、药物和运动等。

(3)评估患者药物使用的情况:哮喘患者往往需要使用支气管舒张剂来缓解喘息、气急、胸闷或咳嗽症状,支气管舒张剂的用量可以作为反映哮喘严重程度的指标之一,过量使用这类药物不仅提示哮喘未控制,也和哮喘频繁急性发作以及死亡高风险有关。此外,还要评估患者药物吸入技术和长期用药的依从性。

(4)评估患者的临床控制水平:正确地评估哮喘控制水平,是制订治疗方案和调整治疗药物以维持哮喘控制水平的基础。根据患者的症状、用药情况、肺功能检查结果等复合指标可以将患者分为哮喘症状良好控制(或临床完全控制)、部分控制和未控制以及评估患者有无未来哮喘急性发作的危险因素。

(5)评估患者有无未来哮喘急性发作的危险因素:哮喘未控制、接触变应原、有上述合并症、用药不规范、依从性差以及过去一年曾有哮喘急性发作急诊或住院等都是未来哮喘急性发作的危险因素。

2.评估的主要方法

(1)症状:哮喘患者的喘息、气急、胸闷或咳嗽等症状昼夜均可以出现。当患者因上述症状出现夜间憋醒往往提示哮喘加重。

(2)肺功能:临床上用于哮喘诊断和评估的通气功能指标主要为 FEV_1 和 PEF。FEV_1 和 PEF 能反映气道阻塞的严重程度,是客观判断哮喘病情最常用的评估指标。峰流速仪携带方便,操作简单,患者可以在家自我监测 PEF,根据监测结果及时调整药物。

(3)哮喘控制量表:哮喘控制测试(ACT)问卷。ACT 是一种评估哮喘患者控制水平的问卷。ACT 得分与专家评估患者的哮喘控制水平具有较好的相关性。ACT 不要求测试患者的肺功能,简便、易操作,适合在缺乏肺功能设备的基层医院推广应用。临床上也可使用包含肺功能检查项目的哮喘控制问卷(ACQ)来评估哮喘控制水平。

四、治疗

(一)药物治疗

治疗哮喘的药物可以分为控制性药物和缓解药物:①控制性药物:需要每天使用并长时间维持的药物,这些药物主要通过抗炎作用使哮喘维持临床控制,其中包括吸入性糖皮质激素(ICS)、全身性激素、白三烯调节剂、长效 β_2-受体激动剂(LABA)、缓释茶碱、色甘酸钠、抗 IgE 抗体及其他有助于减少全身激素剂量的药物等;②缓解药物:又称急救药物,这些药物在有症状时按需使用,通过迅速解除支气管痉挛从而缓解哮喘症状,包括速效吸入和短效口服 β_2-受体激动剂、全身性激素、吸入性抗胆碱能药物、茶碱等。

1.糖皮质激素

糖皮质激素是最有效的控制哮喘气道炎症的药物。给药途径包括吸入、口服和静脉应用等,吸入为首选途径。

(1)吸入给药:ICS 局部抗感染作用强,药物直接作用于呼吸道,所需剂量较小,全身性不良反应较少。大量研究已充分证实长期使用 ICS 可有效控制气道炎症、降低气道高反应性、减轻哮喘症状、改善肺功能、提高生活质量、减少哮喘发作的频率和减轻发作时的严重程度,降低病死率。对那些需要使用大剂量 ICS 来控制症状或预防急性发作的患者,应当特别关注 ICS 相关的不良反应。ICS 在口咽局部的不良反应包括声音嘶哑、咽部不适和念珠菌感染。吸药后应及时用清水含漱口咽部,选用干粉吸入剂或加用储雾器可减少上述不良反应。ICS 全身不良反应的大小与药物剂量、药物的生物利用度、在肠道的吸收、肝脏首过代谢率及全身吸收药物的半衰期等因素有关。哮喘患者长期吸入临床推荐剂量范围内的 ICS 是安全的,但长期高剂量吸入激素后也可能出现全身不良反应。临床上常用 ICS 及其剂量换算如表 1-4-2 所示。

表 1-4-2　临床上常用的 ICS 及其剂量换算关系

成人和青少年(12 岁及以上)	药物每天剂量(μg)低剂量	中剂量	高剂量
二丙酸倍氯米松(CFC)	200~500	500~1000	>1000
二丙酸倍氯米松(HFA)	100~200	200~400	>400
布地奈德(DPI)	200~400	400~800	>800
环索奈德(HFA)	80~160	160~320	>320
丙酸氟替卡松(DPI)	100~250	250~500	>500
丙酸氟替卡松(HFA)	100~250	250~500	>500
糠酸莫米松	110~220	220~440	>440
曲胺奈德	400~1000	1000~2000	>2000

注:CFC:氯氟烃(氟利昂)抛射剂;DPI:干粉吸入剂;HFA:氢氟烷烃抛射剂

吸入药物的疗效不仅取决于药物本身,也取决于肺内沉积率,而肺内沉积率受药物剂型、给药装置、吸入技术等多种因素影响。一般而言,干粉吸入装置肺内沉积率高于气雾剂,超细颗粒气雾剂高于普通气雾剂。

(2)口服给药(OCS):适用于轻中度哮喘急性发作、大剂量 ICS 联合 LABA 仍不能控制的慢性持续性哮喘以及作为静脉应用激素治疗后的序贯治疗。一般使用半衰期较短的激素(如泼尼松、泼尼松龙或甲泼尼龙等)。对于激素依赖型哮喘,可采用每天或隔天清晨顿服给药的方式,以减少外源性激素对下丘脑-垂体-肾上腺轴的抑制作用。泼尼松的每天维持剂量最好≤10mg。长期口服激素可以引起骨质疏松症、高血压、糖尿病、下丘脑-垂体-肾上腺轴抑制、肥胖症、白内障、青光眼、皮肤菲薄导致皮纹和瘀斑、肌无力等。对于伴有结核病、寄生虫感染、骨质疏松、青光眼、糖尿病、严重抑郁或消化性溃疡的哮喘患者,应慎重给予全身激素治疗并密切随访。

(3)静脉给药:中重度哮喘急性发作时,应通过静脉给予琥珀酸氢化可的松(400~1000mg/d)或甲泼尼龙(80~160mg/d)。无激素依赖倾向者可在短期(3~5 天)内停药;有激素依赖倾向者应适当延长给药时间。哮喘症状控制后可采用序贯疗法,改为口服给药,并逐步减少激素用量。

2.β₂-受体激动剂

此类药物较多,可分为短效(维持时间 4~6 小时)和长效(维持时间 12 小时)β₂-受体激动剂。后者又可分为快速起效的长效 β₂-受体激动剂如福莫特罗,缓慢起效的长效 β₂-受体激动剂如沙美特罗。

短效 β₂-受体激动剂(简称 SABA):常用药物如沙丁胺醇和特布他林等。吸入给药:可供吸入的 SABA 包括气雾剂、干粉剂和溶液等。这类药物能够迅速缓解支气管痉挛,通常在数分钟内起效,疗效可维持数小时,是缓解轻至中度哮喘急性症状的首选药物,也可用于预防运动性哮喘。这类药物应按需使用,不宜长期、单一、过量应用。不良反应包括骨骼肌震颤、低血钾、心律失常等。口服给药:如沙丁胺醇、特布他林、丙卡特罗等,通常在服药后 15~30 分钟起效,疗效维持 4~6 小时。使用虽较方便,但心悸、骨骼肌震颤等不良反应比吸入给药时明显,不推荐用于哮喘的长期维持治疗。缓释和控释剂型的平喘作用维持时间可达 8~12 小时,特布他林的前体药班布特罗的作用可维持 24 小时,可减少用药次数,适用于夜间哮喘患者的预防和治疗。注射给药:虽然平喘作用较为迅速,但因全身不良反应的发生率较高,不推荐使用。

长效 β₂ 受体激动剂(简称 LABA):LABA 舒张支气管平滑肌的作用可维持 12 小时以上。目前在我国临床使用的吸入型 LABA(均为与 ICS 的复合剂型)有沙美特罗、福莫特罗和茚达特罗等,可通过气雾剂、干粉剂或碟剂装置给药。福莫特罗起效快,也可作为缓解药物按需使用。长期单独使用 LABA 有增加哮喘死亡的风险,不推荐长期单独使用 LABA。

ICS/LABA 复合制剂:ICS 和 LABA 具有协同的抗感染和平喘作用,可获得相当于或优于加倍剂量 ICS 的疗效,并可增加患者的依从性、减少大剂量吸入激素的不良反应,尤其适合于中至重度持续哮喘患者的长期治疗。目前在我国临床上应用的复合制剂有不同规格的布地奈德/福莫特罗干粉剂、沙美特罗/替卡松干粉剂和倍氯米松/福莫特罗气雾剂。

3.白三烯调节剂

包括半胱氨酰白三烯受体拮抗剂(LTRA)和 5-脂氧合酶抑制剂,是 ICS 之外唯一可单独应用的长期控制性药物,可作为轻度哮喘的替代治疗药物和中重度哮喘的联合用药。目前在国内主要使用 LTRA。LTRA 可减轻哮喘症状、改善肺功能、减少哮喘的恶化,但其抗感染作用不如吸入激素。LTRA 服用方便,尤其适用于伴有变应性鼻炎、阿司匹林哮喘、运动性哮喘患者的治疗。

4.茶碱

具有舒张支气管平滑肌及强心、利尿、兴奋呼吸中枢和呼吸肌等作用,低浓度茶碱具有一定的抗感染作用。对吸入 ICS 或 ICS/LABA 仍未控制的哮喘患者,可加用缓释茶碱作为哮喘的维持治疗。茶碱的不良反应有恶心、呕吐、心律失常、血压下降及多尿等,个体差异大,临床应用应注意监测。多索茶碱的作用与氨茶碱相同,但不良反应较轻。双羟丙茶碱的作用较弱,但不良反应较少。

5.抗胆碱药物

吸入型抗胆碱药物如异丙托溴铵和噻托溴铵,具有一定的支气管舒张作用,但较 β₂-受体激动剂弱,起效也较慢,但长期应用不易产生耐药性,心血管不良反应较少。本品可通过气雾剂、干粉剂和雾化溶液给药。本品与 β_2-受体激动剂联合应用具有互补作用。妊娠早期女性、患有青光眼、前列腺肥大的患者应慎用此类药物。

6.抗 IgE 治疗

抗 IgE 单克隆抗体适用于血清 IgE 水平增高的过敏性哮喘患者。全球多项临床及上市后研究显示,抗 IgE 单克隆抗体可显著改善哮喘患者的症状、肺功能和生活质量,减少口服激素和急救用药,降低哮喘严重急性发作率,降低住院率,且具有良好的安全性和耐受性。在我国的注册临床研究显示,抗 IgE 单克隆抗体(奥马珠单抗)在中国人群中的有效性和安全性与全球数据一致。

7.变应原特异性免疫疗法(AIT)

通过皮下注射常见吸入变应原(如尘螨、猫毛、豚草等)提取液,可减轻哮喘症状和降低气道高反应性,适用于变应原明确,且在严格的环境控制和药物治疗后仍控制不良的哮喘患者。其远期疗效和安全性尚待进一步研究与评价,变应原制备的标准化也有待加强。AIT 存在过敏反应的风险,应在医师指导下进行。舌下给药(SLIT)较皮下注射简便,过敏反应发生率较低,但长期疗效尚待进一步验证。

8.生物治疗

除了前述抗 IgE 治疗外,目前正在开展针对哮喘炎症反应主要细胞因子和介质的生物靶向治疗(表 1-4-3),如针对 IL-4、IL-5、IL-13、TNF-α 的单克隆抗体,临床试验证实部分细胞因子疗法能够改善哮喘控制、减少急性发作,但疗效限于特定的表型,因此有必要采用适当的生物标志物以筛选最可能获益的哮喘人群。

表 1-4-3 已上市和研发中的哮喘生物治疗

细胞因子治疗	TNF-α 拮抗剂:可溶性 TNF-α 受体融合蛋白单克隆抗 TNF-α 抗体(英利昔)
	GM-CSF 拮抗剂:单克隆抗 GM-CSF 抗体
	IL-4 拮抗剂:可溶性 IL-4 受体、IL-4 受体 α 拮抗剂
	IL-13 拮抗剂:可溶性 IL-13 受体、抗 IL-13 单抗
	IL-5 拮抗剂:IL-5 生成抑制剂(细胞因子、转录因子、反义单核苷酸)
	IL-5 受体拮抗剂:抗 IL-5 单抗(Mepolizumab、可溶性 IL-5 受体 α 拮抗剂)
趋化因子受体抑制剂	CCR3 拮抗剂
	CXCR2(IL-8 受体)拮抗剂 SB265610
黏附分子抑制剂	整合素 VLA-4 单克隆抗体、抑制剂:Antegren,BIO-1211,TR-14035,ZD-7349
	选择素拮抗剂:Cylexin,重组可溶性 P 选择素糖化蛋白配体 1,TBC1269
	ICAM-1 和 VCAM-1 拮抗剂:单克隆抗体、反义分子复合物、可溶性受体
转录因子干预剂	转录因子激动剂:PPAR-γ 激动剂
	转录因子抑制剂:NF-κB 抑制剂、STATA6 抑制剂、MAPK 抑制剂

续表

基因治疗	反义寡核苷酸（ASONs）：ASON 与靶 mRNA 通过碱基配对结合形成 ASON-mRNA 复合物或干扰 RNA 的组装，导致功能改变或激活 RNaseH 诱导 RNA 降解，从而抑制其编码的蛋白的合成
	呼吸性反义寡核苷酸（RASONs）可直接吸入肺部
	核酶治疗：以序列特异的方式清除目标 RNA
	基因治疗：载体介导的基因转染治疗
	基因转染过度表达细胞因子：IL-12、IFNγ
	基因转染过度表达 GR 和 I-κB
	基因转染抗 TGF-β

9.其他治疗哮喘药物

第二代抗组胺药物（H_1 受体拮抗剂）如酮替芬、氯雷他定、阿司咪唑、氮䓬斯汀、特非那丁，其他口服抗变态反应药物如曲尼司特、瑞吡司特等，在哮喘治疗中作用较弱，主要用于伴有变应性鼻炎的哮喘患者。某些免疫调节剂（甲氨蝶呤、环孢素、金制剂等）、某些大环内酯类抗生素和静脉应用免疫球蛋白，可能会减少口服激素的剂量，主要用于激素依赖或激素免疫性哮喘。某些中药单方或组分可能具有一定的平喘作用，但大多数临床试验的样本量偏少，疗程较短，观察指标客观性差，需要设计严谨的多中心随机双盲临床研究加以验证。

（二）非药物治疗措施

气道平滑肌的过度收缩被认为是哮喘气道高反应性形成的关键的决定性因素。多数研究证实哮喘患者的气道平滑肌存在增生肥大和收缩力增强，同时气道平滑肌发生表型的转换，主动参与炎症反应。支气管热成形术（BT）首次将介入技术应用于哮喘，目前已被多个国家批准为针对重度哮喘的非药物治疗方法。支气管热成形术通过射频导管应用可控的热能以减少平滑肌体积。一项热成形术治疗中重度哮喘的研究证实，热成形术可以减少吸入支气管收缩剂引起的气道反应性并改善肺功能，患者的症状和生活质量也得到改善，急救药物使用有所减少。支气管热成形术需要连续做三次支气管镜操作，存在手术的风险，迄今尚缺乏长期不良反应的数据，因此，2014 年 ERS/ATS 重症哮喘指南不推荐在临床上广泛开展支气管热成形术。

五、预后

哮喘的转归和预后因人而异，与是否选用正确的防治方案关系密切。儿童哮喘通过积极规范的治疗，临床控制率可达 95%，轻症容易恢复；病情重，气道反应性增高明显或伴有其他变应性疾病则不易控制。若长期反复发作而并发 COPD、肺源性心脏病的患者则预后不良。

第二章　循环系统疾病

第一节　心力衰竭

一、概述

（一）心力衰竭

心力衰竭是指由于心肌功能异常及心血管系统和肾脏系统存在持续异常的神经体液调节，最终导致心排血量下降及体循环和肺循环淤血的一类复杂的临床综合征。目前，急性心力衰竭综合征（AHFS）是 65 岁以上人群住院的最常见病因。随着老龄化加重，急性冠脉综合征（ACS）患者生存率的提高及其他疾病死亡率的下降，心力衰竭的发病率及全社会对心力衰竭治疗的花费必然会逐渐增加。

（二）定义

（1）根据血流动力学模型，收缩性心力衰竭主要是指存在左心室收缩功能不全表现的心力衰竭，射血分数（EF）小于 40%～50%。收缩功能下降与心室扩张和搏出量下降有关。目前观点认为该定义有局限性，因为代表收缩功能下降的 EF 值的阈值是人为限定的。EF 值保留的心力衰竭患者发病率和死亡率与 EF 值下降的心力衰竭患者并无差别。不同的影像学检测手段得到的 EF 值差异很大。更为重要的是，EF 值和临床表现、心血管事件发生率及对药物治疗效果的相关性较差。

①EF 值下降的心力衰竭患者压力容积曲线提示左心室收缩末压力容积关系曲线下移（ESPVR，收缩末顺应性），代表收缩力下降。常伴有收缩末期容积增加，搏出量（SV）减少，心脏做功减少，当 ESPVR 固定时，收缩末期压力下降可以使搏出量增加，左心室弹性势能下降。

②EF 值保留的心力衰竭 ESPVR 正常或者增加，收缩末压力容积曲线向左上方偏移，反映了心肌顺应性下降。

（2）在临床工作中，心力衰竭是通过临床评价得出的床旁诊断。部分患者可能已经存在心功能不全但没有任何症状和体征，此类患者为无症状性左心室功能不全，而也有部分患者可能左心室收缩功能尚存，但已经出现了典型的心力衰竭的症状和体征，此类患者为 EF 值保留的心力衰竭。

（3）左心室重构是心力衰竭病理生理进程中最重要的一环，表现为心室进行性扩大伴有 EF 值的相应减低，组织病理学研究显示心肌细胞肥大、凋亡和坏死的改变。分子生物学研究提示心肌细胞出现胚胎时期基因再表达,伴随兴奋-收缩偶联的改变和一些调节蛋白出现。

(4)在某些情况下,心肌损伤或者左心室重构可以通过药物治疗或器械治疗逆转。

(5)充血性心力衰竭的定义在实际临床中常被滥用,许多情况下是高血容量状态,和心力衰竭无关。相反地,不是所有的心力衰竭患者都存在充血性心力衰竭的临床症状和体征。

(6)右侧心力衰竭是指存在明显体循环淤血的症状和体征,而缺乏肺淤血表现的一类心力衰竭。

(7)急性失代偿性心力衰竭或 AHFS 常指慢性心力衰竭在各种诱因作用下急性或亚急性恶化,导致心力衰竭加重,常表现为体循环和肺循环充血。

二、发病机制

心衰的本质是"心肌衰竭",其发生发展最主要的机制是心脏舒缩功能减退,这是心衰最基本及最根本的发病机制。

(一)正常心肌舒缩的分子基础

正常心肌舒缩活动需要下列基本物质的参与,协调完成心肌的收缩与舒张。下面概述一下这些物质的生理作用。

1.收缩蛋白

心肌收缩蛋白主要由肌球蛋白和肌动蛋白组成。心肌细胞肌原纤维由若干肌节连接而成,肌节是心肌舒缩的基本单位,主要由粗、细两种肌丝组成。粗肌丝的主要成分为肌球蛋白,分子量约 500 000D,全长约 150nm,它的一端游离形成横桥,顶端呈球状膨大,具有 ATP 酶活性.可分解 ATP,供肌丝滑动所需。细肌丝主要成分为肌动蛋白,分子量 47 000D,呈球形,互相串联成双螺旋的细长纤维。肌动蛋白具有特殊的"作用点",可与肌球蛋白的横桥形成可逆结合。肌动蛋白和肌球蛋白是心肌舒缩活动的物质基础。在病理因素作用下,其功能可发生障碍,结构可被破坏。

2.调节蛋白

主要由肌球蛋白和肌钙蛋白组成。肌球蛋白呈杆状,含有两条多肽链,头尾串联并形成螺旋状细长纤维嵌在肌动蛋白双螺旋的沟槽内。每个肌球蛋白附有一个肌钙蛋白复合体,后者由三个亚单位构成,分别是向肌球蛋白亚单位(TnT)、钙结合亚单位(TnC)和抑制亚单位(TnI)。调节蛋白在钙离子的参与下调控收缩蛋白的舒缩活动,而某些病理因素可通过干扰调节蛋白而使心肌的舒缩功能发生障碍,从而阻断了后续的兴奋收缩耦联过程。

3.Ca^{2+}

Ca^{2+} 在把兴奋的电信号转化为机械收缩的过程中发挥了极为重要的中介作用。酸中毒、能量缺乏、离子通道异常、膜结构破坏等常引起钙离子转运、分布异常而影响心肌兴奋收缩耦联。

4.ATP

ATP 为粗、细肌丝的滑动提供能量。心肌缺血缺氧、维生素 B 缺乏、线粒体受损等使 ATP 生成减少,或肌球蛋白 ATP 酶活性下降使 ATP 利用障碍等,均可影响心肌兴奋收缩耦联。

(二)心肌收缩力减弱的机制

心肌收缩力减弱是心衰最重要的发病机制,涉及心肌收缩装置结构与功能的异常。

1.与心肌收缩有关的蛋白被破坏

当心肌细胞死亡后,与心肌收缩有关的蛋白质随即被分解破坏,心肌收缩力也随之下降。心肌细胞的死亡包括心肌细胞的坏死和心肌细胞的凋亡。

(1)心肌细胞坏死:当心肌细胞受到各种严重的损伤性因素,如严重的缺血缺氧、细菌或病毒感染、中毒等作用后发生坏死,利用电镜或组织化学方法可发现中性粒细胞和巨噬细胞的浸润。坏死细胞由于溶酶体破裂,大量溶酶特别是蛋白水解酶释放,引起细胞成分自溶,与收缩功能相关的蛋白质也在此过程中被破坏,心肌收缩功能严重受损。

(2)心肌细胞凋亡:细胞凋亡引起的心肌细胞数量减少,同样可能是心衰发病的重要机制之一。在心衰发生发展过程中出现的许多病理因素,如氧化应激、压力和(或)容量负荷过重、某些细胞因子、缺血缺氧及神经内分泌失调都可诱导心肌细胞凋亡。近年来研究发现,细胞凋亡引起的心肌细胞数量的减少在心衰发病中的作用不可低估。

2.心肌能量代谢紊乱

心肌收缩是一个主动耗能过程,Ca^{2+}的转运和肌丝的滑动都需要ATP。因此,凡是干扰能量生成、储存或利用的因素,都可影响到心肌的收缩性。

(1)心肌能量生成障碍:心脏是绝对需氧器官,心脏活动所需的能量几乎全部来自葡萄糖及脂肪酸的有氧氧化代谢。心肌在充分供氧的情况下,可利用多种能源物质氧化产生ATP。临床上引起心肌能量生成障碍最常见的原因是心肌缺血缺氧。在缺血和缺氧的情况下,能源物质的氧化发生障碍,ATP的产生可迅速减少。ATP作为高能磷酸化合物的主要储存和利用形式,一旦缺乏,可以从以下几个方面影响心肌的收缩性:①ATP缺乏,肌球蛋白头部的ATP酶水解ATP将化学能转为供肌丝滑动的机械能减少,心肌收缩力减弱;②肌质网和细胞膜对Ca^{2+}的转运需要ATP,ATP缺乏可引起Ca^{2+}的转运和分布的异常,从而导致Ca^{2+}与肌钙蛋白的结合、解离发生异常,影响心肌的收缩;③由于ATP缺乏,心肌细胞将不能维持其正常的胞内离子环境,大量Na^+携带水分进入细胞,引起细胞肿胀并波及线粒体,导致线粒体膜通透性改变,大量Ca^{2+}进入线粒体,造成钙超载,Ca^{2+}与磷酸根反应生成不溶性钙盐沉积在线粒体的基质中,线粒体氧化磷酸化功能进一步受损,ATP生成更少;④收缩蛋白、调节蛋白等功能蛋白质的合成更新需要ATP,ATP不足的情况下,这些蛋白的含量会减少,直接影响心肌的收缩性。

(2)能量利用障碍:临床上,由于能量利用障碍而发生心衰最常见的原因是长期心脏负荷过重而引起心肌过度肥大。过度肥大的心肌,其肌球蛋白头部ATP酶的活性下降,即使心肌ATP含量正常,该酶也不能正常利用ATP将化学能转为机械能,供肌丝滑动。目前认为,肌球蛋白ATP酶活性下降的原因是该酶的肽链结构发生变异,由原来高活性的V1型ATP酶(由α、β两条肽链组成)逐步转变为低活性的V3型ATP酶(由α、β两条肽链组成)。

3.心肌兴奋收缩耦联障碍

心肌的兴奋是电活动,而收缩是机械活动,将两者耦联在一起的是 Ca^{2+}。Ca^{2+} 在把兴奋的电信号转化为收缩的机械活动中发挥了极为重要的中介作用,因此,任何影响 Ca^{2+} 转运、分布的因素都会影响心肌的兴奋收缩耦联。

(1)肌质网 Ca^{2+} 处理功能障碍:肌质网通过摄取、储存和释放三个环节来调节胞内的 Ca^{2+} 浓度,进而影响心肌的兴奋收缩耦联。心衰时肌质网 Ca^{2+} 摄取能力减弱、Ca^{2+} 储存量减少以及 Ca^{2+} 释放量下降,都会导致心肌兴奋收缩耦联障碍。

(2)胞外 Ca^{2+} 内流障碍:心肌收缩时胞浆中的 Ca^{2+} 除大部分来自肌质网外,尚有一部分 Ca^{2+} 是从细胞外流入细胞内。目前认为,Ca^{2+} 内流的主要途径有两条:一条是经过钙通道内流,另一条是经过钠钙交换体内流。Ca^{2+} 内流在心肌收缩活动中起重要作用,它不但可直接升高胞内 Ca^{2+} 浓度,而且还可诱发肌质网释放 Ca^{2+}。在多种病理情况下,Ca^{2+} 内流受阻可导致心肌兴奋收缩耦联障碍。

(3)肌钙蛋白与 Ca^{2+} 结合障碍:心肌从兴奋的电活动转为收缩的机械活动,这个转变的关键点在 Ca^{2+} 与肌钙蛋白的结合,它不但要求胞浆的 Ca^{2+} 浓度迅速上升到足以启动收缩的阈值,同时还要求肌钙蛋白有正常活性,能迅速与 Ca^{2+} 结合。如果胞内无足够浓度的 Ca^{2+} 或(和)肌钙蛋白与 Ca^{2+} 结合的活性下降,就会导致兴奋收缩耦联的中断,影响心肌的收缩。

4.肥大心肌的不平衡生长

心肌肥大是心脏维持心功能的重要代偿方式,但在病因持续存在的情况下,过度肥大的心肌可因心肌重量的增加与心功能的增强不成比例即不平衡生长而发生心肌收缩力受损。其机制是:①心肌重量的增加超过心脏交感神经元轴突的增长,使单位重量心肌的交感神经分布密度下降;肥大心肌去甲肾上腺素的合成减少及消耗增加,使心肌去甲肾上腺素含量减少,导致心肌收缩力减弱;②心肌线粒体数量不能随心肌肥大成比例地增加以及肥大心肌线粒体氧化磷酸化水平下降,导致能量生成不足;③肥大心肌因毛细血管数量增加不足或心肌微循环灌流不良,常处于供血供氧不足的状态,引起心肌收缩力减弱;④肥大心肌的肌球蛋白 ATP 酶活性下降,心肌能量利用障碍;⑤肥大心肌的肌质网 Ca^{2+} 处理功能障碍,肌质网 Ca^{2+} 释放量下降,细胞外 Ca^{2+} 内流减少。

(三)心肌舒张功能降低的机制

心脏收缩后必须有正常的舒张心室才能有足够的血液充盈和正常的心输出量,因此,心脏的收缩和舒张对正常心输出量是同等重要的。据研究,30％左右的心衰是由舒张功能障碍所致,因此最近对心肌舒张功能异常的机制的研究及评价是心衰防治领域的热点,但其具体机制仍不完全清楚,可能涉及下面几个环节。

1.钙离子复位延缓

心肌收缩完毕后,产生正常舒张的首要因素是胞浆中 Ca^{2+} 浓度要迅速降至舒张阈值,这样 Ca^{2+} 才能与肌钙蛋白脱离,使肌钙蛋白恢复原来的构型。在 ATP 供应不足的情况下,舒张时肌膜上的钙泵不能迅速将胞浆内 Ca^{2+} 向胞外排出,肌质网钙泵不能将胞浆中的 Ca^{2+} 重摄回去,肌钙蛋白与 Ca^{2+} 仍处于结合状态,心肌无法舒张。另外,钠钙交换体在舒张期将胞内 Ca^{2+} 排放到胞外也是舒张期胞浆 Ca^{2+} 迅速回降的重要机制之一。心衰时钠钙交换体与 Ca^{2+} 亲和力下降，Ca^{2+} 外排减少，导致舒张期胞浆 Ca^{2+} 处于较高水平，不利于 Ca^{2+} 与肌钙蛋白的解离。

2.肌球-肌动蛋白复合体解离障碍

正常的心肌舒张过程，不但要求 Ca^{2+} 从肌钙蛋白上解离下来，而且紧接着还要使肌球-肌动蛋白复合体解离，这样肌动蛋白才能恢复原有的构型，其"作用点"重新被肌球蛋白掩盖，细肌丝才能向外滑行，恢复到收缩前的位置。这是一个耗能的主动过程，在 ATP 参与下肌球-肌动蛋白复合体才能解离为肌球蛋白-ATP 和肌动蛋白。因此，ATP 不足时肌球-肌动蛋白复合体的解离就会发生困难。显然，任何原因造成的心肌能量缺乏都可能通过上述机制导致心肌舒张功能障碍而引发心衰。

3.心室舒张势能减小

心室舒张势能来自心室的收缩。心室收缩末期由于心室几何结构的改变可产生一种促使心室复位的舒张势能。心室收缩力越强这种势能就越大，对心室的舒张也越有利。因此，凡是削弱心肌收缩力的病因也可通过减少舒张势能影响心室的舒张。此外，心室舒张期冠状动脉的充盈及心肌的灌注也是促进心室舒张的一个重要因素。当冠状动脉因粥样硬化发生狭窄，或冠状动脉内血栓形成，或室壁张力过大及心室内压过高时均可造成冠状动脉灌注不足而影响心室舒张。

4.心室顺应性降低

心室顺应性是指心室在单位压力变化下所引起的容积改变。引起心室顺应性下降常见的原因有心肌肥大引起的室壁增厚、心肌炎、水肿、纤维化及间质增生等。心室顺应性下降时，心室的扩张充盈受到限制，导致心输出量减少；同时当左室舒张末期容积扩大时，左室舒张末期的压力会进一步增大，肺静脉压也随之升高，并出现肺淤血、肺水肿等左心衰竭的临床表现。因此，心室顺应性下降可诱发或加重心衰。

（四）心脏各部舒缩活动的不协调性

为保持心功能的稳定，心脏各房室之间、左右心之间以及心室本身各区域的舒缩活动处于高度协调的工作状态。一旦心脏舒缩活动的协调性被破坏，将因为心泵功能紊乱而导致心输出量下降，这也是心衰的发病机制之一。破坏心脏舒缩活动的协调性最常见的原因是各种类型的心律失常。各种引起心衰的病因，如心肌炎、甲状腺功能亢进、严重贫血、高血压心脏病、肺源性心脏病，特别是冠心病、心肌梗死，其病变区和非病变区的心肌在兴奋性、自律性、传导性及收缩性方面存在巨大差异，在此基础上可引起心律失常。心律失常可使心脏各部舒缩活动的协调性遭到破坏。有人估计，房室活动不协调时，心输出量可下降 40%；两侧心室不同步舒缩时，心输出量也有明显下降，当然较房室活动不协调时要小。同一心室，由于病变（如心肌梗死）呈区域性分布，病变轻的区域心肌舒缩活动减弱，病变重的区域完全丧失收缩功能，非病变区域心肌功能相对正常，三种心肌共处一室，特别是病变面积较大时必然使全室舒缩活动不协调，导致心输出量下降，最终引起心衰。

总之，心衰发生发展的机制非常复杂，虽然经过不断的研究，但是仍有许多细节问题需要进一步研究。

三、分类

（1）ACC/AHA 指南根据心力衰竭疾病进程将心力衰竭分为四期。

①A 期：存在导致心力衰竭的危险因素，但尚未发展为结构性心脏病或是症状性心力衰竭。

②B 期：存在结构性心脏病，但尚未出现心力衰竭的症状。

③C 期：存在结构性心脏病，既往曾发生过心力衰竭或目前存在心力衰竭症状。

④D 期：反复发作的终末期心力衰竭，需要特殊治疗或者高级支持治疗辅助。

（2）纽约心脏病学会（NYHA）分类尽管需要主观判断和不十分精确，但仍是目前应用最广泛的分类，主要根据心功能受损严重程度进行分级（表 2-1-1）。

表 2-1-1　纽约心脏病学会分级

分级	描述
Ⅰ	存在基础心脏病，但一般活动不受限制，日常活动不会导致疲乏、心悸、呼吸困难或者心绞痛
Ⅱ	体力活动轻度受限，休息时无不适，日常活动可以导致疲乏、心悸、呼吸困难或者心绞痛
Ⅲ	体力活动明显受限，休息时无不适，低于日常活动强度的活动即可导致疲乏、心悸、呼吸困难或者心绞痛
Ⅳ	无法进行体力活动，休息时都有心功能不全或者心绞痛症状，任何体力活动均会加重症状

（3）CKillip 分级主要针对急性心肌梗死后心力衰竭，根据心功能失代偿的严重程度进行分级，能够预测 30 天死亡率。

四、病因

应该尽量查明引起心力衰竭的病因，因为有可能对治疗有帮助并改善预后。尽管缺血性心肌病是目前最常见的心力衰竭病因，其他许多疾病最终也可以表现为心力衰竭（表 2-1-2）。

表 2-1-2　心力衰竭病因

扩张型心肌病
特发性扩张型心肌病
家族性扩张型心肌病
肥厚型心肌病
限制型心肌病
未分类的心肌病
弹性纤维组织增生症
线粒体心肌病
左心室致密化不全
特殊类型心肌病

缺血性心肌病

应激性心肌病

瓣膜狭窄或关闭不全

高血压

炎症(淋巴细胞、嗜酸细胞、巨细胞心肌炎)

感染(Chagas 病、Lyme 病、HIV、肠道病毒、腺病毒、巨细胞病毒、细菌或真菌感染)

代谢性因素

内分泌(甲状腺疾病、肾上腺功能不全、嗜铬细胞瘤、肢端肥大症、糖尿病)

家族遗传病(血色素沉着病、糖原贮积症、Hurles 病、Anderson-Fabry 病)

电解质缺乏(低钾血症、低镁血症)

淀粉样变

家族性地中海热

系统性疾病

结缔组织病(SLE、结节性大动脉炎、类风湿关节炎、硬皮病、皮肌炎、多发性肌炎)

肌营养不良(Duchenne 病、Becker 病、强直性、肢带肌营养不良)

神经肌肉疾病((Friedreich 共济失调,Noonan 病)

毒物(酒精、儿茶酚胺、町卡因、蒽环类药物及其他化疗药物、放射线)

(一)缺血性心肌病

缺血性心肌病占发达国家收缩功能不全性心力衰竭病因的 60%～75%。缺血性心肌病是指既往存在大面积心肌梗死、冬眠心肌或者严重冠心病患者中存在的心肌病。但仅仅存在冠状动脉严重狭窄或闭塞并不等同于缺血性心肌病的诊断,有可能是在非缺血性心肌病导致的心力衰竭基础上合并了冠心病。需要仔细评估冠状动脉狭窄情况、缺血范围、梗死和存活心肌的情况及心肌受损的情况是否与心功能不全的程度相符合。无论是准备行经皮冠状动脉介入治疗(PCI)还是冠状动脉旁路手术(CABG),所有存在缺血性心肌病的患者均需要评估血供重建带来的获益。一些观察性研究发现 CABG 对中重度左心室收缩功能不全的患者的获益要超过单纯药物治疗。注册研究结果证实 EF 减低的患者中 CABG 的治疗效果要优于接受 PCI 治疗的患者。然而,最近公布的 STICH 研究对 LVEF<35% 的患者行 CABG 合并优化药物治疗,结果发现 5 年死亡率和单纯优化药物治疗组没有差别。但值得注意的是,该研究排除了左主干和严重心绞痛的患者,这些患者仍需考虑积极给予血运重建治疗。

(二)扩张型心肌病

20%～30% 的收缩功能不全的心力衰竭患者,没有明确的病因,同时除外缺血等因素后,被诊断为扩张型心肌病或特发性心肌病。扩张型心肌病的预后要优于缺血性心肌病。

1.亚临床病毒性心肌炎

常可导致心脏扩大,约 2/3 的患者心内膜组织活检行 RTPCR 检查可以发现病毒基因组扩增。许多病毒都可以引发心肌炎,但流行病学方面,最重要的是柯萨奇病毒 B,因其分布最广。

2.家族遗传性扩张型心肌病

目前认为 25%～50% 的扩张型心肌病患者存在家族史,多为常染色体显性遗传,临床表现多种多样。初筛的扩张型心肌病患者,需要仔细了解其三代以内的家族史,如果家族史提示有遗传易感性,需要对家族成员进行临床筛查及基因检测,但在怀疑存在家族性扩张型心肌病的患者中能够最终证实存在特异性基因突变的仅占 15%～25%。

(三)高血压心脏病和糖尿病心肌病

很少单独诊断。随着左心室肥大程度加重,微血管缺血逐渐加重,最终导致明显的心功能不全。除此之外,高血压病及糖尿病本身也能够导致冠心病甚至缺血性心肌病。

(四)心脏毒性因素

能够损伤心肌的药物很多,识别和剔除此类药物能够阻止心功能的下降,甚至逆转左心室功能不全。

1.化疗药物

蒽环类药物有细胞毒性和心肌毒性,多柔比星累积量<400mg/m² 或者接受同等剂量的药物,发生心力衰竭的风险较低,而累积量超过 700mg/m² 的患者,发生心肌病的概率约为 20%。其他需要严格监测的心脏毒性药物包括环磷酰胺和曲妥单抗。曲妥单抗(赫赛汀)已经被广泛应用于 EGFR-2 阳性的乳腺癌患者中,其中 2%～7% 的患者存在可逆性心脏损害。抗血管新生药物,例如舒尼替尼,也有心脏毒性,可以导致难以控制的高血压。

2.酒精

已经成为毒物导致的心肌病的常见原因。但目前关于此类心肌病的发病率以及导致心肌病发生的具体酒精摄入量的相关研究有限,完全戒酒可以使疾病完全缓解,如果持续饮酒,3～6 年死亡率超过 50%。

3.兴奋剂

它包括可卡因和病毒可以通过引起心肌向心性肥厚及反复发生心肌梗死等机制导致进行性心力衰竭。

4.其他

长期暴露在铅、砷、钴等毒物下可导致进行性心功能不全。

(五)快速性心律失常型心肌病

可以发生在心房扑动、心房颤动、房速或者持续性室性心动过速及频发室性期前收缩(超过全天心搏数目的 20%～30%)的患者中。一般来说,超过 110 次/分的持续性快速型心律失常可以导致左心室功能不全。明确诊断十分重要,因为纠正原发病后可以使患者心功能完全恢复。

(六)围生期心肌病

围生期心肌病是指在妊娠最后 1 个月至分娩后 5 个月内发生的扩张型心肌病。规范的抗心力衰竭药物治疗能够改善病情,50%以上的患者心功能可完全恢复正常。

(七)心脏瓣膜病

心脏瓣膜病也是心力衰竭的常见原因。主动脉瓣反流和二尖瓣反流可以导致慢性的容量超负荷,最终导致心脏扩大。严重的主动脉瓣狭窄和流出道梗阻常导致进行性左心室功能不全,严重的瓣膜损害推荐外科手术治疗。

(八)其他

1.甲状腺疾病

(1)甲状腺功能减退(甲减)在心力衰竭患者中也比较常见。严重的甲减(例如黏液水肿)可以导致心排血量减低和心力衰竭,少数甲减患者可以出现心动过缓和心包积液。

(2)心力衰竭可能合并甲状腺功能亢进,尤其是在老年人中。甲状腺毒症中9%~22%的患者可能合并心房颤动,其他非特异性症状主要包括容易疲劳、体重减轻和失眠,稳定型心绞痛患者的症状可能加重为不稳定型心绞痛。服用胺碘酮可能会导致甲状腺功能异常,表现为轻微的检查异常或是明显的胺碘酮导致的甲状腺毒症或者甲状腺功能减退。上述情况均可发生在既往甲状腺功能正常的患者中。

2.维生素 B_1 缺乏病(脚气病)

在发达国家中少见,在发展中国家中仍较多见。也可以发生在酗酒或者采用减肥食谱的患者中。湿性脚气病包括动力性心力衰竭的症状,例如水肿明显、外周血管扩张、肺淤血等。而干性脚气病的症状和体征主要包括舌炎、皮肤过度角化和周围神经疾病。实验室检查主要提示红细胞转酮醇酶和24小时尿维生素 B_1 水平下降,严重者可发生乳酸性酸中毒。静脉应用维生素 B_1 100mg,随后每日口服补充维生素 B_1 的治疗效果非常显著。长期应用大剂量利尿药可能导致无症状的亚临床维生素 B_1 缺乏症。

3.其他营养素缺乏

接受胃肠外营养支持的患者缺乏左旋肉碱会导致心脏扩大。

4.贫血引发的高动力性心力衰竭

血液迅速流失导致的急性贫血会导致低血容量性休克,从而使心排血量下降,相反,慢性贫血的代偿机制可以导致心力衰竭。贫血的代偿机制包括体液回流增加、心排血量增加、血管阻力减低、2,3-二磷酸甘油酸增加。2,3-二磷酸甘油酸增加可以使血红蛋白解离曲线右移。中度慢性贫血(血红蛋白<9g/dL)能够在存在基础心脏疾病的患者中导致心力衰竭。而严重的贫血(血红蛋白<7g/dL)则能够在心脏完全正常的患者中引发心力衰竭。此类患者建议查找和治疗引起贫血的原发疾病,同时给予支持治疗。是否需输血治疗则需要结合患者临床表现及失血速度综合评估。缺铁性贫血的患者可以考虑铁剂治疗,住院患者可静脉给予葡萄糖酸铁 125mg/d 持续 8~10 天,即可迅速补铁。

5.血色素沉着病

早期表现类似于限制型心肌病,最终进展为混合性或者扩张型心肌病。无论疾病进展程度如何,给予螯合物治疗或者放血疗法均可以改善心功能。

6.遗传性心肌病

例如 Beckers 和 Duchennes 肌营养不良病、肢带肌型肌营养不良和强直性肌营养不良均和心脏扩大相关。Friedreichs 共济失调病常和心肌肥厚有关,但少数患者表现为扩张性改变。线粒体心肌病也表现为心脏扩大。

7.心脏结节病

可以表现为左心室功能不全伴局部室壁运动减弱或是瘤样扩张,常合并传导功能异常或是快速性室性心动过速,可以通过心脏磁共振或者 PET 上特异性表现确诊。常有心肌外组织受累表现,单独累及心脏者少见。

8.Chagas 病

是一种由有鞭毛的原生动物 Trypanosomacruzi 引起的疾病,是在拉丁美洲常见的引起心力衰竭的因素。在慢性期,患者常存在心功能不全的症状,伴节段性室壁运动异常,但却不存在冠状动脉缺血。来自疫区的此类患者需要进行 T.cruzi 滴定进行鉴别。

五、临床症状和体征

1.心力衰竭患者的临床表现和体征多种多样

症状和体征的变化常常难以察觉,因此许多人直到严重到需住院治疗时才发现,能够提前干预的时机不多。

(1)最常见和最早出现的症状就是呼吸困难,多于运动后出现。端坐呼吸是更加严重的表现,是失代偿性心力衰竭敏感性最高(90%)和特异性最高(90%)的临床表现,随着失代偿程度加重,还可能出现夜间发作性呼吸困难和潮式呼吸。

(2)疲乏和活动耐量下降在心力衰竭患者中也十分常见,标志着心排血量的下降,还有常见但容易被忽略的症状包括夜间咳嗽、失眠、抑郁等。

(3)心悸和晕厥在伴有心律失常的患者中可能发生,需紧急处理。

(4)食欲缺乏和腹痛在严重右侧心力衰竭患者中也常见。

2.体格检查

代偿性心力衰竭患者的体格检查可能无明显异常,心力衰竭患者的体征主要与失代偿程度、疾病进展速度及受累心室有关。

(1)容量超负荷是心力衰竭的特征,典型表现包括以下几点。

①体重增加是评价充血性心力衰竭的敏感指标。

②左房压力增高可以导致肺间质和肺泡渗出增加,听诊可闻及啰音,也称急性心源性肺水肿,但在慢性收缩性心力衰竭的患者,由于外周血管和淋巴管代偿的作用,可以没有肺部啰音出现。

③颈静脉怒张或颈静脉压力增高虽不是直接反映左心室充盈压的变化,但也能够间接判断左心功能(特异性79%,敏感性70%)。45°侧位能够完全暴露颈静脉,颈静脉压力极度增高的患者,应该取端坐位测量颈静脉压力。胸骨角至颈静脉半月瓣处的垂直距离加5cm水柱,即代表右房水平的压力。压迫肝区,肝颈静脉征阳性(增加超过4cm)诊断充血性心力衰竭更加准确。

④下肢水肿仅发生在约30%的失代偿心力衰竭患者,而且很多情况下是非特异性表现,

例如静脉回流障碍、肾病综合征、硬皮病或者同时应用钙拮抗药或者噻唑烷二酮类药物，都可导致水肿发生。

⑤腹水和肝大也常见，当能够轻易触及肿大的肝时，要考虑严重三尖瓣反流的存在。

⑥二尖瓣全收缩期杂音常代表左心室扩大。

⑦第三心音(S_3 奔马律)可以通过钟式听诊器在心脏左侧面听到，提示左心室舒张末压力的增加。

(2)外周低灌注的表现常常被忽略

①交替脉和脉压减低，而没有其他可以解释的原因，提示心排血量严重下降。

②心动过速和脉搏短绌提示心排血量减少。

③苍白、皮肤花斑、肢端皮温降低、毛细血管再充盈不佳等也是典型表现。

④低血压也是心力衰竭的重要体征。多项研究指出收缩压低于 90mmHg 是致死率及致残率的重要预测因子。

六、诊断

(一)实验室检查

实验室检查可以发现潜在可逆的病因及合并症、检测和纠正治疗前和治疗过程中的异常，同时评估疾病严重程度。

(1)首先应当全面检测心力衰竭患者的各项生化指标，需与诊断相结合。尤其应当注意低钠血症，因为这往往预示着预后不良，低钾血症在应用利尿药治疗的患者中比较常见，高钾血症多见于过度补钾和服用 ACEI 或醛固酮抑制药的患者，也可见于糖尿病合并Ⅳ型肾小管酸中毒的患者。另外，数项注册研究发现血尿素氮和肌酐水平增高是预后不良的重要预测因子。当应用经肾代谢的药物时，必须评估肾功能。右侧心力衰竭时可发现转氨酶增高或者存在淤胆型肝炎的表现。

(2)约 40% 的心力衰竭患者存在贫血，贫血可以导致死亡率增加并进一步损害心功能。许多慢性疾病可以导致贫血，因此需仔细评估贫血病因。

(3)心室扩大或者室壁张力增加可以导致 B 型钠尿肽(BNP)和 NT-proBNP 释放。不同情况下，BNP 的正常范围不同(BNP<100pg/mL；年龄 75 岁以下，NT-proBNP<125pg/mL；年龄 75 岁以上时，NT-proBNP<450pg/mL)，当年龄增大或者肾功能不全时 BNP 水平会相应升高。BNP 和 BMI 指数成反比。

①心力衰竭的筛查：虽然心功能不全患者 BNP 水平会增高，但在无症状患者中，BNP 诊断的敏感性相对较低，主要和选择的 cut-off 值相关。总体上来说，在无症状的结构性心脏病患者中不推荐应用 BNP 作为常规筛查手段。

②心力衰竭的诊断：BNP 主要还是应用于症状性心力衰竭患者的诊断，尤其是诊断不明确时，BNP 阴性预测价值较高(超过 90%)，当 BNP 值较低时，基本可以除外心力衰竭。随着肥胖发病率增加，需要特别注意的是，极度肥胖的患者，心功能失代偿时 BNP 水平仍可能正常。

③心力衰竭的控制:虽然目前仍有争议,但有证据支持门诊心力衰竭患者连续监测 BNP 对指导治疗有益,相对其他常规手段,可以降低心力衰竭相关病死率。

④判断心力衰竭的预后:目前研究结果认为,在心力衰竭合并其他心血管疾病的患者中,BNP 水平和死亡率相关(例如稳定型冠心病、急性冠状动脉综合征、肺动脉高压和心房颤动)。

(4)其他生物标志物,比如可以反映系统炎症、氧化应激、细胞外基质重构和心肌损伤等的生物学标志物,许多已经能够检测或正在研发中,虽然有些能够提供非常有价值的诊断信息,但如何通过这些检测结果帮助诊断和治疗心力衰竭还是一个问题。

(5)所有诊断心力衰竭的患者都建议检查甲状腺功能。

(6)需要检测铁蛋白、血清铁、总铁结合力(包含转铁蛋白饱和度)等,以除外血色素沉着病和隐匿性缺铁。

(7)其他代谢方面的心血管病危险因素,例如血脂水平、血糖水平均应检测。

(二)心电图

心电图能够提供与心力衰竭病因和治疗有关的重要信息,因此,所有诊断心力衰竭的患者都推荐行心电图检查。

(1)应当仔细评价心电图结果,寻找存在既往心肌梗死、心脏扩大、心肌肥厚、传导异常及室性和室上性心律失常的证据。

(2)心电图检查可以发现一些特殊疾病。心脏淀粉样变常常表现为前壁导联低电压和类似心肌梗死波形的表现,而超声心动图常提示室壁增厚改变。致右心室心律失常心肌病可以发现右胸导联存在 epsilon 波或者 QRS 波时限局部延长(超过 110 毫秒)。

(3)心电图是评价心室不同步的重要手段,显著的 I 度 AVB 或者起搏器患者 AV 间期明显缩短,都可以导致心室不同步,QRS 波时限超过 120 毫秒(尤其是左束支传导阻滞波形时限超过 130 毫秒)提示室内传导不同步,并且可以预测患者对心脏再同步化治疗的疗效。

(4)Holter 可以发现隐匿的心律失常或者对心律失常严重程度进行评价。

(三)胸部 X 线片

胸部 X 线片可以评估心脏大小和肺组织情况,评估心脏大小应采用标准的后前位投照。后前位投照时的移动可能会使心影增大,侧位投照可以反映出胸骨后心影充盈的程度,能有效评估右室增大情况,但心影正常并不能除外收缩性或舒张性心功能不全。肺野异常可以包括肺门周围纹理增粗、双侧肋膈角模糊、出现 Kerley B 线,甚至肺水肿。

(四)超声心动图

超声心动图是评价心力衰竭患者心功能情况的最佳检查方法,其可以提供对于心力衰竭病因及疾病预后进展的有效信息。

1.心力衰竭的病因

节段性室壁运动异常最常见于冠状动脉供血异常导致的缺血性心肌病患者,除此之外,还可以发生于非缺血性扩张型心肌病、应激性心肌病、浸润性心肌病(如心脏结节病常见下壁基底段运动异常)。严重的瓣膜狭窄或反流同样可以导致左、右心室功能障碍。

2.心力衰竭的预后

下列参数可以用来评估心力衰竭相关的致残率和病死率。

(1)射血分数及左心室内径:射血分数与心力衰竭相关症状、运动能力、峰值氧耗等相关,并能提供预测病死率的重要预后信息。美国超声协会推荐使用双平面 Simpson 法评价射血分数及左心室容积。

(2)左心室心肌质量:心力衰竭后左心室偏心性肥厚重构导致左心室心肌质量增加。超声心动图评估左心室偏心性肥大定义为左心室心肌质量$>95g/m^2$(女性),$>115g/m^2$(男性),伴节段性心室壁增厚(2×左心室后壁厚度/左心室舒张末内径)<0.42。

(3)心肌做功指数(Tei 指数):Tei 指数可以用来评估心室的收缩及舒张功能,其定义为等容收缩时间与等容舒张时间之和除以射血时间。所有上述测量值应在频谱或组织多普勒条件下测量。扩张型心肌病患者 Tei 指数>0.77预示较高的心血管相关病死率。

(4)舒张功能障碍评估:Valsalva 动作下 E/A>2,减速时间$<115\sim150$毫秒是限制性舒张功能障碍的重要指标。

(五)其他影像学方法

1.心脏磁共振成像(CMR)

CMR 是目前对心肌组织评价最准确的检查手段,同时能够评价存活心肌的情况。同样地,也是一些特殊的心肌病的有力诊断方法(例如左心室致密化不全或者心脏结节病)。延迟增强显像可以有效鉴别缺血心肌和非缺血的瘢痕组织等。电影 MRI 可以精确评价心室大小,以及左心室和右心室收缩功能。其主要局限性是:许多接受心血管置入性装置的患者,如置入起搏器、除颤器等患者,不能行 MRI 检查;其次,因为钆对比剂可能会导致肾小球硬化,所以在已经存在肾功能不全的患者,也不能行 MRI 检查。

2.心脏核素检查

SPECT 和 PET 成像主要用来除外心肌缺血或者判断存活心肌。存活心肌评价(例如区别瘢痕组织和冬眠心肌)对于冠心病合并心力衰竭的患者十分重要,或是拟行血供重建患者,存活心肌的评价能够预估手术获益。可以通过 PET 代谢心肌显像(F18 标记的脱氧葡萄糖)或者 SPECT 铊-201 再分布显像实现。有研究认为收缩功能不全的患者中 PET 要优于SPECT,如条件合适,EF$<35\%$的患者优先应用 PET 检查。其他评价存活心肌的手段包括超声心动图多巴酚丁胺药物激发试验或者 CMR 检查。多门控扫描放射线核素心室成像早已成为精确动态评价 LVEF 值的金标准(常用于接受心脏毒性化疗药物患者的评价)。而这一位置目前正被 CMR 和三维超声逐渐取代。

(六)右心导管

有创血流动力学监测可以帮助住院患者诊断和治疗心力衰竭。右心导管可以结合运动试验或者应用影响肌力药物或者血管扩张药物以评价其血流动力学影响。右心导管应用指征包括急性心源性休克的短期管理,特殊情况下的血流动力学监测(例如怀疑右心室梗死或者心肌梗死合并机械并发症的患者),帮助反复心力衰竭发作的患者或者难以控制的心力衰竭患者调整治疗,以优化药物治疗以帮助患者脱离正性肌力药物。

(1)心排血量/心排指数是右心导管提供的最重要的检测指标。可以通过热稀释法或者Fick法测得。Fick法通过耗氧量和中心静脉氧饱和度(MVO_2)得出心排血量。

(2)所有患者均推荐检测肺毛细血管楔压(PCWP),ESCAPE研究证实,药物治疗将PCWP降至正常(小于16mmHg)对患者并未带来获益,反而使病死率增加2倍。

(3)右心房压力是反映右心功能和容量状态的重要指标。急性失代偿性心力衰竭的患者住院期间中心静脉压增高代表肾功能恶化。

(七)冠状动脉造影

多种情况可以判断收缩功能不全性心力衰竭患者是否需要行冠状动脉造影检查。美国心力衰竭学会对高度怀疑存在缺血性心肌病的患者推荐行冠状动脉造影检查,以及需要行PCI或者旁路移植治疗的患者,均应首先行冠状动脉造影检查。在冠状动脉造影检查前,患者需经过无创检查评价,例如运动试验等。也有一些中心推荐将冠状动脉造影作为一项存在收缩功能不全的心力衰竭患者的基础检查,无论患者危险因素和临床表现如何。

(八)心内膜活检

只有在除外了其他原因,并且怀疑是特殊类型心肌病的情况下才考虑行心内膜活检。AHA/ACC/ESC最近提出了心内膜活检14条适应证,在符合适应证时,心内膜活检对帮助疾病诊断、判断预后(例如淀粉样变)或者帮助治疗方面(例如巨细胞性心肌炎)的获益超过心内膜活检术本身给患者带来的风险。

(九)心肺运动试验(代谢运动试验)

心肺运动试验并不是心力衰竭患者的常规检查,但患者疾病严重程度与临床表现不符时应当考虑进一步行心肺运动试验检查。能够鉴别心源性或肺源性因素导致的呼吸困难或者对等待心脏移植或者准备接受机械辅助装置治疗患者进行评价,可以帮助判断预后。

(1)峰值耗氧量(VO_2)是功能学和预后评价最重要的客观指标。等待心脏移植的患者通过代谢运动试验进行危险分层。VO_2的正常值应该经过年龄、性别和体重的校正,正常值应该超过预测值84%。峰值$VO_2 < 14mL/(kg \cdot min)$或者$< 50\%$预测值的患者不良心血管事件发生风险增高,如果因为心源性因素导致的峰值受限,仍应考虑心脏移植。峰值VO_2的结果判读需要依赖呼吸交换率(RER),RER是VCO_2/VO_2的比率,是评价呼吸功能的稳定指标,可以反映无氧代谢及代谢性酸中毒发生时CO_2生成增多的改变。如果RER水平不超过1.05代表功能不全或者试验提前终止了。超过50%的心力衰竭患者不能达到需要的RER,改良的Bruce踏车试验可以作为替代检查。

(2)无氧通气阈值是另一项评价运动程度的指标,反映每分通气量(VE)增高程度超过了相应VO_2升高的程度(通常发生在$60\% \sim 70\%$的峰值VO_2)。

(3)VE/VCO_2斜率可用于评价每分通气量和CO_2生成之间的关系,没有固定数值,多数心力衰竭患者VE/VCO_2斜率增高,与最大运动强度时的心排血量成反比,斜率> 35提示高危,无论峰值VO_2水平如何。

(十)睡眠监测

阻塞性睡眠呼吸暂停和中枢性睡眠呼吸暂停是心力衰竭患者常见的合并症,提示预后不良,此类患者需行睡眠监测的指征应相应放宽。

七、治疗

对心力衰竭患者的治疗需要准确区分急性期治疗和慢性长期治疗。

(一)急性心力衰竭综合征

在美国,急性心力衰竭是 65 岁以上成人住院治疗的最主要原因。因急性心力衰竭住院意味着远期预后变差:90 天和 1 年的死亡率分别达 14% 和 37%。仅 20% 的急性心力衰竭患者有基础心脏疾病。大多数患者进展成为慢性心力衰竭。治疗急性心力衰竭的目标是改善症状、减轻充血、维持血流动力学稳定和改善组织灌注。消除诱发因素至关重要。

1.有创血流动力学监测

(1)肺动脉导管:ESCAPE 研究表明,肺动脉导管的应用不能降低后续住院率和死亡率,且增加并发症的发生。因此,肺动脉导管仅在有下列指征时应用:需明确心脏指数或充盈压、对标准治疗无效的重症患者。PCWP>18mmHg 表明心源性肺水肿,心排血量<2.0L/(min·m²)表明心源性休克。

(2)动脉导管:持续动脉导管血压监测有利于监测末端血压和血管内应用血管扩张药。

2.吸氧至关重要

所有肺水肿患者均需采取半坐卧位并给予吸氧。对持续性呼吸功增加患者、呼吸性酸中毒患者和持续性低氧血症患者可给予无创正压通气。3CPOE 研究表明无创正压通气较持续气道正压通气和标准氧疗更有利于缓解症状和纠正代谢紊乱。但并没有证据表明无创正压通气可降低短期死亡率,无创正压通气可作为插管前的无创工具。对无创正压通气疗效不佳的患者应立即插管。呼气末正压通气可有效增加氧合,但过高的呼气末正压通气会减少静脉回心血量和心排血量,可能导致休克患者发生意外。

3.血管扩张药物

对没有低血压的肺水肿患者,静脉应用血管扩张药物是首选药物。

(1)硝酸甘油通过扩张静脉和减轻后负荷而降低左心室充盈压。紧急情况下可快速给予(0.4~0.8mg,舌下给药,每3~5分钟1次),在亚急性情况下可静脉给药[0.2~0.4μg/(kg·min)],根据临床症状和平均动脉压,可每5分钟给药1次。尽管没有最大剂量限制,但超过300~400μg/min 并不能产生额外获益,此时应与其他血管扩张药物合用。大剂量应用时可能产生耐药性。头痛是常见不良反应,近期应用磷酸二酯酶-5 抑制药的患者禁用硝酸甘油。

(2)硝普钠是强效的血管扩张药,对静脉和动脉同样有效,应用时需要严密监测血流动力学指标(尤其是经动脉应用时)。起始剂量 0.1~0.2μg/(kg·min),可每5分钟给予1次以达到治疗效果,但应维持平均动脉压>65mmHg。硝普钠在需要大幅降低后负荷的情况(如心源性休克、急性重度主动脉反流或二尖瓣反流)下非常适用。尽管氰化物和硫氰化物因治疗窗短而罕见,硝普钠应用于严重肾功能不全的患者时应谨慎小心,应避免长期大剂量应用。对有心肌缺血的患者,应避免应用硝酸甘油或硝酸甘油与硝普钠合用,以防引起可能的冠状动脉盗血现象。

（3）奈西立肽是静脉内应用的血管扩张药,在没有侵入性血流动力学检测的情况下也可方便地应用,因此曾广泛用于急性心力衰竭。起始剂量 2mg/kg 静脉注射,可 0.01mg/(kg·min)持续 48 小时。ASCEND-HF 研究表明,与传统疗法相比,奈西立肽对心力衰竭患者 30 天死亡率和再住院率无显著影响。尽管这一证据打消了之前关于奈西立肽的安全顾虑,但这一阴性研究结果使大多数专家学者不再主张应用奈西立肽。

4.利尿药

除了逐步降低静脉容量外,利尿药还可以直接舒张血管,迅速缓解心力衰竭症状。降低充盈压可增加前向血流。大多数急性心力衰竭患者并无水钠潴留,应谨慎应用利尿药。单独应用血管扩张药物常可使充盈压正常。对无长期应用襻利尿药的患者,静脉给予 20～40mg 呋塞米即可起效。长期应用呋塞米的患者应至少静脉给予其口服剂量相当的呋塞米方可起效。除外维持液体平衡和估计干重等目的,应严密监测血容量状态以指导治疗,适时改为口服给药。然而,30% 的急性心力衰竭患者在出院后仍持续有充血症状。主要不良反应有低血压、低钾血症、低镁血症和低钙血症。大量证据表明,静脉应用利尿药会导致一过性神经激素紊乱。定时补充钾、镁等电解质可预防钾镁的严重缺乏。DOSE 研究表明,持续或大量地应用利尿药并不能使患者获益,大剂量应用(静脉应用 2.5 倍于口服剂量)利尿药也并无损害。如需持续利尿药输入,应一次注入,后续按照统一频率持续注入。利尿药抵抗可逐步加大襻利尿药剂量并合用噻嗪类利尿药(氢氯噻嗪、甲苯喹唑磺胺或氯噻嗪)。为减轻充血症状,可能会在一定程度上导致肾功能恶化。如持续充血伴肾功能持续恶化,需考虑应用其他血管扩张药物或正性肌力药物。

5.正性肌力药物

应用血管扩张药物和利尿药后,失代偿性心力衰竭的症状和体征仍持续存在的患者,可考虑应用正性肌力药物。正性肌力药物应用应严格限制其指征:有明确临床证据或直接血流动力学证据表明充盈压持续升高及心排血量降低。对无明显低血压的患者,可静脉应用多巴胺或米力农以增加心排血量。这两种药物均增加耗氧量和心律失常风险,心肌缺血和持续性心律失常的患者应谨慎应用。两种药物都有可能导致低血压,米力农尤为常见。没有明确证据表明间断/长期应用正性肌力药物可使患者获益,甚至有观察性研究发现:应用正性肌力药物可能导致出院后死亡率增加。正性肌力药物的应用仅限于:急症监护、作为心脏移植或机械循环支持的过渡阶段、为不愿接受进一步治疗的患者缓解痛苦。对严重低血压患者(尤其是应用血管扩张药物或 β 受体阻滞药引起的低血压),短暂应用血管收缩药物如多巴胺、去甲肾上腺素或肾上腺素是必需的。与传统观点不同的是,晚近研究发现去甲肾上腺素对心源性休克的疗效非劣效于多巴胺。

（1）多巴酚丁胺作用于 β 受体,对 β_2 和 α_1 肾上腺素受体作用较弱,较米力农半衰期短,常用于急症治疗。起始剂量 2.5～5.0μg/(kg·min),根据血流动力学反应,可每 30 分钟给予 1～2μg/(kg·min),最大剂量 10μg/(kg·min)。

（2）米力农是 PDE 抑制药,通过抑制磷酸腺苷间接增加心肌收缩力。具有潜在扩张体循环和肺循环血管的效果。对需立即增大心肌收缩力的患者,可先予 50μg/kg 的负荷剂量,10 分钟后给予 0.125～0.75μg/(kg·min)。米力农不作用于 β 受体,对既往或正在应用 β 受体阻滞药的患者较多巴酚丁胺更加有效。

6.超滤

超滤是急性失代偿性心力衰竭治疗中除去药物利尿的另一个选择。UNLOAD 研究超滤安全且能减少静脉利尿药和正性肌力药物的应用。超滤是否应作为首选利尿治疗还应根据其安全性、有效性和成本-效益比综合决定。超滤目前应用于对利尿药不敏感或因利尿药应用引起肾功能恶化的患者。

7.血管加压素拮抗药

EVEREST 研究表明,口服血管加压素受体-2 拮抗药托伐普坦安全,能够改善急性失代偿性心力衰竭住院患者的短期症状,并不增加长期心力衰竭的发病率和死亡率。托伐普坦和非选择性血管加压素受体拮抗药都可用于失代偿性心力衰竭伴发的血容量过多或低钠血症。

8.机械辅助治疗

对难治性心源性休克的患者和心源性水肿的患者,主动脉球囊反搏或其他机械辅助治疗可帮助患者度过危险期或作为过渡到心脏移植的桥梁。

9.诊断和治疗室性/房性心动过速

对急性失代偿性心力衰竭治疗至关重要,这些常见恶性心律失常可改变疾病进程。

10.慢性期治疗

患者症状稳定后即转为慢性期治疗。重新应用口服血管扩张药(ACEI、ARBs 或肼屈嗪)以替代静脉应用血管扩张药物。如前期因心源性休克停用 β 受体阻滞药,也可重新开始应用,但须小心谨慎。

(二)慢性药物治疗

慢性药物治疗的目标是延长生存期、改善症状和生活状态。虽然最近鲜有主要治疗药物的进步,但可以改善心力衰竭患者预后的治疗方法的演变对于现代医学来说仍有重要的意义。

(1)血管紧张素转化酶抑制药被证实能够减少收缩性心力衰竭患者的发病率和死亡率。其长期受益的机制与 RAS 系统被抑制相关。此外,ACEI 可以改善症状、临床状态和运动耐量。

①ACEI 已作为无症状或有症状的左心室功能障碍患者的一线治疗方案。ACEI 的剂量应该增加到临床试验所提示的可获益的目标剂量。虽然理论上使用组织性 ACEI(如喹那普利和雷米普利)有益,但并无数据来支持其应优先使用。相对禁忌证包括高钾血症(K>5.5mmol/L)、肾功能不全(肌酐>3.0mg/dL)和低血压(收缩压<90mmHg),而应视情况而定。即使收缩性心力衰竭患者的症状完全消失,亦不建议停用 ACEI。

②ACEI 治疗启动后,应对高钾血症及肾功能不全患者密切监测。

a.低血压较常见,尤其是血容量偏低患者应用首剂 ACEI 后(如积极利尿后的患者)。这可能需要逐步下调利尿药剂量和其他血管舒张药治疗。由于卡托普利半衰期短,故通常用于急性期(如心肌梗死后)。

b.肾功能不全和高钾血症可能发生在低血容量状态下使用 ACEI。关键是要停止其他足以危害肾的药物(如非甾体消炎药),确保足够的肾灌注。如果 BUN 或 Cr 水平增加<50%,

ACEI可以继续安全使用,如果它们增加>50%,ACEI剂量应该减半;如果它们增加>100%,ACEI应停用,并改用肼屈嗪和硝酸异山梨酯。在血钾偏高的情况下,停止补钾并减少ACEI的用量通常有效。

③ACEI的特殊不良反应是咳嗽和血管性水肿

a.与ACEI相关的咳嗽与缓激肽水平升高相关。一般症状都不严重,极少需要调整药物剂量或者特殊治疗。在停止使用ACEI之前都应尽力寻找导致咳嗽的其他原因。

b.血管性水肿是ACEI的一种罕见并发症(0.4%)。它体现在唇、面部、舌等软组织水肿,少数亦表现为口咽和会厌的水肿。血管性水肿通常在开始使用ACEI的2周内出现,但一些患者也可在服药数月甚至数年后才出现这种并发症。血管性水肿是任何类型ACEI使用的绝对禁忌。

(2)血管紧张素Ⅱ受体拮抗药是血管紧张素Ⅱ-1型受体的特定受体拮抗药。尽管ARB理论上较ACEI可更完全地抑制不良影响,但在心力衰竭患者中尚无临床试验显示出其明确的优越性。通常而言,ARB的适应证和监管与ACEI基本相同。ARB多用于ACEI不耐受的患者。但在实际应用中,ARB可能使用得更为广泛。ARB与ACEI有类似的不良反应(如低血压、肾功能不全、高钾血症)。发生ACEI相关的血管性水肿的患者中,约有不到10%的患者在使用ARB时仍会出现血管性水肿。故在使用这些药物前需仔细权衡考虑这些药物的致命并发症。相比较于ACEI来说,ARB是否能够产生更多益处仍在讨论中。当患者已使用最大目标剂量的ACEI及β-B后仍存在持续不缓解的症状时可适当加用ARB或醛固酮受体拮抗药。对于心肌梗死后的患者如已使用ACEI,则不应再添加ARB。缬沙坦和坎地沙坦是在心力衰竭患者相关临床试验中研究最多的ARB,应优先使用。

(3)肼屈嗪和硝酸异山梨酯联用可以降低特定心力衰竭患者的发病率和死亡率。临床试验(A-HeFT)提示,固定剂量的肼屈嗪和硝酸异山梨酯(BiDil)联用,可显著降低已使用ACEI及β-B的非裔美国心力衰竭患者的死亡率。这种组合也可用于对于ACEI或ARB不耐受的患者中。肼屈嗪的不良反应包括反射性心动过速和罕见的药物引起的红斑狼疮。

(4)β肾上腺素能受体阻滞药曾被认为是心力衰竭患者的使用禁忌,而现在是有症状的心力衰竭患者的一线治疗方案(NYHA分级Ⅱ、Ⅲ或稳定的Ⅳ级)。因为β-B使用与否并不影响死亡率。

①β-B的治疗通常开始于ACEI使用后。这在一定程度上反映出主要的临床试验均显示β-B的获益多在充分应用ACEI的基础上实现。此外ACEI快速提供有益的血流动力学影响,而β-blockers应用早期可导致低LVEF、低心排血量,而这些可能是失代偿性心力衰竭患者不能耐受的。在某些情况下(例如心肌梗死后和并发快速性心律失常),β-blockers应更有益,应早于或与ACEI同时开始应用。而不论是由于血容量过多或低心排血量所致的严重的失代偿性心力衰竭的治疗,β-blockers通常不应使用。

②只有卡维地洛、比索洛尔、琥珀酸美托洛尔已经批准用于治疗慢性心力衰竭。虽然阿替洛尔和酒石酸美托洛尔已广泛使用和相对廉价,但没有证据支持它们在该疾病人群中的使用可使其获益。β-blockers内在拟交感神经活性药物(心普萘洛尔和醋丁洛尔)尤其应该避免应用。

③β-blocker 应用的相对禁忌证:心率＜60 次/分,症状性低血压,超过低限的肺循环或体循环淤血,有外周灌注不足表现,PR 间期＞0.24 秒,二度或三度房室传导阻滞,严重气道反应性疾病病史,外周动脉疾病伴静息状态肢体缺血。需要注意的是为合并相对禁忌证的患者应用 β-B 时,尤其是合并反应性呼吸道疾病和外周动脉疾病的患者,必须充分权衡其风险及获益。

④对于容量正常的患者开始使用 β 受体阻滞药,一般原则是从小剂量起始,缓慢加量。由起始剂量开始,每 2～4 周小剂量上调,经过 3～4 个月达到目标剂量,同时要确保患者可耐受药物的不良反应。在调药过程中必须要与患者保持联系,并且需同时调整血管扩张药和利尿药剂量。即使患者心力衰竭症状完全消失、左心室功能改善,也不能随意停用。

⑤应尽量使患者达到治疗目标剂量,但即使低剂量的 β 受体阻滞药也可使患者获益。β 受体阻滞药的用量是远期疗效的重要预测因子,但目前尚无证据支持根据特定的静息心率指导药物治疗的剂量。

⑥使用过程中不良反应是较为常见的。患者应当了解使用这类药物目的是延长生存期但并不改善症状。

a.轻度头痛及眩晕较为常见,可能与低血压或心率减慢相关。显著的缓慢性心律失常一旦出现,需将 β-B 减量,以及将其他可能减慢心率的药物(如地高辛、胺碘酮)减量。更加严重的心脏传导阻滞是 β-B 应用的禁忌证,除非置入起搏器。低血压可通过改变给药时间来解决。经试验,卡维地络(为非选择性,其具有阻断 α_1 受体作用,即血管扩张)较选择性 β_1 受体阻滞药如琥珀酸美托洛尔具有更强的降低血压作用。高达 70% 的心力衰竭患者均可良好耐受这两者。

b.加重心力衰竭仍是一严重的不良反应。如心力衰竭加重,则需加强利尿,将 β-B 减量或减慢其加量的速度。

(5)醛固酮受体拮抗药长久以来被用作弱的保钾利尿药治疗心力衰竭。ACEI 不能完全阻断 RAS 的概念使得多项关于醛固酮受体拮抗药的研究产生,并表明其有改善心肌重构及降低猝死发生率的作用。随机螺内酯评价研究(RALES)、依普利酮对急性心肌梗死后心力衰竭的疗效和生存率研究(EPHESUS)、依普利酮对于有轻度症状的收缩期心力衰竭患者疗效研究(EMPHASIS-HF)均表明其可降低各期心力衰竭患者的死亡率。

①醛固酮受体拮抗可用于 NYHA Ⅱ 级且 LVEF≤30%,或 NYHA Ⅲ～Ⅳ 期患者的 LVEF≤35% 且已经接受 ACEI 和 β 受体阻滞药治疗的患者,同时无显著的肾功能不全(肌酐＞2.5mg/dL)或高钾血症(钾＞5mmol/L)。也可用于心肌梗死后左心室功能障碍(LVEF≤40%)有心力衰竭症状或糖尿病的患者。

②在大多数情况下,补钾药物可以减量或停用。在开始使用或调整使用剂量后的 1 周内应监测基础代谢指标。

③醛固酮受体拮抗药最常见的致命不良反应为高钾血症,这在肾功能不全或糖尿病肾病(Ⅳ型肾小管酸中毒)患者中尤为突出。服用螺内酯时男性乳房发育或泌乳亦有可能发生。

④尽管螺内酯(RALES)或依普利酮的研究均提示有效,但多数专家认为,醛固酮抑制药是通过一种途径起效的。由于成本因素,建议优先使用螺内酯,只有在严重的男性乳房发育出

现后才改用依普利酮治疗。

（6）利尿药多用来维持机体容量平衡或改善症状，其过量使用多会导致容量不足、低血压和肾功能障碍。

①每天口服 20～120mg 呋塞米即有效，且经济。如果每天呋塞米的剂量超过 120mg，则需在晚上加用一次。如果上述方案仍无效，需每天加用噻嗪类利尿药，如美托拉宗或氢氯噻嗪，可在呋塞米给药前 30 分钟加用。

②对于利尿药抵抗的患者来说，其他较贵的襻利尿药（如托拉塞米或布美他尼）可能有更高的生物利用度，并且更有效。较为特别的是托拉塞米可能有抗纤维化和使利尿后钠潴留最小化的特殊作用，而钠潴留成为短效利尿药禁忌证。

③利尿药抵抗这个概念在不断变化，通常是由于不能很好地耐受低钠饮食（<2000mg/d）导致。

④长期利尿治疗的目标是维持容量平衡。而其良好的实现需依靠患者详细记录每日体重，并在有需要变动的情况时根据医师指导调整。

（7）地高辛在经过包括 ACEI 和 β 受体阻滞药在内的规范的抗心力衰竭药物治疗后，心力衰竭症状仍然持续存在的患者中和在需要控制心室率的心房颤动患者中的应用是合理的。

①尽管地高辛的治疗窗相对较窄，但其对心力衰竭患者来说还是安全的，并且能显著降低心力衰竭患者的住院率。对肾功能正常的心力衰竭患者，地高辛合适的起始剂量为0.125mg/d。

②尽管洋地黄研究组（DIG）试验显示，达到最好的临床疗效的血清地高辛浓度为 0.5～0.8ng/mL，但在缺乏洋地黄中毒的证据时并不推荐常规测量血清地高辛浓度。

（8）使用其他重要的抗心力衰竭药物。不管是否存在心力衰竭，冠心病的二级预防需使用他汀类的药物。在不合并冠心病的心力衰竭患者中，他汀类药物的应用并没有明显获益。尽管阿司匹林在冠心病患者中能明确预防再发心肌梗死和其他血管事件，但越来越多的观察性和随机对照试验研究结果表明，阿司匹林可能会通过抑制前列腺素的合成和由此产生的不利的血流动力学和对肾功能的影响，从而导致心力衰竭患者病情恶化。心力衰竭患者是否应用阿司匹林仍然存在争议，需个体化治疗。但需尽量避免阿司匹林在不合并冠心病的顽固性心力衰竭患者中的应用。

（9）在慢性心力衰竭管理中，电解质的补充是最重要又最容易忽视的一环。低钾血症在利尿药治疗患者中常见，而高钾血症可以由 ACEI 类药物和螺内酯的应用或者肾功能恶化引起。总之，对于心力衰竭患者来说，口服补钾治疗使血钾控制在 4.0～5.0mmol/L 是必要的。在长期利尿药治疗的患者中，镁、维生素 B_1 和钙的缺乏很常见。

（10）设备监控。目前 ICD 和 CRT-D 已实现能远程监控与预后相关的各类电生理（例如心率变异性、房性心律失常负担和频率、室性心动过速、双心室起搏百分率和平均心率）和生理（例如，患者活动量和胸内阻抗）参数。一些用于进展的心力衰竭患者的可置入血流动力学监测设备已在研发过程中。但对于如何最好地将设备监控方法整合到心力衰竭综合治疗中，这一任务仍然很艰巨。

（11）新型治疗方法。有证据表明，ω-3 多不饱和脂肪酸（PUFA）能降低心力衰竭发病率和病死率。美国心力衰竭协会目前认为其在 NYHA Ⅱ～Ⅳ 级心力衰竭患者中的应用是合理的。GISSI-心力衰竭试验表明，每天摄入 1g ω-3 多不饱和脂肪酸能降低心力衰竭患者的全因死亡率。新近研究数据显示，在由非缺血性心肌病所致较轻心力衰竭症状的患者中，使用更高剂量的 ω-3 多不饱和脂肪酸能显著降低心力衰竭患者的住院率。ω-3 多不饱和脂肪酸的配方很重要，因其确实在治疗中存在着剂量效应关系。包括至少 1g 二十碳五烯酸和二十二碳六烯酸的 ω-3 多不饱和脂肪酸配方对心力衰竭治疗是有利的。

(三)慢性非药物治疗

(1)患者宣教和疾病管理仍被认为是收缩性心力衰竭患者最有效的治疗策略。限制钠摄入(<2000mg/d)和药物治疗的依从性对降低心力衰竭患者的住院率至关重要。强调控制血压、血糖和血脂水平。一些积极性很高的患者可以进行与慢性糖尿病管理类似的自我监测(例如评估每日体重和心力衰竭症状)和护理(如滴定利尿药的用量)。

(2)运动锻炼。有明确证据显示，运动锻炼能改善慢性心力衰竭患者的内皮功能和功能耐量。有条件的情况下，应建议慢性心力衰竭患者进行有监督的心脏康复治疗。

(四)高级治疗

机械循环支持和原位心脏移植目前针对性用于对其他治疗无效的 ACC/AHAD 级心力衰竭患者。

八、预后

心力衰竭患者的致死致残率都较高。Framingham 研究中，心力衰竭患者较对照组死亡率升高 4～8 倍，NYHA 心功能分级Ⅳ级的患者，1 年生存率为 30%～50%，死亡率与晚期恶性肿瘤患者类似。目前有几种评价心力衰竭患者住院率和死亡率的风险分层方法。西雅图心力衰竭模型可能是应用最广泛的评价模型，结合了流行病学、临床表现、药物及实验室检查等的资料以精确预测 1 年、2 年和 3 年的生存率。

第二节　心律失常

一、窦性心律失常

(一)窦性心动过速

正常窦性心律的冲动起源于窦房结，频率为 60～100 次/分。当成人窦性心律超过 100 次/分(一般不超过 160 次/分)，称为窦性心动过速。窦性心律的频率可因年龄、性别、体力活动等不同而有显著差异。

1.诊断

(1)症状与体征:患者的临床症状轻重不一，所有患者均有心悸、乏力、眩晕和憋闷等不适症状,少数病例可发生晕厥。晕厥可能是心率太快造成的心输出量下降所致的低血压引起,也可能是服用β-受体阻滞药后所致的低血压引起。患者的运动耐量明显下降,晚期轻微活动都可能受限。当患者直立体位,心动过速发生时,无体位性低血压。为控制心率,患者常须服用较大剂量的β-受体阻滞药和钙拮抗药,此时可出现这些药物的明显不良反应,如头晕、四肢无力等。中晚期患者可合并心律失常性心肌病、顽固性心力衰竭等,因而还可出现相应的急性肺水肿、心力衰竭、心源性休克等危重症状。此时心功能极度下降,EF 值常低于 30%,预后极差,短期病死率较高。

(2)检查:心电图检查可见窦性 P 波(Ⅰ、Ⅱ、aVF 导联直立,aVR 导联倒置,P-R 间期＞0.12 秒)规律出现,P-P 间期＜0.6 秒。

(3)诊断要点:窦速指成人的窦性心律(以窦性 P 波为窦房结发放电激动的标志)＞100次/分,是由窦房结病理改变或生理性电活动异常所致。窦速包括窦房结病理改变或生理性电活动异常所致窦速,如发热、感染、脱水、心力衰竭、血容量下降所致的窦速,窦房结生理性或病理性改变所致不适当窦速,以及房结折返性心动过速。

(4)鉴别诊断:房性阵发性心动过速与窦性阵发性心动过速的心电图鉴别:

①房性阵发性心动过速:P 波多低小而不清晰,P-P 规则,心房率在 160～280 次/分。

②窦性阵发性心动过速

a.一系列规则而快速(100～200 次/分)的窦性 P 波,频率多不很快。

b.起始与停止均为阵发性的。

c.P 波形态和方向与未发作时间窦性 P 波相同。

d.可有窦性期前收缩,其连结间期与发作心动过速开始时连接间期相等,发作停止后的间歇可恰等于一个窦性周期或更长。鉴别要点在于房性者其 P 波与窦性心律的 P 波不同。

2.治疗

治疗原则为针对病因进行治疗。

(1)寻找窦速的病因,针对病因进行治疗。病因治疗后,如需处理窦性心动过速,可选用下列药物。针对原因,大多数不需特殊治疗,如有心悸不适可用镇静剂、β-受体阻滞药,如普萘洛尔(心得安)5～10mg,每日 3 次;或维拉帕米(异搏定)40～80mg,每日 3 次。

(2)首选β-受体阻滞药,若需迅速控制心率,可选用静脉制剂。

(3)不能使用β-受体阻滞药时,可选用维拉帕米或地尔硫草。

(二)窦性心动过缓

成人窦性心律低于 60 次/min,称为窦性心动过缓。

1.诊断

(1)症状与体征:一般无症状,部分患者可有头晕、胸闷等。心脏听诊心率慢而规则。

(2)检查:心电图特征为窦性 P 波规律出现,P-P 间距＞1.0 秒。

(3)诊断要点:与迷走神经张力增高有关。常见于运动员和老年人。病理情况下,可见于颅内压增高、严重缺氧、低温、黏液性水肿、梗阻性黄疸、药物(β-受体阻滞剂、维拉帕米、洋地黄、奎尼丁等)作用、病态窦房结综合征等。急性下壁心肌梗死亦常见窦性心动过缓。

2.治疗

治疗原则:生理性窦性心动过缓不需治疗,病理性应针对病因。

(1)窦性心动过缓如心率≥50 次/min,无症状者,无须治疗。

(2)如心率<40 次/min,且出现症状者可用提高心率药物(如阿托品、麻黄碱或异丙肾上腺素)。

(3)显著窦性心动过缓伴窦性停搏且出现晕厥者可考虑安装人工心脏起搏器。

(4)原发病治疗。

(5)对症、支持治疗。

如心率显著减慢或症状明显者可选用阿托品 0.3~0.6mg,每日 3 次口服;山莨菪碱 5~10mg,每日 3 次口服,或 10~20mg 加入 500mL 液体静脉滴注;异丙肾上腺素 1mg 加入 500mL 液体静脉滴注,但长期应用易发生严重不良反应,应考虑心脏起搏治疗。由药物引起者应酌情减量或停用。

二、室性早搏

(一)原因

(1)室性早搏(简称室早)几乎人人有过。有人偶发,有人频发,有人感觉到、有人感觉不到。因此很难判断某人有无室早。

(2)室性早搏见于健全的心脏,不代表心脏病标志,也见于各种器质性心脏病患者,故也不能从室早估测疾病预后。

(3)室性早搏可由不同因素激发,心肌缺血、低氧血症、心肌炎症、低钾血症、药物因素、麻醉、手术、情绪紧张、吸烟、咖啡、饮酒、心内假腱索等都可能激发室早。

(二)诊断

(1)室性早搏只能从心电图上识别,提早出现的 QRS 波,波宽超过正常的窦律,>120ms。

(2)早搏波前无 P 波,但室早后可有逆传 P 波,重整窦性心律,如室早干扰正常窦性心律下传,则室早前后的 RR 间期等于两个正常的 RR 间期,早搏后代偿间歇为完全性代偿间歇。

(3)也有室性早搏无代偿间歇,此为插入性室早,如窦性心律与室性早搏间隔出现,此为二联律,也有 2 个窦跳后出现 1 个室性早搏,此为三联律,以此尚有四联律、五联律。

(4)与二联律、三联律不同,2 个室性早搏或 3 个室性早搏可连发出现,此为双联室性早搏、三联室早。如 3 个或以上连发室性早搏,则称为室性心动过速。

(5)室性早搏表现有多种 QRS 波形,称为多形性室性早搏,它可由多灶引起,但也可脉冲起源于一个,而传播方向不同。

(6)室性早搏的联律间期可固定,但也可变,固定的联律间期常为折返、触发活性或其他机制,可变的联律间期常为并行心律,但也可是在折返途径上传导时间有变化,或触发间期有不同,因此甚难从不同的联律间期判定室性早搏机制。

(三)临床特征

(1)随年龄增长,室早发生率增加,男性发生率多于女性。

（2）室性早搏发生率增多与交感活性有关，高交感张力易于发生室早。

（3）心脏结构异常、左室功能不全者室早多见，它们不仅因有心电异常，也有交感活性和电解质异常因素参与。

（4）室性早搏症状来自短联律间期和代偿间歇，可有心悸、胸部不适感，重者影响睡眠、生活质量；也可毫无症状，体检时或因其他病症就诊时发现。

（5）室性早搏意义取决于心脏基础状态，无心脏病者，除产生不适外，不影响远期生存，不影响体力活动，如无明显症状，并不需要抗心律失常药物治疗。有时症状与室性早搏并无直接关系，而是对室性早搏不了解而产生的焦虑症状。

（6）急性心肌梗死的急性期室性早搏频发者（5～6 个/分）、二联律、三联律或多形性室性早搏，也有连发 2、3 个室性早搏者，半数患者并不预示恶性室性心律失常先兆，并且心室颤动半数患者无室性早搏先兆，因此室性早搏不能预示室性心动过速/心室颤动的发生危险，它的预测率特异性不高。

（7）陈旧性心肌梗死，LVEF＜35％，伴频发室性早搏或非持续性室性心动过速，其危险分层不清楚；非缺血性心肌病的室性早搏与心脏停搏之间关系也不明确，因此按现在指南，无论心肌梗死后或非缺血性心脏病者的室性早搏/非持续性室性心动过速（NSVT）都无治疗指征，除非 NSVT 心率太快，伴血流动力学不稳定，可应用 β 阻滞剂、胺碘酮治疗。

（8）个别极短联律间期的室性早搏可诱发室性心动过速或心室颤动，此类室早应设法消除。

（四）治疗

（1）在一般健康者发生的单个室性早搏，二联律、三联律基本是良性的，不一定需要治疗。

（2）室性早搏见于心率加快时发生，适当地减慢心率，室性早搏也见于心率减慢时发生，适当加快心率。

（3）针对室性早搏本身的治疗，静脉利多卡因、普酰胺有良好的反应，远期治疗可应用ⅠB 类药物美西律，ⅠC 类药物氟卡尼、普罗帕酮，但在 CAST 试验中，心肌梗死者长期应用此类药物不见得有利。

（4）单纯室性早搏一般不采用抗心律失常药物，但也有单形性室早频发，构成严重症状，药物治疗又无效，也可采用消融技术，也有室早是室速/室颤的起步者，对此室早应采用消融技术消除之。

三、心室扑动与颤动

心室扑动与心室颤动（简称室扑和室颤）是最严重的心律失常。心室扑动时心室有快而微弱无效的收缩；心室颤动时则心室内各部分肌纤维发生更快而不协调的乱颤，两者对血流动力学的影响均等于心室停搏，其病因常见的有冠心病（猝死型、急性心肌梗死），严重低钾血症，药物如洋地黄、奎尼丁、氯喹等的毒性作用，以及先天性长 QT 综合征、Brugada 综合征等。心室扑动与颤动一旦发生，患者迅即出现心脑缺血综合征（即阿-斯综合征），表现为意识丧失、抽搐、继以呼吸停止，检查时听不到心音也无脉搏。

(一)诊断

1.症状与体征

室扑或室颤的患者情况非常危急,一般来说患者均有意识丧失,无法回答医师的询问。

(1)意识丧失、抽搐,即 Adams-Stokes 综合征。

(2)面色苍白或发绀,脉搏消失,心音听不到,血压为零。

(3)如不及时抢救,随之呼吸、心跳停止,瞳孔散大、固定。

2.检查

(1)实验室检查:血电解质检查及血气分析可见有低钾、酸中毒。

(2)特殊检查

①心电图:a.心室扑动:呈正弦波图形,波幅大而规则,频率 150～300 次/分,通常在 200 次/分。b.心室颤动:波形的振幅与频率均极不规则,无法识别 QRS 波群、ST 段及 T 波;室颤波振幅细小(<0.2 毫秒)者,预示患者存活概率不大。

②脑电图:可示脑电波低平。

3.诊断要点

(1)有上述的临床表现和征象。

(2)心电图示室扑、室颤。

4.鉴别诊断

室扑、室颤的心电图较易辨认,一般来说不需鉴别诊断,室扑有时要与室速鉴别,但二者的处理方面无多大的差别,并不妨碍治疗。临床应与阿-斯综合征发作、心脏骤停相鉴别。

(二)治疗

室扑、室颤均属心脏骤停的范畴,其治疗的根本措施就是心肺复苏。

(1)直流电复律为治疗室扑和室颤的首选措施,应争取在短时间内(1～2 分钟)给予非同步直流电除颤,一般用 300～400Ws 电击,若无效可静脉或气管注入、心内注射(尽量不用)肾上腺素 1mg(可使细颤变为粗颤)或托西溴苄铵(溴苄胺)5～10mg/kg 或利多卡因 50～100mg,再行电击,可提高成功率。原发性室颤直流电除颤的成功率与病变性质及时机把握密切相关,若在发病 4 分钟内除颤成功率 50% 以上.4 分钟以后仅有 4%,若是继发性或临终前的室颤,除颤的成功率极低。若身边无除颤器,应首先作心前区捶击 2～3 下,捶击心脏不复跳,立即进行胸外心脏按压,频率为 70～80 次/分。

(2)药物除颤采用利多卡因 100mg 静脉推注,5～10 分钟后可重复使用,总量不超过 300mg;或普鲁卡因胺每次 100～200mg,总量 500～1000mg。若是洋地黄中毒引起室颤,应用苯妥英钠静脉推注每次 100mg,5～10 分钟可重复,总量 300～350mg。

(3)经上述治疗恢复自主心律者,可持续静脉滴注利多卡因 1～4mg/分或普鲁卡因胺 4～8mg/分维持。此外,托西溴苄铵(溴苄胺)、索他洛尔、胺碘酮静脉滴注,也有预防室颤良好疗效。洋地黄中毒者可给苯妥英钠 0.1g,每日 3 次。

(4)在坚持上述治疗的同时要注意保持气道通畅,坚持人工呼吸,提供充分氧气,这是保证除颤成功和心脏复跳不可缺少的条件。

(5)在抢救治疗的同时,还应注意纠正酸碱平衡失调和电解质紊乱。因为室扑、室颤持续时间稍长,体内即出现酸中毒,不利于除颤。此时可给 11.2%乳酸钠 50～100mL 或 4%～5%碳酸氢钠 100mL 静脉滴注。必要时亦可给 10%氯化钙 5～10mL 静脉推注(该药适用于心脏停搏,但不利于除颤,故不作首选)。

(6)若条件允许亦可插入临时起搏导管进行右室起搏。

四、心房颤动

(一)AF 机制

(1)AF 是最常见的心律失常,65 岁以上的发生率 5%,慢性心力衰竭者 AF 发生率可达 40%。

(2)AF 患者死亡率高出窦性心律者 2 倍。

(3)AF 可由单个局灶发放快速高频脉冲引起,称为灶性驱动 AF,也可由房性早搏引起多个子波折返维持 AF 持续,称为灶性触发 AF。

(4)阵发性局灶性 AF 多见于无结构性心脏病的年轻人,常由短联律间期频发房性早搏诱发。

(5)影响心房传导和不应期的因素有炎症、纤维化、缺血,导致 AF 发作和 AF 的持续。

(二)AF 分类

(1)阵发性 AF,自然发作、自动中止。

(2)持续性 AF,持续 7 天以上,需电或药物复律,才能中止发作。

(3)长持续性 AF,持续一年以上,加以干预,还能重建窦性心律。

(4)持久性 AF 或慢性 AF,不论治疗干预,不再恢复窦律,或患者放弃恢复窦性心律,或医生不建议重建窦性心律,AF 成为终身的心律。

(5)孤立性 AF,见于 60 岁以下不伴心血管疾病或无明显病因的 AF,它可以是阵发性、持续性或慢性 AF。

(三)慢性 AF 可发生的结构和电生理改变

(1)心房扩大。

(2)心房肌细胞凋亡,肌细胞丧失。

(3)心房纤维化,造成传导速度异常。

(4)心房肌裂隙蛋白 Cx43 减少。

(5)心房肌不应期缩短。

(四)心房肌不应期缩短成因

(1)快速房率引起心房缺血,造成不应期缩短,Na/H 交换抑制剂可消除缺血引起的不应期缩短。

(2)钠通道密度和电流降低,使不应期缩短。

(3)增加细胞内钙,缩短不应期。

(4)不应期的频率适应性丧失(心率加快不引起不应期相应缩短)。

(5)在 AF 时 I_{Ca-L} 降低,引起 APD 缩短,不应期也缩短。

(6)从 AF 恢复窦性心律,短心房不应期可持续一段时间,构成 AF 再发的一个因素。

(7)心房扩大和伸展也使心房肌不应期缩短。

(8)心房肌 APD 和有效不应期缩短,复极离散加大,使 AF 持续。

(9)AF 中心房肌 I_{Kur}、I_{to} 密度降低,构成复极离散,AF 持续。

(五)AF 中体液因子改变

(1)心房伸展与扩张,引起心房利钠肽(ANP)增加。

(2)AF 复律后心房利钠肽降低。

(3)心房利钠肽可缩短心房不应期。

(六)临床表现

(1)AF 最常见的症状:疲劳、活动耐量下降,气短、心悸,也有 AF 无症状者。

(2)AF 心率加快,可加重心绞痛、心力衰竭。

(3)AF 诊断必须有心电图记录,P 波消失,R-R 不齐。

(4)AF 伴差异传导,QRS 可增宽,可误认为室性心动过速。

(七)治疗

1.心房颤动的抗凝治疗

(1)心房颤动抗凝药物

①华法林:为应用已久的口服抗凝剂,抑制维生素 K 依赖的凝血因子 Ⅱ、Ⅶ、Ⅸ 和 Ⅹ 等的生物合成。口服后 3~4 天起效,延长凝血酶时间,现按国际标准化比率(JNR)评定抗凝强度。按 INR 要求调整华法林剂量。INR 达标范围为 2.0~3.0。

②达比加群:为直接凝血酶抑制剂,常用剂量 110 或 150mg bid,口服 2~4 小时起效,无需监测 INR。已与华法林作过对比,预防血栓不劣于华法林,出血并发症不高于华法林。

③利伐沙班:为直接 Ⅹa 因子抑制剂,日服 20mg 或 15mg,预防 AF 脑卒中或体循环栓塞疗效不劣于华法林,颅内出血或致命性出血低于华法林。

④阿哌沙班:为直接 Ⅹa 抑制剂,推荐剂量 5mg bid 口服,预防 AF 脑卒中和体循环栓塞优于华法林,出血不高于华法林,但价位远高于华法林。

(2)AF 者应用华法林抗凝、预防血栓的循证依据

①SPAF 试验:AF 者应用 ASA 或华法林降低栓塞事件优于安慰剂。

②AFASAK 试验:应用华法林降低栓塞事件优于 ASA 或安慰剂(年事件率为 2% vs 5.5%)。

③BAATAF 试验:Boston 地区 AF 的抗凝治疗,应用华法林治疗者年事件率为 0.4%,而对照组年事件率为 2.88%,事件降低 86%。

④SPAFⅡ试验:75 岁高龄 AF 者属栓塞事件高危者,应用华法林降低事件率,出血危险性也上升。

⑤SPAFⅢ试验:支持 AF 低危者应用 ASA 预防栓塞,高危者应该应用华法林。

(3)AF 栓塞风险因素评估

①原采用 CHADS$_2$ 评分,现推荐 CHA$_2$DS$_2$-VASc 血栓风险评分,意即 C 代表充血性心力衰竭/左室功能不全评 1 分、H 代表高血压评 1 分、A 代表年龄≥75 岁评 2 分、D 代表糖尿病评 1 分、S 代表卒中/短暂脑缺血/体循环栓塞评 2 分、V 代表血管病评 1 分、A 代表年龄 65~74 岁评 1 分、S 代表女性评 1 分,总计 9 分。

②栓塞危险因素评分≥2 者,应口服抗凝治疗;评分=1 者可用 ASA 者或口服抗凝剂,但首选抗凝剂;无危险因素者(0 分)宁可不用抗栓治疗。

(4)AF 抗凝出血风险评估

①抗凝治疗是双刃剑,可预防血栓形成、血栓栓塞,但也可引起颅内出血或大出血,应权衡得失。

②出血风险评估现推荐 HAS-BLED 评分。H 代表高血压评 1 分、A 代表肝或肾功能异常各评 1 分、S 代表卒中评 1 分、B 代表出血评 1 分、L 代表 INR 不稳定评 1 分、E 代表老年>65 岁评 1 分、D 代表药物或酗酒各评 1 分,总计 9 分。

(5)房颤抗凝方案:HAS-BLED 评分 0~2 分者为出血低风险,评分≥3 分者为出血高风险。AF 抗凝治疗血栓、栓塞风险评分应大于出血风险,抗凝治疗才能获益。

(6)AF 复律的抗凝

①AF 卒中高出窦性心律 8 倍,因此 AF 者只要没有抗凝禁忌,按风险评估接受抗凝治疗。

②若 AF 发病不足 48 小时,转复窦性心律可不口服抗凝剂。

③若 AF 持续已 48 小时以上,则需抗凝 3~4 周,才能复律,除非经食管超声证明左房和左心耳无血栓。

④不论是否做了食管超声检查,所有 AF 患者只要 AF 超过 48 小时,复律后都需系统抗凝 3 周。

(7)复律抗凝 ACUTE 试验

①先做食管超声检查,如心房内无血栓者接受 DC 复律治疗,与常规抗凝治疗 3 周后,接受 DC 复律治疗,二组比较。

②二组都在复律后接受 4 周的抗凝,到第 8 周二组比较分析,脑血管意外、TIA 和体循环栓塞(SE)无差别,出血事件食管超声组少一点。

③在转复窦律的头 3~4 周血栓事件较多,此可能心脏顿抑,心房失去收缩功能,血液在心房滞留生成的血栓有关。因此在 AF 转成窦性心律后即使是血栓低危者,也应接受三周抗凝治疗,如患者有慢性抗凝指征(瓣膜病、>65 岁,以前有栓塞事件、高血压、心力衰竭、冠心病、糖尿病),复律后需长期用华法林。

2.AF 复律治疗

(1)直流电复律

①由心动过速引起血流动力学不稳,应立即电复律。

②电复律有采用单相波或双向波复律,如失败可再重复一次双相波电击。

③双相波除颤提供相似较低能量的电流输出,复律电击次数少。

(2)药物复律

①胺碘酮 5mg/kg 静脉注射 1 小时,随后 50mg/h 维持,用药后 8～9 小时转复窦性心律,应用过程中可减慢 AF 心室率。

②普罗帕酮 2mg/kg 静脉注射 10 分钟,或单次 450～600mg 口服,不适用于结构性心脏病、心功能不全者,转复 AFL 可出现 1:1 房室传导,加快心率,事先可口服 β-受体阻滞剂预防。

③氟卡尼 2mg/kg,静脉注射 10 分钟,或单次口服 200～300mg,也不能用于结构性心脏病、心功能不全者,也能增加 AFL 的房室的传导比率。

④伊布利特 1mg/10min 静脉注射,必要时相隔 10 分钟可给第二剂 1mg/10min 静脉注射,用药后心电监测 4 小时。

⑤维纳卡兰 3mg/kg 静脉注射 10 分钟,相隔 15 分钟,必要时可给第二剂 2mg/(kg·10min)。

3.维持窦性心律

(1)维持窦性心律药物

①有症状的 AF 应选用 AAD 维持窦性心律。

②左室功能不全者,应选胺碘酮,多非利特也能应用。

③左室功能不全者应用 AAD,促心律失常的几率上升。

④缺血性心脏病,左室功能尚好者,可用索他洛尔,因它有 β 阻滞作用。

⑤ⅠC 类药物如普罗帕酮、氟卡尼尚可用于心脏结构正常者。

(2)维持窦性心律药物评估

①胺碘酮

a.胺碘酮随访 1 年窦性心律占 69%,而索他洛尔或普罗帕酮一年窦性心律维持仅占 39%。

b.胺碘酮应用依从性较高,其不良反应较多,应用中需监测肺、甲状腺和肝功能。

c.胺碘酮应在负荷的基础上给维持量,负荷量一般推荐 7～10g/7～14 天,维持量为 200mg/d。

②决奈达隆

a.不含碘的苯呋喃衍生物,胺碘酮同类药物。

b.2009 年 FDA 批准用于 AF 复律后维持窦性心律,不推荐用于 AF 复律和控制心室率。

c.不能用于 NYHA 心功能Ⅲ～Ⅳ级者或Ⅱ级心功能心力衰竭不稳定者。

d.推荐剂量 400mg bid 口服。

③多非利特

a.需在医院开始服用,并监测心律。

b.DIAMOND-CHF 试验表明,心力衰竭患者应用多非利特是安全的,肾功能正常,肌酐清除率>60mL/min,应用剂量 0.5mg bid;40～60mL/min 者为 0.25mg bid;<40mL/min 者减少为 0.25mg qd;<20mL/min 者不能应用多非利特。

c.并不降低总死亡率。

④索他洛尔

a.不能用于肾功能不全、左室肥大、QT延长、心动过缓、电解质异常(低血钾)者。

b.40mg bid起β受体阻滞作用,120~160mgbid才显示Ⅲ类AAD作用,QT间期延长。

c.起始用药也应在医院内进行,因它有促心律失常作用,40mg bid第一天;80mg bid第二天;120mg bid第三天;160mg bid第四天,出院时减为120mg bid长期应用。

4.AF射频消融(RFCA)维持窦性心律

(1)消融评估

①射频300~1000kHz,产生热量。

②药物治疗无效者可采用RFCA治疗,孤立性AF的治疗成功率可达85%,其他AF者治疗成功率也有70%左右。

③常见并发症有卒中、心脏压塞,偶见有左房-食管瘘等。

(2)消融技术:AF消融分触发灶消融、肺静脉隔离、基质消融、神经基质消融。

①触发灶消融

a.AF可由肺静脉内高频起搏灶引起,表现频发房性早搏,房性心动过速转成AF。

b.触发灶起自肌袖的心肌细胞,肌袖在肺静脉延伸数厘米。

c.最早采用标测房早的最早激动点,伸向肺静脉作消融,此法可造成肺静脉狭窄,现改用环肺静脉外围消融,作静脉隔离。

②左房肺静脉隔离

a.采用消融技术,将4个肺静脉开口与左房隔离电传导,减少了肺静脉狭窄,使起自肺静脉肌袖的电脉冲不能传向左心房,隔离了触发灶。

b.肺静脉隔离也可造成左房分隔区,形成传导障碍,构成峡部,又可生成折返,因此又改进肺静脉隔离+左房线性消融。

c.左房后壁或右上肺静脉消融可构成食管穿孔,构成致死性并发症。

③基质消融

a.消融碎裂电位可中止AF,它的成功率可达80%。

b.碎裂电位可在肺静脉周围的左房、左心耳、房间隔记录到,右房碎裂电位可在终末嵴、腔静脉开口、冠状窦口或冠状窦口内2~3cm处记录到。有似肺静脉肌袖,伸进冠状窦口的心肌可产生高频自律性,诱发AF。

④改变自主神经基质

a.左房后壁有丰富的迷走纤维供应,迷走神经刺激产生心动过缓,缩短心房不应期,此种电生理改变有助于激发AF和维持AF,对此称为迷走性AF。

b.迷走性AF可见于睡眠中,见于睡眠呼吸暂停的房性心律失常。

c.当左房后壁迷走末梢消融时,可发生心率减慢,交界节律。

d.采用此种消融治疗AF,多为年轻人阵发性AF,心脏结构正常,AF起始于灶性心动过速或早搏,消除此类起始灶,AF可获治愈。

(3)AVN消融植入永久起搏器

①左室功能不全者或有慢性肺部疾病或不能耐受AVN阻滞剂去控制心率或维持窦性心

律,可采用此法。

②年轻者很少接受 AVN 消融作为 AF 治疗方式。

③AVN 消融的缺点为 AF 仍存在,因此仍需抗凝治疗,AVN 消融后起搏依赖,构成由右室起搏造成的收缩同步障碍。

(八)心率控制与节律控制

(1)AF 治疗可采取减慢心率,控制心室率。

(2)AFFIRM 试验

①随机采用 β-受体阻滞剂或钙通道阻滞剂控制心率 80 次/分左右,与采用 AAD 节律控制对比。

②节律控制组一级终点趋向较高总死亡率,但无统计学意义。

③65 岁以上心率控制组死亡率降低,获益似有统计学意义,卒中发生率(大致 1%)示无差别,大部分(73%)缺血性卒中多发生于停用华法林或 INR<2.0。

④若 AF 成功被纠正,推荐抗凝治疗仍需继续。

⑤AFFIRM 试验表明,65 岁以上心率控制优于节律控制。

⑥入围者症状较轻,试验结果不适用症状较重者。

⑦节律控制组死亡率较高来自促心律失常作用,与维持窦性心律无关。

(3)RACE 试验

①比较持续性 AF 者心率控制与电转复,二者心血管死亡和抗栓塞事件无差异,83% 的栓塞事件都发生于停用华法林或 INR<2.0。

②研究显示持续 AF 患者节律控制治疗,未明显获益,任何节律控制获益都被 AAD 的促心律失常所抵消,因此无症状老年人 AF 可采用心率控制方案治疗,年轻人有症状的 AF 可考虑节律控制方案治疗。

(4)AF 的心率控制治疗

①AF 患者只要减慢心率也能减轻症状,症状轻者只要宽松地控制心率,使静息心率保持在<110 次/分左右,症状重者应严格控制心率,使静息心率<80 次/分,中等体力活动时心率保持在<110 次/分。严格控制心率者应采用动态心电图评估其安全性。

②宽松控制心率或老年人应用地高辛就能达到目的;年轻者或体力活动较多者应用 β-受体阻滞剂可获较好效果;不能应用 β-受体阻滞剂可用维拉帕米或地尔硫草替代。

第三节　高血压病

一、原发性高血压

原发性高血压即不明原因的血压升高,又称高血压病,占高血压人群的 95% 以上。无基础疾病者称为原发性高血压。高血压病是最常见的心血管疾病之一,也是导致人类死亡的常见疾病(如脑卒中、冠心病、心力衰竭等)的重要危险因素。

(一)诊断

1.症状

一般表现起病缓慢,早期可无症状或出现非特异性症状(如头晕、头痛、头胀、眼花、耳鸣、失眠、乏力等),而这些症状与血压水平之间常缺乏相关性。体检可听到主动脉瓣第二心音亢进和主动脉瓣第四心音。前者系主动脉内压力增高所致,后者则系为克服左心室心肌顺应性的降低,左心房代偿性收缩加强所致。当出现抬举性心尖搏动时,提示有左心室肥厚,多见于病程较久者。

(1)缓进型高血压病:有家族史者发病年龄提前,起病多数隐匿,病情发展慢,病程长。早期患者血压波动,血压时高时正常,为脆性高血压阶段,多在劳累、精神紧张、情绪波动时易有血压升高,休息和去除上述因素后,血压可降至正常。随着病情的发展,血压可趋向持续性升高或波动幅度变小。患者的主观症状和血压升高的程度可不一致,约半数患者无明显症状,只是在体格检查或因其他疾病就医时才发现有高血压,少数患者则在发生心、脑、肾等器官的并发症时才明确高血压病的诊断。早期患者由于血压波动幅度大,可有较多症状,而在长期高血压后即使在血压水平较高时也可无明显症状。因此,无论有无症状,都应定期检测患者的血压。

①神经精神系统表现:头晕、头痛和头胀是高血压病常见的神经系统症状,也可有头部或颈项扳紧感。高血压直接引起的头痛多发生在早晨,位于前额、枕部或颞部。这些患者舒张压多较高,经降压药物治疗后头痛可减轻。高血压引起的头晕可为暂时性或持续性,伴有眩晕者较少,与内耳迷路血管障碍有关,经降压药物治疗后症状可减轻,但要注意有时血压下降得过多也可引起头晕。少数患者有耳鸣、乏力、失眠、工作能力下降等。

②心血管系统表现:高血压时心脏最先受影响的是左心室舒张功能。左心室肥厚时舒张期顺应性下降、松弛和充盈功能受影响,甚至可出现在临界高血压和临床检查没发现左心室肥厚时,这可能是由于心肌间质已有胶原组织增加之故,但此时患者可无明显临床症状。

由于高血压可促进动脉粥样硬化,部分患者可因伴有冠状动脉粥样硬化心脏病而有心绞痛、心肌梗死的表现。

③肾脏表现:肾血管病变的程度和血压及病程密切相关。实际上,血压未得到控制的本病患者均有肾脏的病变,但在早期可无任何临床表现。随病程的进展可先出现蛋白尿,但是在缓进型高血压病患者出现尿毒症前多数已死于心、脑血管并发症。

④其他表现:出现急性大动脉夹层者根据病变的部位可有剧烈的胸痛或腹痛;伴有冠状动脉粥样硬化心脏病者可有心绞痛、心肌梗死的表现;有下肢周围血管病变者可出现间歇性跛行。

(2)急进型高血压:在未经治疗的原发性高血压病患者中,约1%可发展成急进型高血压,发病可较急骤,也可发病前有病程不一的缓进型高血压病。典型表现为血压显著升高,舒张压多持续在 $130\sim140mmHg$ 或更高。男女比例约 3:1,多在中青年发病,近年来此型高血压已少见,可能和早期发现轻中度高血压患者并及时有效的治疗有关。其表现基本上与缓进型高血压病相似,头痛症状明显,病情严重、发展迅速、视网膜病变和肾功能很快衰竭等。常于数月至1～2年内出现严重的心、脑、肾损害,发生脑血管意外、心力衰竭和尿毒症。并常有视物模糊或失明,视网膜可发生出血、渗出物及视盘水肿。由于肾脏损害最为显著,常有持续蛋白尿,24小时尿蛋白可达3g,并可有血尿和管型尿,如不及时治疗最后多因尿毒症而死亡。

(3)高血压危象:高血压危象包括高血压急症和高血压重症。高血压危象是指①加剧性的恶性高血压,舒张压常＞140mmHg,并伴有眼底乳头水肿、渗出、出血,患者可出现头痛、心悸、烦躁、出汗、恶心、呕吐、嗜睡、迷糊、失明、少尿甚至抽搐、昏迷等症状;②血压明显升高并有脑、心、肾等器官严重病变及其他紧急情况如高血压脑病、脑卒中、颅创伤、急性心肌梗死、急性心力衰竭、急性动脉夹层、急性肾炎、嗜铬细胞瘤、术后高血压、严重烧伤、子痫等。高血压脑病可发生在缓进型或急进型高血压患者,当平均血压上升到180mmHg以上时,脑血管在血压水平变化时可自主调节舒缩状态以保持脑血流相对稳定的功能减弱甚至消失,由收缩转为扩张,过度的血流在高压状态进入脑组织导致脑水肿,患者出现剧烈头痛、头晕、恶心、呕吐、烦躁不安、脉搏多慢而有力,可有呼吸困难或减慢、视力障碍、黑矇、抽搐、意识模糊,甚至昏迷,也可出现暂时性偏瘫、失语、偏身感觉障碍等。检查可见视盘水肿、脑脊液压力增高、蛋白含量增高。发作短暂者历时数分钟,长者可数小时甚至数日。高血压急症的患者应静脉给药尽快地(以分钟、小时计)将血压控制到适宜的水平。

2.体征

(1)血压升高是本病最主要的体征。心界可向左下扩大:可闻及主动脉瓣第二音亢进,年龄大者可呈金属音,可有第四心音或主动脉收缩早期喷射音。若患者伴有靶器官受损,可有相关体征。

(2)高血压时,检查眼底可见有视网膜动脉变细、反光增强、狭窄及眼底出血、渗出等;检查颈、腹部有无血管杂音,以及颈动脉、上下肢及腹部动脉搏动情况,注意腹部有无肿块、肾脏是否增大等,这些检查有助于鉴别继发性高血压。

(3)部分患者体重明显超重,体重指数(BMI)均值升高[BMI=体重(kg)/身高^2(m^2)]。

3.检查

(1)实验室检查:尿液检查早期可呈阴性,随后可出现β$_2$-微球蛋白增高或有少量蛋白尿和红细胞;晚期可有大量蛋白尿、尿中有红细胞和管型,尿浓缩和稀释功能减退、肾小球滤过率降低,血肌酐和尿素氮增高。

(2)胸部X线检查:后期患者并发高血压性心脏病时,有左心室增大。

(3)心电图检查:早期可正常,晚期并发高血压性心脏病时可有左心室肥厚或伴劳损。

(4)超声心动图检查:早期可无改变或仅见主动脉增宽,晚期并发高血压性心脏病时可有左心室肥厚、顺应性降低。

(5)动态血压监测:即在24小时内,每隔15分钟或20分钟自动连续测量血压和心率。此项检查目前尚无统一的正常值,故并不主要用于诊断,其应用的主要目的在于①排除"白大衣性高血压":即在诊疗单位内血压升高,但在诊疗单位外血压正常;②了解血压昼夜模式:正常人血压有昼夜波动性。动态血压曲线呈双峰谷,即夜间血压最低,清晨起床后迅速上升,在上午6～10时及下午4～8时各有一高峰,继之缓慢下降。原发性高血压患者的血压昼夜模式既可与正常人相同,也可不相同,后一种情况多反映靶器官损害的程度较重。目前认为靶器官损害的程度与 24 小时动态血压参数相关而与偶测血压不相关;③了解心绞痛发作(即高血压Ⅲ期)时的心率与血压的乘积,为心绞痛分型提供依据;④评价降压药物的疗效,评价的主要指标是谷、峰比值,即服用降压药物后,最大的降压效应(血压最低值,称谷效应)与最小的降压效应(血压最高值,称峰效应)二者之间的比值应<50%。

4.诊断要点

(1)在非药物状态下,3 次或 3 次以上非同日多次重复血压测量均超过 140/90mmHg。动态血压监测可进一步明确诊断。

(2)既往有高血压史,即使服药后血压降至正常水平,仍可诊断高血压病。

(3)高血压病的诊断应包括:①确认高血压,即血压是否高于正常;②排除症状性高血压;③高血压分期、分级;④重要脏器心、脑、肾功能估计;⑤有无并发可影响高血压病病情发展和治疗的情况,如冠心病、高脂血症、高尿酸血症、慢性呼吸道疾病等。

5.鉴别诊断

对突然发生明显高血压(尤其是青年人),高血压时伴有心悸、多汗、乏力或其他一些高血压病不常见的症状,上下肢血压明显不一致,腹部腰部有血管杂音的患者应考虑继发性高血压的可能性,须作进一步的检查以鉴别。此外,也要注意与主动脉硬化、高动力循环状态、心排血量增高时所致的收缩期高血压相鉴别。高血压患者均应作尿常规、肾功能、心电图、胸部 X 线检查、超声心动图、眼底检查等以了解重要脏器的功能,除有助于诊断病情外,也有治疗的参考价值。

(二)治疗

1.治疗原则

(1)血压控制的目标值:不同人群降压的目标值:一般人群降压的目标血压值是<140/90mmHg;对于有糖尿病或肾病的高危高血压患者,血压目标是<130/80mmHg;对于其他特殊人群,如脑卒中患者、心肌梗死后患者等,危险性分层属于高危患者,对其血压控制仍要求必须控制在<140/90mmHg。老年收缩期高血压是高血压治疗的难点,尽量将收缩压控制在 140mmHg 以下。

(2)高血压防治策略

①低危患者:以改善生活方式为主,如 6 个月后无效,再给药物治疗。

②中危患者:首先是积极改善生活方式,同时观察患者的血压及其他危险因素数周,进一步了解情况,然后决定是否开始药物治疗。

③高危患者:必须立即给予药物治疗,同时要积极改善生活方式。

④很高危患者:必须立即开始对高血压及并存的危险因素和临床情况进行强化治疗。

部分轻型高血压患者改善生活方式后,可减少甚至免于降压药物治疗;病情较重的患者在改善生活方式后也可提高降压药物的治疗效果。

(3)防治原则:必须全方位把握心血管病的危险因素、靶器官的损害(TOD)和并存的临床情况(ACC),做好危险分层,全面降低心血管病的发病率和死亡率。

2.非药物治疗

非药物治疗包括提倡健康的生活方式,消除不利于心理和身体健康的行为和习惯,尽力减少高血压以及其他心血管病的发病危险。

(1)减重:建议体重指数(kg/m²)应控制在 24 以下。减重对健康的利益是巨大的,如在人群中平均体重下降 5～10kg,收缩压可下降 5～20mmHg;高血压患者体重减少 10%,则可使胰岛素抵抗、糖尿病、高脂血症和左心室肥厚改善。减重的方法一方面是减少总热量的摄入,强调减少脂肪并限制过多碳水化合物的摄入;另一方面则须增加体育锻炼,如跑步、打太极拳、跳健美操等。在减重过程中还须积极控制其他危险因素,老年高血压则须严格限盐等。减重的速度可因人而异,但首次减重最好达到减重 5kg 以增强减重信心,减肥可提高整体健康水平,包括减少癌症等许多慢性病,关键是"吃饭适量,活动适度"。

(2)合理膳食

①减少钠盐摄入:WHO 建议每人每日食盐量不超过 6g。我国膳食中约 80%的钠来自烹调或含盐高的腌制品,因此限盐首要减少烹调用盐及含盐高的调料,少食各种咸菜及腌制食品。北方居民减少日常用盐一半,南方居民减少1/3,则基本接近 WHO 建议。

②减少膳食脂肪,补充适量优质蛋白质:有流行病学资料显示,即使不减少膳食中的钠和不减重,如果将膳食脂肪控制在总热量 25%以下,P/S 比值维持在 1,连续 40 日可使男性收缩压和舒张压下降 12%,女性下降 5%。研究表明,每周吃鱼>4 次与吃鱼最少者相比,冠心病发病率减少 28%。建议改善动物性食物结构,减少含饱和脂肪酸高的猪肉,增加含蛋白质较高而脂肪较少的禽类及鱼类。蛋白质占总热量 15%左右,动物蛋白占总蛋白质 20%。蛋白质含量依次为奶、蛋;鱼、虾;鸡、鸭;猪、牛、羊肉;植物蛋白中豆类最好。

③注意补充钾和钙:MRFIT 研究资料表明钾与血压呈明显负相关,这一相关在 INTER-SALT 研究中被证实。中国膳食低钾、低钙,应增加高钾高钙的食物,如绿叶菜、鲜奶、豆类制品等。

④多吃蔬菜和水果:研究证明增加蔬菜或水果摄入,减少脂肪摄入可使收缩压和舒张压有所下降,素食者比肉食者有较低的血压。其降压的作用可能基于水果、蔬菜、食物纤维和低脂肪的综合作用。人类饮食应是以素食为主,并辅以适当肉食最理想。

⑤限制饮酒:尽管有研究表明少量饮酒可能减少冠心病发病的危险,但是饮酒和血压水平及高血压患病率之间却呈线性相关,大量饮酒可诱发心脑血管疾病发作。因此不提倡用少量饮酒预防冠心病,提倡高血压患者应戒酒。因饮酒可增加服用降压药物的抗性。如果饮酒,建议饮酒量应为少量,男性饮酒每日不超过 30g,即葡萄酒<100～150mL,或啤酒<250～500mL,或白酒<25～50mL;女性则减半量,孕妇不饮酒;不提倡饮高度烈性酒。WHO 对饮酒的新建议是越少越好。

(3)增加体力活动:每个参加运动的人特别是中老年人和高血压患者在运动前最好了解一下自己的身体状况,以决定自己的运动种类、强度、频度和持续运动时间。对中老年人应包括有氧、伸展及增强肌力练习三类,具体项目可选择步行、慢跑、太极拳、门球、气功等。运动强度必须因人而异,按科学锻炼的要求,常用运动强度指标可用运动时最大心率达到 180(或 170)减去年龄,如 50 岁的人运动心率为 120～130 次/分,如果求精确则采用最大心率的 60%～

85％作为运动适宜心率,须在医师指导下进行。运动频率一般要求每周3～5次,每次持续20～60分钟即可,可根据运动者身体状况和所选择的运动种类以及气候条件等而定。

(4)减轻精神压力,保持平衡心理:长期精神压力和心情抑郁是引起高血压和其他一些慢性病的重要原因之一,对于高血压患者,这种精神状态常促使他们酗酒、吸烟,继而降低对抗高血压治疗的依从性。对有精神压力和心理不平衡的人,应减轻精神压力和改变心态,要正确对待自己、他人和社会,倡导健康的生活方式,积极参加社会和集体活动。

(5)其他方面:对高血压患者来说戒烟也是重要的。虽然尼古丁只使血压一过性地升高,但它降低服药的依从性并导致增加降压药物的剂量。

3.药物治疗

降压药物治疗原则:已有证据表明降压药物治疗可以有效地降低心血管疾病的发病率和死亡率,并可防治卒中、冠心病、心力衰竭和肾病的发生和发展。降压药的共同作用为降低血压,不同类别降压药可能有降压以外作用的差别,这些差别是针对不同患者选用药物时的主要参考。

(1)常用药物的分类

①利尿剂:常用作高血压的基础治疗,主要用于轻中度高血压。应注意这类药物可以影响电解质和血糖、血脂和尿酸代谢,故应慎用于糖尿病、血脂异常患者,痛风患者禁用。包括噻嗪类利尿剂,如氢氯噻嗪,在血肌酐＞2.0mg/dL,CFR＜15～20mL/min时噻嗪类作用明显降低,应该慎用;吲达帕胺具有利尿剂与钙通道阻滞剂双重作用,对血脂的影响比噻嗪类小,有引起低血钾的可能性,在肝脏内代谢,服药后4周达到最大降压效果;保钾利尿剂包括螺内酯、阿米洛利,有保钾作用,肾功能不良时慎用。

②β-受体阻滞剂:降压作用较弱,起效时间较长(1～2周)。心脏传导阻滞,严重心动过缓、哮喘、慢性阻塞性肺病与周围血管病患者禁用;胰岛素依赖性糖尿病和高脂血症患者慎用。

③钙拮抗剂:可用于各种程度的高血压,在老年人高血压或并发稳定性心绞痛时尤为适用。非二氢吡啶类药物在心脏传导阻滞和心力衰竭时禁忌使用。不稳定性心绞痛和急性心肌梗死时不宜应用速效二氢吡啶类钙拮抗剂。

④血管紧张素转换酶抑制剂:适用于各种类型高血压,尤可用于下列情况如高血压并发左心室肥厚、心功能不全或心力衰竭、心肌梗死后、糖尿病肾损害、高血压伴周围血管病变等。妊娠和肾动脉狭窄、肾功能衰竭(血肌酐＞265μmol/L或3mg/dL)患者禁用。

⑤血管紧张素Ⅱ受体阻滞剂:临床药理作用与ACE抑制剂相似,但不引起咳嗽等不良反应。临床主要适用于ACE抑制剂不能耐受的患者。

⑥α-受体阻滞剂:这类药物对血糖、血脂等代谢过程无影响,包括哌唑嗪、特拉唑嗪、多沙唑嗪等。后两者与α₁-受体亲和力较哌唑嗪弱,血压下降缓和,而直立性低血压发生率较低。

(2)高血压药物治疗方法:大多数慢性高血压患者应该在几周内逐渐降低血压至目标水平,这样对远期事件的减低有益。推荐应用长效制剂,其作用可长达24小时,每日服用1次,这样可以减少血压的波动、降低主要心血管疾病的发生和防治靶器官损害,并提高用药的依从性。强调长期有规律地抗高血压治疗,达到有效、平稳、长期控制的要求。根据基线血压水平、有无靶器官损害和危险因素,选用单药治疗或联合治疗。

①单药治疗：起始时用低剂量单药，如血压不能达标，增加剂量至足量或换用低剂量的另一种药物，如仍不能使血压达标，则将后一种药物用至足量，或改用联合药物治疗。起始用低剂量单药的优点是可以了解患者对各种药物的疗效和耐受性的反应，但需要时间。

②联合治疗：为了最大程度取得治疗高血压的效果，单药增大剂量易出现不良反应。随机临床试验证明，大多数高血压患者为控制血压需要用两种或两种以上降压药，合并用药时每种药物剂量不大，选用药物间有协同治疗作用或相加作用的药物，其不良反应相互抵消或至少不相加。合理的配方还要考虑到各类药物作用时间的协调性。高血压防治指南支持以下类别降压药组合：

a.利尿药和 β-受体阻滞剂。

b.利尿药和 ACEI 或血管紧张素Ⅱ受体阻滞剂（ARB）。

c.钙拮抗剂（二氢吡啶）和 β-受体阻滞剂。

d.钙拮抗剂和 ACEI 或 ARB。

e.钙拮抗剂和利尿剂。

f.α-受体阻滞剂和 β-受体阻滞剂。

g.必要时也可用其他组合，包括中枢作用药如 α_2-受体激动剂和咪哒唑啉受体调节剂合用，或者联合 ACEI 或 ARB。有些患者需要用到 3 种或 4 种药物联合应用。

③伴有其他疾病时降压治疗药物的选择：高血压并发其他心血管病时，需要考虑降压药物的器官保护作用，应该充分考虑现有大量临床试验的证据，选用对器官具有保护作用、降低相关临床情况病死率、提高生存率的抗高血压药物。

二、继发性高血压

（一）概述

继发性高血压又称症状性高血压，是指由某些确定疾病或病因引起的血压升高，约占所有高血压的 5%，虽其比例不高，但绝对人数仍相当多，部分病例如原发性醛固酮增多症、嗜铬细胞瘤、肾血管性高血压等，可被手术治愈，即使不能手术治愈，也能针对病因进行正确合理的治疗，从而减少致残率及病死率。此外，只有在除外继发性高血压的前提下，原发性高血压的诊断才能成立，因此对继发性高血压的病因诊断和治疗是非常有意义的。

（二）诊断步骤

1.病史采集要点

（1）高血压家族史。

（2）高血压患病时间、最高、最低及平时血压水平。30 岁前出现中、重型高血压，中老年后（有时 50 岁左右）病情进展迅速，而无原发性高血压病史者，应高度怀疑有无引起继发性高血压的病因。

（3）高血压类型（持续型或阵发型）。

（4）夜尿增多及周期性麻痹史。

（5）多汗、心悸及面苍白史。

（6）尿痛、尿急及血尿史。

（7）贫血及浮肿史。

（8）高血压患者对不同类型降压药的反应。降压药物治疗效果差或无效，或在血压控制良好的患者短期内血压又升高，也应排除继发性高血压。

（9）避孕药服用史及第二性征发育史，包括月经来潮史等。

2.体格检查要点

（1）立卧位血压测定。

（2）四肢血压及血管搏动情况。

（3）体型、面色及四肢末梢温度。

（4）皮肤多汗及毛细血管情况。

（5）面部及下肢有无浮肿。

（6）第二性征的发育情况，包括阴毛、乳房发育等。

（7）心率及心脏杂音。血管杂音包括锁骨上、颈部、耳后、眼部、胸部、上腹部、腰背部及髂窝。

（8）眼底检查。

3.门诊资料分析

常规实验室检查包括：

（1）血常规检查。

（2）尿常规检查。

（3）生化检查：包括血钾、钠、尿素氮、肌酐、空腹血糖、总胆固醇、甘油三酯。

（4）心电图检查：必要时行超声心动图检查。

（三）诊断对策

1.诊断要点

首先必须掌握继发性高血压常见的病因分类，然后结合临床采集到的线索，进一步采取有针对性的实验室检查帮助明确诊断。继发性高血压常见病因分类如下：

（1）肾源性高血压：肾实质性疾病（急性与慢性肾小球性肾炎、慢性肾盂肾炎、巨大肾积水、先天性多囊肾、肾肿瘤、肾结石、肾结核等）、肾动脉疾病（肾动脉狭窄、硬化、栓塞、系统性红斑狼疮、结节性动脉周围炎、低血钠高血压综合征、过敏性紫癜等）、肾周围疾病（肾周围炎、肿瘤等）、继发性肾脏病变（糖尿病肾病、结缔组织病、肾淀粉样变等）。

（2）心血管疾病：①主动脉瓣关闭不全；②主动脉缩窄；③主动脉血栓性狭窄；④动脉导管未闭；⑤围产期心肌病。

（3）内分泌障碍性疾病：①甲状腺功能亢进症；②甲状旁腺功能亢进；③嗜铬细胞瘤。④原发性醛固酮增多症；⑤皮质醇增多症（Cushing 综合征）；⑥先天性肾上腺皮质增生。⑦肢端肥大症。

（4）神经系统疾病：①脑肿瘤；②脑外伤；③脑干感染；④睡眠呼吸暂停综合征。

（5）其他：①妊娠高血压综合征；②红细胞增多症；③药物（糖皮质激素、拟交感神经药、环孢素 A 等）。

2.鉴别诊断要点

(1)肾实质性高血压

①慢性肾小球肾炎这是一组肾小球疾病,其共同临床表现为:a.有肾炎既往史,可有水肿、贫血;b.尿常规检查有异常发现,肾功能受损直至尿毒症;c.转归主要为肾衰竭。

慢性肾小球肾炎继发高血压,需与原发性高血压继发肾损害相鉴别。前者年轻(20～30岁),尿异常先于高血压,水肿、贫血较常见,尿蛋白量较多,镜检常见红细胞和管型。后者一般在40岁以上,出现蛋白尿前一般有5年以上的高血压病史,水肿、贫血少见,蛋白尿一般为轻中度,镜检有形成分少、罕见红细胞管型。此外,在原发性高血压,左室肥厚多见,肾小管功能损害早于肾小球功能损害,往往常先有夜尿增多的表现,病程进展较慢,转归主要为心脑血管事件;在慢性肾炎,左室肥厚较少见,病程进展较快,转归主要为慢性肾衰竭,必要时可做肾穿刺进行鉴别。

急性肾炎多见于青少年,起病前有链球菌感染史,有水肿、血尿、蛋白尿,可并发高血压脑病,眼底检查可见视网膜动脉痉挛。

慢性肾盂肾炎,女性多见,有轻度蛋白尿和高血压,有反复尿路感染史,尿异常先于高血压,尿中有蛋白、红细胞、脓细胞、尿细菌培养阳性,静脉肾盂造影有肾盂、肾盏扩张和畸形,抗感染有效。在40岁以上女性,需注意慢性肾盂肾炎和原发性高血压两者可并存。

多囊肾常有家族史,肾区扪及肿大肾脏,超声检查可明确诊断。

②糖尿病肾病早期可有微量蛋白尿,此时血压可轻度升高,进展为显性糖尿病肾病,甚至终末期肾衰时,可发生严重高血压。根据血糖和糖耐量试验做出糖尿病诊断,微量蛋白尿是诊断早期糖尿病肾病的重要指标。

(2)肾血管性高血压:指一侧或双侧肾动脉主干或分支狭窄、阻塞所造成的高血压。其常见病因有多发性大动脉炎,肾动脉纤维肌性发育不良和动脉粥样硬化,前两者主要见于青少年,后者见于老年人。肾动脉狭窄性高血压常有如下临床表现:病史较短,突然发生明显的高血压,或原有高血压突然加重,无高血压家族史,降压药物疗效不佳,上腹部或腰部脊肋区可闻及血管杂音,腰部外伤史,进一步检查可做静脉肾盂造影,放射性核素肾图,肾静脉肾素活性测定,确诊依靠肾动脉造影。治疗上用经皮腔内肾动脉血管成形术、放置支架或手术等方法,解除动脉狭窄或阻塞后,高血压可以逆转或减轻。

(3)嗜铬细胞瘤:起源于肾上腺髓质、交感神经节和体内其他部位嗜铬组织,肿瘤间歇或持续释放过多肾上腺素、去甲肾上腺素与多巴胺。临床表现变化多端,当患者血压升高而且波动大,同时出现怕热、多汗、面色苍白、四肢发凉时,应首先想到嗜铬细胞瘤的可能,为了定性诊断,需查血浆儿茶酚胺浓度。如血浆儿茶酚胺浓度明显增高(静息状态下或发作间歇期),则嗜铬细胞瘤的诊断可以成立,进一步定位诊断则需通过:①腔静脉分段取血查血浆儿茶酚胺浓度;②按腔静脉分段取血的儿茶酚胺的峰值水平查CT和(或)MRI以明确定位诊断;③核素MIBG显像。以上3项只需查1～2项,多可定位明确。

(4)原发性醛固酮增多症:是由于肾上腺皮质增生或肿瘤,分泌醛固酮增多引起的综合征。本病多见于

成年女性,长期血压升高伴以顽固性低血钾是最主要的临床表现,常见症状有乏力、周期性麻痹、烦渴、多尿,血压中、轻度升高。服用螺内酯如能明显改善症状,血压下降,则有助于诊

断。实验室检查有低血钾、高血钠、代谢性碱中毒、血浆肾素活性降低的证据。超声、CT 等可对病灶做定位诊断。

(5)Cushing 综合征：又称皮质醇增多症，由于肾上腺皮质增生或肿瘤，分泌糖皮质激素过多所致。主要表现为水钠潴留而致血压升高，向心性肥胖，满月脸，多毛，性功能紊乱，皮肤细薄及紫纹，血糖升高。有以上特殊表现，一般诊断不难，要确诊本病尚需进一步证明皮质醇分泌过多或失去其正常的昼夜节律，即晨间分泌高于正常，晚上及午夜的分泌不低于正常或高于午后的分泌水平。24 小时尿中 17 酮类固醇增多，地塞米松抑制试验及促肾上腺皮质激素兴奋试验阳性，部分增生型病例的 X 线颅骨检查可见蝶鞍扩大，肾上腺 CT、放射性核素肾上腺扫描可确定病变部位。

(6)主动脉缩窄：多为先天性，少数为多发性大动脉炎所致。主动脉缩窄多见于青少年，男性多于女性。临床表现主要有上肢血压增高，下肢血压明显低于上肢，形成反常的上高下低现象。腹主动脉、股动脉和其他下肢动脉搏动减弱或不能触及，肩胛间区、腋部等部位或因侧支循环形成而使动脉搏动明显并伴有震颤和闻及血管杂音、左心室肥大和扩大等征象。主动脉造影可明确诊断。

（四）治疗对策

1.治疗原则

(1)病因治疗：与原发性高血压不同，多数继发性高血压是可以根治的。确诊的继发性高血压患者应尽可能行手术或介入治疗。

(2)降压治疗：降低过高的血压，也是改善继发性高血压患者的生活质量，提高生存率的基本措施。除了限制食盐摄入外，控制血压主要依赖长期服用降压药。

有效的降压治疗必须使血压降至正常范围（90～139/60～89mmHg）。对于中青年患者或有肾实质病变者，血压应降至 130/85mmHg 以下。

2.治疗方案的选择

(1)肾实质损害致高血压伴轻、中度肾功能不全者可选用 ACE 抑制剂与长效钙拮抗剂合并，严重的肾实质病变伴肾衰竭宜采取透析疗法，甚至肾移植。

(2)肾血管性高血压的治疗除了控制高血压外，还要维持肾功能。治疗应根据肾动脉狭窄的部位、范围及基础病性质，通过经皮腔内血管成形术和（或）外科手术进行血运重建。部分不适于手术的患者仅能给予药物治疗，手术治疗前后（未达治愈标准时），某些患者也需药物配合治疗。双侧肾动脉狭窄或孤立肾动脉狭窄者禁用 ACEI 类药物，但单侧肾动脉狭窄者并非用药禁忌，应小量开始，逐渐加量，并监测血肌酐。

(3)嗜铬细胞瘤大多为良性，约 10％嗜铬细胞瘤为恶性，手术切除效果好。手术前或恶性病变已有多处转移无法手术者，选择 α、β-受体阻滞剂联合降压治疗。

(4)原发性醛固酮症增多症的治疗主要是根据不同的型别采取相应的治疗方案。肾上腺皮质腺瘤和单侧肾上腺增生首选治疗方法为一侧肾上腺切除术，腹腔镜下肾上腺切除是一种理想的手术方式。对于无法手术或手术效果不理想的患者，选择醛固酮拮抗剂螺内酯和长效钙拮抗剂进行降压治疗。

(5)皮质醇增多症病因治疗是关键，可采用手术、放射和药物方法根治病变本身，降压治疗可采用利尿剂或与其他降压药物联合应用。

第三章　消化系统疾病

第一节　慢性胃炎

一、慢性非萎缩性胃炎

(一)流行病学

慢性非萎缩性胃炎是慢性胃炎的一种类型,指在致病因素作用下胃黏膜发生的不伴有胃黏膜萎缩性改变,以淋巴细胞和浆细胞浸润为主并可能伴有糜烂、胆汁反流的慢性炎症。慢性非萎缩性胃炎在全球均为消化系统常见病,由于多数慢性非萎缩性胃炎患者无任何症状,因此难以获得确切的患病率。目前认为,H.pylori 感染是慢性胃炎最主要的病因,慢性胃炎可分为非萎缩和萎缩性胃炎,而萎缩性胃炎绝大多数由持续存在的非萎缩性胃炎演变而来,因此,H.pylori感染也是慢性非萎缩性胃炎的最常见病因。此外,还有其他一些感染和非感染因素也可引起胃黏膜损伤。慢性非萎缩性胃炎的临床表现缺乏特异性,诊断主要靠胃镜及镜下病理活检,以及 H.pylori 检测。目前我国基于内镜诊断的慢性胃炎患病率接近 90％,其中慢性非萎缩性胃炎最常见,约占 49.4％。随着年龄的增长,慢性非萎缩性胃炎的比例也呈上升趋势,其中原因主要与 H.pylori 感染率随年龄增长而上升有关。此外,慢性非萎缩性胃炎的患病率在不同国家和地区间存在较大差异,这可能与 H.pylori 感染率及遗传背景差异有关。

(二)发病机制

1.感染性因素

(1)幽门螺杆菌:H.pylori 感染是慢性胃炎的最主要病因,大量研究证实,H.pylori 感染者几乎都存在胃黏膜活动性炎症反应,同样慢性非萎缩性胃炎也与 H.pylori 感染密切相关。H.pylori毒力致病因子主要是 CagA、VacA、BabA、SabA、OipA、DupA 等,其中以 CagA 致病作用最强,这些毒力致病因子具有显著的基因多态性有助于适应宿主的定植环境并且有利于菌株持续感染。H.pylori 感染早期多表现为非萎缩性胃炎,感染后一般难以自发清除而导致终身感染(极少数患者可出现自然除菌),除非进行根除治疗,长期感染部分患者可发生胃黏膜萎缩和肠化,甚至是异型增生和胃癌,而 H.pylori 根除后胃黏膜炎症反应可减轻。H.pylori 的感染呈世界范围分布,我国属于 H.pylori 感染高发地区,感染率仍高达 50％。

(2)海尔曼螺杆菌:已知的胃内不同于 H.pylori 的另 1 株革兰氏阴性杆菌,同为螺杆菌属,人类感染率文献报道较少,多为胃镜检出结果,感染率明显低于 H.pylori(<1%),约有 5%的患者会同时感染 H.pylori。海尔曼螺杆菌可在人类胃黏膜定植引起胃黏膜损伤,但与 H.pylori相比,胃黏膜急性和慢性炎症程度相对轻,可能与胃黏膜螺杆菌的定植量有关。

(3)其他病菌:细菌(如分枝杆菌)、病毒(如巨细胞病毒、疱疹病毒)、寄生虫(如类圆线虫属、血吸虫或裂头绦虫)、真菌(如组织胞质菌)等感染亦可引起急慢性炎症反应,导致胃黏膜损伤。

2.非感染性因素

(1)物理因素:不良饮食习惯,如进食过冷、过热、过于粗糙或刺激的食物,长期作用可导致胃黏膜的损伤。

(2)化学因素:非甾体类抗炎药(NSAID,如阿司匹林、吲哚美辛)等药物和酒精可引起胃黏膜损伤。各种原因引起的幽门括约肌功能不全,可导致含有胆汁和胰液的十二指肠液反流入胃,削弱或破坏胃黏膜屏障功能,使胃黏膜遭到消化液所用,导致胃黏膜损伤。

(3)放射因素:一般发生于首次放射治疗后的 2～9 个月内,小剂量放射引起的胃黏膜损伤可以恢复,但高剂量放射导致的黏膜损伤往往是不可逆转的,甚至会引起萎缩以及缺血相关性溃疡。

(4)其他:嗜酸性粒细胞性、淋巴细胞性、肉芽肿性胃炎和 Menetrier 病相对少见。但随着克罗恩病在我国发病率的上升,肉芽肿性胃炎的诊断率可能会有所增加。此外,其他系统的疾病,如尿毒症、心力衰竭、门静脉高压症和糖尿病、甲状腺病、干燥综合征等也与慢性非萎缩性胃炎的发病有关。

(三)病理

慢性胃炎的过程是胃黏膜损伤与修复的慢性过程,其主要组织病理学特征是炎症、萎缩与肠化。然而,慢性非萎缩性胃炎的主要组织病理学特征是以淋巴细胞和浆细胞浸润为主要的慢性炎症,同时黏膜内无固有腺体减少。

慢性胃炎观察内容包括 5 项组织学变化和 4 个分级。5 项组织学变化分别为 H.pylori、慢性炎性反应(单个核细胞浸润)、活动性(中性粒细胞浸润)、萎缩(固有腺体减少)、肠化(肠上皮化生)。慢性非萎缩性胃炎的组织病理学特点中无腺体萎缩和肠上皮化生,因此,主要观察 H.pylori、慢性炎性反应、活动性 3 项组织学变化。4 个分级分别为 0 提示无,＋提示轻度,＋＋提示中度,＋＋＋提示重度。诊断标准采用我国慢性胃炎的病理诊断标准和新悉尼系统的直观模拟评分法。直观模拟评分法是新悉尼系统为提高慢性胃炎国际交流一致率而提出的。我国慢性胃炎的病理诊断标准较具体,易操作,与新悉尼系统基本类似。但我国标准仅有文字叙述,可因理解不同而造成诊断上的差异。与新悉尼系统评分图结合,可提高与国际诊断标准的一致性。

1.幽门螺杆菌

观察胃黏膜黏液层、表面上皮、小凹上皮和腺管上皮表面的 H.pylori。①无:特殊染色片上未见 H.pylori;②轻度:偶见或小于标本全长 1/3 有少数 H.pylori;③中度:H.pylori 分布超过标本全长 1/3 而未达 2/3 或连续性、薄而稀疏地存在于上皮表面;④重度:H.pylori 成堆存在,基本分布于标本全长。

2.慢性炎性反应

表现为黏膜层以淋巴细胞和浆细胞为主的慢性炎性细胞浸润,H.pylori 感染引起的慢性胃炎常见淋巴滤泡形成。根据黏膜层慢性炎性细胞的密集程度和浸润深度分级,两者不一致时以前者为主。正常,单个核细胞(淋巴细胞、浆细胞和单核细胞)每高倍视野不超过 5 个,如数量略超过正常而内镜下无明显异常,病理可诊断为基本正常;轻度,慢性炎性细胞浸润较少,局限于黏膜浅层,不超过黏膜层的 1/3;中度,慢性炎性细胞浸润较密集,浸润深度超过 1/3 而不及 2/3;重度,慢性炎性细胞浸润密集,浸润深度达黏膜全层。

3.活动性慢性炎性病变

背景上有中性粒细胞浸润时提示有活动性炎症,称为慢性活动性炎症,多提示存在 H.pylori感染。轻度,黏膜固有层有少数中性粒细胞浸润;中度,中性粒细胞较多存在于黏膜层,可见于表面上皮细胞、小凹上皮细胞或腺管上皮内;重度,中性粒细胞较密集或除中度所见外还可见小凹脓肿。

(四)临床表现

1.症状

大多数患者无明显自觉症状,部分有症状患者临床表现也缺乏特异性,常见表现为中上腹不适、饱胀、钝痛、烧灼痛等,也伴有食欲缺乏、嗳气、反酸、恶心等消化不良症状。症状一般无明显规律性,且严重程度与内镜下表现、胃黏膜病理组织学分级均无明显相关性。如病程时间久,少数患者可伴乏力、体重减轻等全身症状。

2.体征

大多数患者无明显临床体征,部分可有上腹部轻压痛。

(五)辅助检查

由于慢性非萎缩性胃炎临床症状无特异性,体征也很少,因此,慢性非萎缩性胃炎的确诊主要依赖于内镜检查和胃黏膜活检,尤其是胃黏膜活检的诊断价值更大。

1.实验室检查

(1)血清胃蛋白酶原检测:胃蛋白酶原(PG)是胃部分泌的胃蛋白酶无活性前体,通常约 1%的 PG 可通过胃黏膜进入血液循环,可分为胃蛋白酶原Ⅰ(PGⅠ)和胃蛋白酶原Ⅱ(PGⅡ)两种Ⅱ型,是反映胃体黏膜泌酸功能的良好指标,可提示胃底腺黏膜萎缩情况。

(2)血清胃泌素检测:胃泌素-17(G-17)是由胃窦 G 细胞合成和分泌的酰胺化胃泌素,是反映胃窦分泌功能的敏感指标之一,可提示胃窦黏膜萎缩状况。

2.幽门螺杆菌检测

H.pyIori 感染是慢性非萎缩性胃炎的最常见病因,因此,需要常规检测 H.pylori。H.pylori 检测方法分为侵入性和非侵入性两大类。侵入性指需要通过胃镜检查获取胃黏膜标本的相关检查,主要包括快速尿素酶试验、组织学检查、H.pylori 培养和组织 PCR 技术。非侵入性检查指不需要通过胃镜检查获得标本,包括血清抗体检测、^{13}C 或 ^{14}C 尿素呼气试验、粪便

H.pylori 抗原检测。不同检测方法具有各自优势和局限,需要根据实际情况选择最优方法,目前临床最常用的是^{13}C 或^{14}C 尿素呼气试验、快速尿素酶试验和组织学检查。

3.胃镜检查

慢性非萎缩性胃炎的诊断包括内镜诊断和病理诊断,确诊应以病理诊断为依据。电子染色放大内镜和共聚焦激光显微内镜对慢性非萎缩性胃炎的诊断和鉴别诊断有一定价值。

(1)普通白光内镜:白光内镜诊断是指内镜下肉眼成像方法所见的黏膜炎性变化,需与病理检查结果结合做出最终判断。内镜下将慢性胃炎分为慢性非萎缩性胃炎和慢性萎缩性胃炎两大基本类型。慢性非萎缩性胃炎内镜下可见黏膜红斑、黏膜出血点或斑块、黏膜粗糙伴或不伴水肿、充血渗出等基本表现,同时可存在糜烂、出血或胆汁反流等征象,这些在内镜检查中可获得可靠的证据。其中糜烂可分为 2 种类型,即平坦型和隆起型,前者表现为胃黏膜有单个或多个糜烂灶,其大小从针尖样到直径数厘米不等;后者可见单个或多个疣状、膨大皱襞状或丘疹样隆起,直径 5~10mm,顶端可见黏膜缺损或脐样凹陷,中央有糜烂。糜烂的发生可与 H.pylori 感染和服用黏膜损伤药物等有关。此外,通过白光内镜的特征性表现,也可以判断是否存在 H.pylori 感染。如 H.pylori 感染胃黏膜可见胃体-胃底部的点状发红、弥散性发红、伴随的集合细静脉的规律排列(RAC)消失、皱襞异常(肿大、蛇形、消失)、黏膜肿胀、增生性息肉、黄斑瘤、鸡皮样以及黏稠的白色混浊黏液等表现。

(2)电子染色放大内镜:能清楚地显示胃黏膜微结构和微血管,尽管慢性胃炎的放大像丰富多彩,但随着胃炎的进展,变化还是具有一定的规律。从正常胃底腺黏膜的放大像,到萎缩黏膜、肠上皮化生,胃黏膜的变化会具有相应的改变。如观察肠化区域时,NBI(内镜窄带成像术)模式下可见来自上皮细胞边缘亮蓝色的细线样反光,称之为亮蓝嵴(LBC)。研究发现 LBC 对于肠化诊断有较好的敏感性和特异性。

(3)共聚焦激光显微内镜:共聚焦激光显微内镜光学活检技术对胃黏膜的观察可达到细胞水平,能够辨认胃柱状上皮细胞、胃小凹、上皮下间质、间质内细胞和组织、血管以及胃上皮表面的 H.pylori,凭借这些变量,对慢性胃炎的诊断和组织学变化分级(慢性炎性反应、活动性、萎缩和肠化生)具有一定的参考价值。同时,光学活检可选择性对可疑部位进行靶向活检,有助于提高活检取材的准确性。慢性非萎缩性胃炎在共聚焦激光显微内镜下观察,主要表现为水肿、H.pylori 的感染、上皮细胞轮廓不清,胃小凹形态与数目改变,胃小凹间质的增宽等。

(4)血红蛋白指数测定:血红蛋白指数(IHB)测定是一种内镜下光学技术,主要原理是将胃黏膜表层镜下区域内血红蛋白含量通过二维分布近似度以图像显示出来。胃黏膜有丰富微血管分布,IHB 的色调变化可以反映微血管中所含血红蛋白含量,通过以正常的胃黏膜 IHB 值设定标准区间,对 IHB 值的高、低部分相应地进行色彩强调处理,从而获取内镜图像中的红色、绿色、蓝色等成分,进而推导出血红蛋白的浓度指数。慢性胃炎患者黏膜色调的改变与炎症程度有一定的关系,设定 IHB 标准数值区间后正常的胃黏膜组织呈绿色;在慢性非萎缩性胃炎的胃黏膜组织中,因为炎症反应的存在,使局部血流量增多导致 IHB 值高造成黏膜颜色增高而呈现偏暖色调,如黄色、红色;而慢性萎缩性胃炎由于黏膜及腺体发生萎缩,微血管减少,血流亦减少故而呈现为蓝色等偏冷色调。已有研究显示,IHB 测定对诊断慢性胃炎的类型、严重程度,以及是否存在 H.pylori 感染具有意义,因此可提高对慢性非萎缩性胃炎诊断的准确性。

（六）诊断与鉴别诊断

1.诊断

多数慢性胃炎患者无任何症状,有症状者主要为消化不良,且为非特异性;有无消化不良症状及其严重程度与慢性胃炎的内镜所见和胃黏膜的病理组织学分级无明显相关性。部分慢性胃炎患者可出现上腹痛、饱胀等消化不良的症状。有消化不良症状的慢性胃炎与功能性消化不良患者在临床表现和精神心理状态上无明显差异。有学者发现功能性消化不良患者中85%存在胃炎,且51%合并 H.pylori 感染。该比例在不同地区因 H.pylori 感染率不同而异。部分慢性胃炎患者可同时存在胃-食管反流病和消化道动力障碍,尤其在一些老年患者,其下食管括约肌松弛和胃肠道动力障碍尤为突出。

慢性非萎缩性胃炎内镜下可见黏膜红斑、黏膜出血点或斑块、黏膜粗糙伴或不伴水肿、充血、渗出等基本表现。其中糜烂性胃炎分为两种类型,即平坦型和隆起型,前者表现为胃黏膜有单个或多个糜烂灶,其大小从针尖样到直径数厘米不等;后者可见单个或多个疣状、膨大皱襞状或丘疹样隆起,直径 5～10mm,顶端可见黏膜缺损或脐样凹陷,中央有糜烂。慢性非萎缩性胃炎的确诊需要病理诊断,黏膜内慢性炎性细胞(单个核细胞,主要是淋巴细胞、浆细胞)浸润为主,无肠化生等萎缩表现。

2.鉴别诊断

(1)功能性消化不良:临床较常见,症状与本病相似,主要是上腹饱胀不适、餐后不适、上腹隐痛等非典型症状。常与情绪状态、睡眠质量等主观因素相关,内镜检查可无黏膜改变。

(2)非甾体类抗炎药(NSAIDs)相关化学性胃炎:常发生于服用 NSAIDs 治疗的患者,轻者可无症状,也可出现烧灼感、上腹痛、恶心及呕吐,少数出现消化性溃疡,甚至消化道出血。内镜下可见红斑、糜烂、微出血灶,甚至弥散性出血及溃疡,特征性病理改变是胃小凹上皮细胞增生,很少或无炎细胞浸润,与本病完全不同。

(3)胆汁反流性胃炎:患者出现上腹痛、胆汁性呕吐、消化不良等症状,结合曾行远端胃切除术、胆系疾病史诊断并不困难。但需进一步行内镜及组织学检查,组织病理学改变类似NSAIDs 相关化学性胃炎。确诊需进行胃内 24 小时胆红素监测、^{99m}Tc-EHIDA 核素显像等检查。

(4)淋巴细胞性胃炎:临床较少见,症状无特异性,主要表现为体重下降、腹痛、恶心及呕吐。常累及胃体黏膜,内镜可以观察到痘疮样病灶、肥大皱襞、糜烂灶,组织学检查可明确诊断。100 个胃腺上皮细胞内淋巴细胞浸润超过 25 个即可诊断。幽门螺杆菌的检出率约占63%,约 10%的乳糜泻患者有淋巴细胞性胃炎。

(5)嗜酸性细胞性胃炎:以胃壁嗜酸性细胞浸润为特征,常伴有外周血嗜酸粒细胞升高。病变可浸润至胃壁黏膜、黏膜下、肌层以及浆膜。病因不甚明确,50%的患者有个人或家族过敏史(如哮喘、过敏性鼻炎、荨麻疹),部分患者症状可由某些特殊食物引起。血中IgE 水平增高,被认为是外源性或内源性过敏源造成的变态反应所致。临床表现多样,无特异性,主要有腹痛、恶心、呕吐、腹泻,少数出现腹膜炎、腹水等。诊断依据:①进食特殊食物后出现胃肠道症状;②外周血嗜酸粒细胞升高。镜下活检证实胃壁嗜酸性细胞明显增多。

(七)治疗

慢性非萎缩性胃炎的治疗应尽可能针对病因,遵循个体化原则。治疗目的包括去除病因、保护胃黏膜、缓解症状,从而改善患者的生活质量,同时要改善胃黏膜炎症,以阻止非萎缩性胃炎进展,减少或防止萎缩性胃炎、肠上皮化生、上皮内瘤变及胃癌的发生。然而,对于无症状、H.pylori 阴性的慢性非萎缩性胃炎无需特殊治疗。

目前,某些食物摄入与慢性胃炎症状之间的关系尚无明确临床证据,同时也缺乏饮食干预疗效的相关大型临床研究,但饮食习惯和生活方式的调整一直是慢性胃炎治疗不可或缺的一部分。因此,常规建议患者改善饮食与生活习惯,如避免过多饮用咖啡、大量饮酒和长期大量吸烟,同时尽量避免长期大量服用引起胃黏膜损伤的药物,如 NSAID 等。

H.pylori 感染是慢性非萎缩性胃炎的主要病因,既往 H.pylori 胃炎是否均需要根除尚缺乏统一意见。随着 H.pylori 研究深入,目前国内最新 H.pylori 感染处理共识推荐 H.pylori 阳性的慢性胃炎,无论有无症状和并发症,均应进行根除治疗,除非有抗衡因素存在(包括患者伴存某些疾病、社区高再感染率、卫生资源优先度安排等)。大量研究证实,及时根除 H.pylori 后,部分患者消化道症状能得到控制,同时胃黏膜的炎症能明显好转。H.pylori 根除治疗采用我国第 5 次 H.pylori 共识推荐的铋剂四联根除方案:PPI+铋剂+2 种抗菌药物,疗程为 10 天或 14 天,推荐抗生素有阿莫西林、呋喃唑酮、四环素、甲硝唑、克拉霉素、左氧氟沙星。同时,根除治疗后所有患者都应常规进行 H.pylori 复查,评估根除疗效;评估最佳的非侵入性方法是尿素呼气试验,应在治疗完成后至少 4 周进行。

服用 NSAID 等药物引起胃黏膜损伤患者,首先应根据患者使用药物的治疗目的评估是否可以停用该药物;对于必须长期服用者,应进行 H.pylori 筛查并根除,并根据病情或症状的严重程度选用质子泵抑制剂(PPI)、H_2 受体拮抗剂(H_2RA)或胃黏膜保护剂。已有多项高质量临床试验研究显示,PPI 是预防和治疗 NSAID 相关消化道损伤的首选药物,疗效优于 H_2RA 和胃黏膜保护剂。

胆汁反流也是慢性非萎缩性胃炎的病因之一。胆汁反流入胃可削弱或破坏胃黏膜屏障功能,起到消化液作用,从而产生炎性反应、糜烂、出血和上皮化生等病变。促动力药如盐酸伊托必利、莫沙必利和多潘立酮等可防止或减少胆汁反流,铝碳酸镁制剂有结合胆酸作用增强胃黏膜屏障功能,从而减轻或消除胃黏膜损伤。此外,有条件者可短期服用熊去氧胆酸制剂。

对于有胃黏膜糜烂和(或)以上腹痛和上腹烧灼感等症状为主者,考虑胃酸、胃蛋白酶在其中所起的重要作用,可根据病情或症状严重程度选用胃黏膜保护剂、H_2RA 或 PPI。以上腹饱胀、恶心或呕吐等为主要症状者,考虑可能与胃排空迟缓相关,结合胃动力异常是慢性胃炎不可忽视的因素,因此,促动力药可改善上述症状。在促动力药物选择中需要注意,多潘立酮是选择性外周多巴胺 D_2 受体拮抗剂,能增加胃和十二指肠动力,促进胃排空。有报道显示多潘立酮在每日剂量超过 30mg 和(或)伴有心脏病患者、接受化学疗法的肿瘤患者、电解质紊乱等严重器质性疾病的患者、年龄>60 岁的患者中,发生严重室性心律失常,甚至心源性猝死的风险可能升高。因此,2016 年 9 月多潘立酮说明书有关药物安全性方面进行了修订,建议上述患者应用时要慎重或在医师指导下使用。莫沙必利是选择性 5-羟色胺 4 受体激动剂,能促进食管动力、胃排空和小肠传输,临床上治疗剂量未见心律失常活性,对 QT 间期亦无临床有意义的影响。伊托必利为多巴胺 D_2 受体拮抗剂和乙酰胆碱酯酶抑制剂,2016 年"罗马功能性胃肠病"提出,盐酸伊托必利可有效缓解早饱、腹胀等症状,而且安全性好,不良反应发生率低。具有明显的进食相关的腹胀、食欲缺乏等消化不良症状者,可考虑应用消化酶制剂。推荐餐中服用,效果优于餐前和餐后服用,以便在进食同时提供充足的消化酶,帮助营养物质消化,缓解相应症状。我国常用的消化酶制剂包括复方阿嗪米特肠溶片、米曲菌胰酶片、胰酶肠溶胶囊、复方消化酶胶囊等。

中医药治疗可拓宽慢性胃炎治疗途径,在治疗慢性胃炎伴消化不良方面有其独特的理论和经验。根据我国慢性胃炎中医诊疗共识意见,慢性非萎缩性胃炎的基本病机为胃膜受伤,胃失和降;以餐后饱胀不适为主症者,属于中医"胃痞"的范围,以上腹痛为主症者,属于中医"胃痛"范畴。中医药治疗主要采用辨证治疗、随症加减、中成药治疗和针灸治疗等方法,可改善部分患者消化不良症状,甚至可能有助于改善胃黏膜病理状况,但目前尚缺乏多中心、安慰剂对照、大样本、长期随访的临床研究证据。对于常规西医治疗效果不佳的患者,可以采用中医药治疗或者中西医结合治疗。

精神心理因素与消化不良症状发生相关,尤其是焦虑症和抑郁症患者。抗抑郁药物或抗焦虑药物可作为伴有明显精神心理因素者,以及常规治疗无效和疗效差者的补救治疗,包括三环类抗抑郁药或选择性 5-羟色胺再摄取抑制剂等。在服用抗焦虑或抑郁药期间,要遵从医嘱坚持规律服用药物,定期复诊,调整用药方案,监测药物的不良反应。

(八)预后

慢性非萎缩性胃炎的转归包括逆转、持续稳定和病变加重等情况。多数慢性非萎缩性胃炎患者经积极治疗可好转或痊愈,绝大多数预后良好,特别是不伴有 H.pylori 持续感染者。但少数患者可能随着疾病发展出现胃黏膜萎缩和/或肠上皮化生、上皮内瘤变,严重者甚至可发展为胃癌,故应予以高度重视,同时进行早期胃癌筛查及内镜诊治。

(九)预防

针对可引起慢性非萎缩性胃炎的常见病因,健康的饮食习惯和生活方式也是预防的重要一步。建议日常饮食要有节制,宜淡、衡、软、温、缓、细,同时要避免吸烟、酗酒、咖啡、浓茶等不良生活方式。尽量避免长期大量服用引起胃黏膜损伤的药物(如 NSAID),若因特殊原因需服用此类药物,则应同时适当使用抑酸剂或胃黏膜保护剂以避免胃黏膜的进一步损伤。H.pylori 感染是慢性非萎缩性胃炎的最常见病因,《幽门螺杆菌胃炎京都全球共识》提出 H.pylori 胃炎实际上是一种传染病,具有明确的传染途径,可以在人-人之间传播,感染者和可能包括被污染水源是最主要的传染源。口-口和粪-口是其主要传播途径,以口-口传播为主,此外医源性传播也是途径之一。口-口传播主要通过唾液在母亲至儿童和夫妻之间传播,粪-口传播主要通过感染者粪便污染水源传播。儿童和成人均为易感人群,有家庭聚集性。因此,针对 H.pylori 的传染源、易感人群以及传播途径采用措施,预防 H.pylori 感染是预防慢性非萎缩性胃炎最有效和经济的手段。

二、慢性萎缩性胃炎

慢性萎缩性胃炎是指胃黏膜的固有腺体(幽门腺或胃底腺)的数目减少、消失或腺管长度缩短、黏膜厚度变薄的一种慢性胃炎。胃黏膜萎缩分为单纯性萎缩和化生性萎缩,即肠化生也属于萎缩。根据萎缩性胃炎发生的部位结合血清壁细胞抗体,将慢性萎缩性胃炎分为 A 型(胃体炎、壁细胞抗体阳性)及 B 型(胃窦炎、壁细胞抗体阴性)。目前多数人认为引起胃壁黏膜萎缩的主要原因是幽门螺杆菌的感染。

(一)诊断与鉴别诊断

1.诊断

临床症状无特异性,常见上腹胀、隐痛、嗳气等消化不良症状,可伴有贫血。

(1)内镜下特征:病变最先从胃窦部小弯侧开始,沿胃小弯逐渐向上发展,呈倒"V"字形,萎缩灶逐渐融合,最后整个胃黏膜可被化生的黏膜所取代。由于萎缩性胃炎是灶性分布,活检需要多点进行,从胃窦、移行部、胃体小弯及大弯侧、前后壁侧各取一块,至少应从胃窦、胃体大弯及小弯、移行部、贲门部的小弯侧各取一块,以防漏诊,并了解萎缩的范围。

(2)病理:主要特点为多发分布的萎缩、化生及炎症灶。这种多灶性萎缩性胃炎是慢性萎缩性胃炎最常见的形式。早期的病灶集中于胃窦,胃体也可受累但数量少、程度轻,H.pylori的持续感染是其进展到萎缩性胃炎的重要因素。肠化生是萎缩性胃炎的常见病变。肠化上皮由吸收细胞、杯状细胞及潘氏细胞等正常肠黏膜成分构成。根据细胞形态及分泌黏液类型分为小肠型完全肠化生、小肠型不完全肠化生、大肠型完全肠化生和大肠型不完全肠化生。Whithcad 将萎缩性胃炎分三度:①轻度:为只有 1~2 组腺管消失;②重度:为全部消失或仅留 1~2 组腺管;③中度:则介于两者之间。也有人根据萎缩的程度将其分为 3 级:①轻度:固有腺的萎缩不超过原有腺体 1/3,大部分腺体保留,黏膜层结构基本完整;②中度:萎缩的固有腺占腺体 1/3~2/3,残留的腺体分布不规则,黏膜层结构紊乱、变薄。③重度:2/3 以上的固有腺萎缩或消失,仅残留少量散在的腺体,或萎缩部被增生和化生的腺体所替代,黏膜层变薄,结构明显紊乱。

2.鉴别诊断

(1)淋巴细胞性胃炎:临床较少见,症状无特异性,主要表现为体重下降、腹痛、恶心及呕吐,常累及胃体黏膜,内镜可以观察到痘疮样病灶、肥大皱襞、糜烂灶。明确诊断靠组织学检查,100 个胃腺上皮细胞内淋巴细胞浸润超过 25 个即可诊断。

(2)嗜酸粒细胞性胃炎:以胃壁嗜酸性细胞浸润为特征,常伴有外周血嗜酸粒细胞升高,病变可浸润至胃壁黏膜、黏膜下、肌层以及浆膜。病因不甚明确,50％的患者有个人或家族过敏史(如哮喘、过敏性鼻炎、荨麻疹),部分患者症状可由某些特殊食物引起,血中 IgE 水平增高,被认为是外源性或内源性过敏源造成的变态反应所致。临床表现多样,无特异性,主要有腹痛、恶心、呕吐、腹泻,少数出现腹膜炎、腹水等。诊断依据:①进食特殊食物后出现胃肠道症状;②外周血嗜酸粒细胞升高;③内镜下活检证实胃壁嗜酸粒细胞明显增多。

(3)胆汁反流性胃炎:患者出现上腹痛、胆汁性呕吐、消化不良等症状,可有胃切除术和胆系疾病史。其组织病理学改变与萎缩性胃炎不同,较少有炎性细胞浸润。确诊需进行胃内 24 小时胆红素监测、^{99m}Tc-EHIDA 核素显像等检查。

(4)消化性溃疡:发病也与食物、环境危险因素及 H.pylori 感染有关,可有腹痛、反酸、恶心、呕吐等消化道症状,病史较长。但溃疡病的腹痛多呈节律性、慢性周期性、季节性,发病年龄较萎缩性胃炎更早一些,常合并出现上消化道出血、幽门梗阻及穿孔。确诊需在胃镜下发现典型的溃疡病灶。

(二)治疗

1.胃酸低或缺乏

可给予稀盐酸每次 5～10mL、胃蛋白酶合剂每次 5～10mL,或复方消化酶胶囊(商品名达吉)1～2 粒,3 次/d。复方消化酶含有包括胃蛋白酶在内的 6 种消化酶,并含熊去氧胆酸,故该药除了可用于治疗慢性萎缩性胃炎胃酸低或缺乏造成的消化不良之外,还能促进胆汁分泌,增强胰酶活性,促进脂肪和脂肪酸的分解,带动脂溶性维生素的吸收。恶性贫血患者注意补充营养,给予高蛋白质饮食,补充维生素 C,必要时予以铁剂。

2.胃酸不低而疼痛较明显

可服制酸解痉剂。应用制酸药可以提高胃内 pH 值,降低 H^+ 浓度,减轻 H^+ 对胃黏膜的损害及 H^+ 的反弥散程度,从而为胃黏膜的炎症修复创造有利的局部环境。同时,低酸又可以促进促胃液素释放,促胃液素具有胃黏膜营养作用,促进胃黏膜细胞的增殖和修复。依患者的病情选择质子泵抑制药(包括奥美拉唑、兰索拉唑、雷贝拉唑、埃索美拉唑等)。

3.胃黏膜保护药

主要作用就是增强胃黏膜屏障功能,增强胃黏膜抵御损害因素的能力。按其作用机制及药物成分,有以下几类:①硫糖铝:1g,3 次/d;②三钾二枸橼酸络合铋:是铋剂和枸橼酸的络合盐,该药主要是在局部起到黏膜保护作用,并有杀灭 H.pylori 的作用,240mg,2 次/d;③前列腺素类药物:前列腺素(PG)是体内广泛存在的自体活性物质。PG 对胃的作用主要表现为 PGE 和 PGI 均抑制胃酸的基础分泌和受刺激后的分泌;PGE 对胃黏膜具有保护作用,包括促进黏液及重碳酸盐的合成和分泌,增进黏膜血流量及细胞修复等。此外,PG 对人体其他系统如循环系统、血液系统等均有作用。用于胃炎治疗的前列腺素包括恩前列腺素、罗沙前列腺素、米索前列醇等。目前,只有米索前列醇用于临床;④替普瑞酮:亦称施维舒,其功能为促进胃黏膜微粒体中糖脂质中间体的生物合成,促使胃黏膜及胃黏液的主要防御因子高分子糖蛋白和磷脂增加,提高胃黏膜的防御功能,并能促使胃黏膜损伤愈合。该药对胃黏膜的保护作用可能有如下机制:增加局部内源性 PG 的生成,尤其可以促进 PGE 的合成,防止非甾体类消炎药所引的胃黏膜损害;增加黏液表面层大分子糖蛋白,维持黏液层和黏液屏障的结构和功能;能有效地增加胃黏膜血流,促使胃黏膜损害的修复。该药用药量为 50mg,3 次/d,饭后 30 分钟内服。该药可出现头痛、恶心、便秘、腹胀等不良反应,有的出现皮肤瘙痒、皮疹,丙氨酸转氨酶和天冬氨酸转氨酶可轻度上升等,停药后即能恢复正常;⑤依安欣:新型胃黏膜保护药,是一种有机锌化合物,化学名称醋氨己酸锌。它通过增加胃黏膜血流量,促进胃黏膜分泌,促进细胞再生,稳定细胞膜,对胃黏膜具有保护作用;⑥谷氨酰胺:其主要成分为 L 谷氨酰胺。谷氨酰胺是人体内最丰富的游离氨基酸,其对维护体内多种器官的功能起重要作用。研究表明,L谷氨酰胺对胃黏膜有明显的保护作用,其机制尚不完全清楚。有报道认为,它可以促进黏蛋白的生物合成,使胃黏液量增多。此外,谷氨酰胺还有促进胃黏膜细胞增殖的作用。其代表药物为麦滋林和国产的自维。药物的不良反应有恶心、呕吐、便秘、腹泻及腹痛。

4.胃肠激素类

目前已发现的数十种胃肠激素中,有一些对胃黏膜具有明显增强作用及防御功能:①表皮生长因子:分布于涎腺、十二指肠 Brnnner 腺、胰腺等组织。在胃肠道的主要作用为抑制胃酸分泌和促进胃肠黏膜细胞增生、修复。此外,在胃肠激素族中,转化生长因子 α、成纤维细胞生长因子、神经降压素、降钙素基因相关肽、蛙皮素等有胃黏膜保护效应,在增强胃黏膜防御功能方面具有重要作用;②生长抑素:主要由胃黏膜 D 细胞分泌,也分布于中枢神经系统及胃肠道和胰腺等多种组织中。

5.中医中药治疗

对胃炎的治疗历史悠久,采用辨证施治的治疗取得了良好的治疗效果,在临床应用中较为广泛。某些中成药如增生平等对防止肠化生和不典型增生的加重有一定意义。

因有癌变可能,故对有大肠不完全肠化、不典型增生的 H.pylori 阳性的患者,应积极根除H.pylori,应每 6～12 个月定期进行胃镜复查,及时了解病变发展情况。

三、多灶萎缩性胃炎

(一)流行病学

1992 年 Correa 提出肠型胃癌的发生、发展模式,即正常胃黏膜-慢性浅表性胃炎-慢性萎缩性胃炎-肠上皮化生-异型增生-肠型胃癌这一演变过程,因此,萎缩是肠型胃癌发展中的重要一环,有证据表明胃癌发生的危险性与胃黏膜萎缩的范围和程度相关,萎缩是胃癌发生的癌化区域。由于大多数萎缩性胃炎患者并无任何临床症状,很多患者不能被及时诊断,因此,多灶萎缩性胃炎患者的患病率并不清楚,同时,许多国家也缺乏这方面的临床数据。然而,肯定的是多灶萎缩性胃炎在人群中相当普遍,同时不同人群中患病率差别很大,尤其是在中国和日本,明显高于世界其他国家。部分中国和日本研究提示,萎缩性胃炎检出率在检查人群中高达60%～90%,而其他国家一般低于 50%。此外,萎缩的发生与年龄密切相关,随着年龄的增长,萎缩检出率也增加,70～80 岁人群高达 60%～70%,可以说老年人发生不同程度的胃黏膜的萎缩,是一种生理性的自然老化过程,应该坦然地面对。胃癌高发的亚洲国家,中青年群中萎缩性胃炎的比例明显高于其他国家,然而,中青年出现的萎缩需要引起重视,需要检查病因,并积极干预和治疗。

(二)发病机制

1.幽门螺杆菌

目前认为 H.pylori 感染是多灶萎缩性胃炎的最主要病因。H.pylori 胃炎主要有 2 种不同模式和临床结局。其中一种表现为全胃炎,可引起多灶萎缩,萎缩可同时累及胃窦、胃体、胃底等部位。这种模式的胃炎容易发展成胃溃疡和胃癌,在发展中及亚洲国家多见。同时,已有大量研究证实,根除 H.pylori 可显著改善胃黏膜炎性反应,阻止或延缓胃黏膜萎缩、肠化生发生和发展,部分逆转萎缩。

2.宿主和环境因素

目前认为,H.pylori 感染是否发展成多灶萎缩性胃炎与患者基因易感性(如白细胞介素-1β 等细胞因子基因多态性)、环境因素(吸烟、高盐饮食等)以及菌株毒力(毒力因子)有关。

3.年龄

年龄与慢性胃炎发病有关,慢性胃炎特别是萎缩性胃炎的患病率随年龄增加而上升。

4.其他

如物理因素(不良饮食习惯)、化学因素(如 NSAID 药物、酒精、胆汁等)也可导致胃黏膜损伤,如损伤持续存在,最终引起萎缩发生。

(三)病理

2005 年国际萎缩研究小组提出胃黏膜萎缩程度及范围的分期标准,即慢性胃炎 OLGA 分期评估系统,基于胃炎新悉尼系统对萎缩程度的半定量评分方法,采用胃炎分期代表胃黏膜萎缩范围及程度,将慢性胃炎的组织病理学与癌变危险性联系起来,高危等级 OLGA 分期(Ⅲ 或 Ⅳ 期)与胃癌高风险密切相关,为临床医师预测病变进展和制订疾病管理措施提供更为直观的信息。已有多项研究表明,慢性胃炎 OLGA 分期能够有效将患者按照胃癌发生的危险性进行分层并指导临床治疗与随访。考虑 OLGA 分期在医师间判断的一致率相对低,2010 年又提出根据胃黏膜肠化的 OLGIM 分期标准,与 OLGA 相比,OLGIM 分期系统有较高的医师间诊断一致率,但是一些潜在的胃癌高危个体可能被遗漏。有研究显示,与 OLGA 相比,OLGIM 可使约 1/3 的病例分期下调;按 OLGA 分期定为高危的病例中,小于 1/10 的病例则被 OLGIM 定为低危,因此,OLGIM 低危等级不可等同于胃癌发生低危。同样国内研究显示,胃癌组与非胃癌组 OLGA Ⅲ～Ⅳ 期的比例分别是 52.1% 和 22.4%,OLGIM Ⅲ～Ⅳ 期的比例分别是 42.3% 和 19.9%($P<0.01$)。因此,相比较而言,OLGA 分期更能有效地根据胃癌风险程度将胃炎患者进行风险分层。目前临床实践中,推荐 OLGA 和 OLGIM 分期结合使用,可更精确地预测胃癌风险。

结合我国实际情况和国际相关指南共识,我国中华医学会病理分会消化病理学组于 2017年制定了《慢性胃炎及上皮性肿瘤胃黏膜活检病理诊断共识》,旨在进一步提高胃黏膜活检标本病理诊断的重复性和准确性,为临床进一步诊疗提供可靠、合理的病理依据。

1.萎缩

萎缩指胃固有腺减少,分为两种类型:①化生性萎缩:胃固有腺被肠上皮化生腺体或被假幽门化生腺体替代;②非化生性萎缩:胃固有腺被纤维、纤维肌性组织替代或炎性细胞浸润引起固有腺数量减少。萎缩程度以胃固有腺减少各 1/3 来计算。轻度,固有腺体数减少不超过原有腺体的 1/3;中度,同有腺体数减少介于原有腺体的 1/3～2/3;重度,固有腺体数减少超过2/3,仅残留少数腺体,甚至完全消失。

2.OLGA 分期

按照胃炎新悉尼系统标准对每块活检组织进行萎缩程度 4 级评分:0 分,无萎缩;1 分,轻度萎缩;2分,中度萎缩;3分,重度萎缩。然后综合胃窦(包括胃角切迹)和胃体黏膜的萎缩程度评分结果,根据慢性胃炎 OLGA 评估系统分期标准及方法进行分期。

　　3.肠上皮化生

　　轻度,肠上皮化生区占腺体和表面上皮总面积 1/3 以下;中度,肠上皮化生区占腺体和表面上皮总面积的 1/3～2/3;重度,肠上皮化生区占腺体和表面上皮总面积的 2/3 以上。

　　4.OLGIM 分期

　　按照胃炎新悉尼系统标准对每块活检组织进行肠化生程度 4 级评分:0 分,无肠化生;1 分,轻度肠化生;2 分,中度肠化生;3 分,重度肠化生。然后综合胃窦(包括胃角切迹)和胃体黏膜的肠化生程度评分结果,根据胃黏膜肠化生的 OLGIM 评估系统分期标准及方法进行分期。

(四)临床表现

　　1.症状

　　临床表现缺乏特异性,亦可无明显症状,有症状者可表现为中上腹不适、饱胀、钝痛、烧灼痛等,也可伴有食欲缺乏、嗳气、反酸、恶心等消化不良症状。症状的严重程度与内镜下表现、胃黏膜病理组织学分级均无明显相关。

　　2.体征

　　大多数无明显临床体征,有时可有上腹部轻压痛。

(五)辅助检查

　　1.内镜检查

　　(1)普通白光胃镜检查:可见胃黏膜红白相间,以白相为主,皱襞变平甚至消失,部分黏膜血管显露,可伴有颗粒或结节改变。虽然胃黏膜萎缩白光内镜下有相应的特征性改变,但对临床的诊断意义不大,萎缩的确诊需要靠病理活检。内镜病理取材方面建议 5 块活检:2 块取自距幽门 2～3cm 的胃窦处(1 块取自胃小弯远端,另 1 块取自胃大弯远端),2 块取自距贲门8cm 处的胃体(1 块取自胃小弯,1 块取自胃大弯),1 块取自胃角。此外,早期或多灶慢性萎缩性胃炎胃黏膜萎缩呈灶状分布。需注意的是取材于糜烂或溃疡边缘的黏膜常存在腺体破坏,其导致的腺体数量减少不能被视为慢性萎缩性胃炎。此外,活检组织太浅、组织包埋方向不当等因素均可影响萎缩的判断,没看到固有膜全层是不能判断有无萎缩的。此外,内镜下根据萎缩的部位和范围,可采用 Kimura-Takemoto 进行分型,分为闭合型(C-Ⅰ～C-Ⅲ)和开放型(O-Ⅰ～O-Ⅲ)。

　　(2)电子染色放大内镜:能清楚地显示胃黏膜微结构和微血管,尽管慢性胃炎的放大像丰富多彩,但随着胃炎的进展,变化还是具有一定的规律。从正常胃底腺黏膜的放大像,到萎缩黏膜、肠上皮化生,胃黏膜的变化会具有相应的改变。Sakaki 分型标准将胃小凹分为六大基本类型,分别为 A～F 型,其中萎缩性胃炎胃黏膜胃小凹呈 C 型,即稀疏而粗大的线状小凹,主要存在于轻度或中度萎缩性胃炎的胃黏膜以及部分伴有轻度肠上皮化生的胃黏膜;重度萎缩性胃炎胃黏膜胃小凹呈 D 型,即斑块状小凹,主要分布于中重度萎缩性胃炎以及伴有中重度肠上皮化生的胃黏膜,表现为较为粗大的小凹所围成的斑块状或网格状形态。此外,观察肠化区域时,内镜窄带成像术(NBI)模式下可见来自上皮细胞边缘亮蓝色的细线样反光,称为亮蓝嵴(LBC)。研究发现,LBC对于肠化诊断有较好的敏感性和特异性。

(3)共聚焦激光显微内镜:对胃黏膜的观察可达到细胞水平,能够辨认胃柱状上皮细胞、胃小凹、上皮下间质、间质内细胞和组织、血管以及胃上皮表面的 H.pylori,凭借这些变量,对慢性胃炎的诊断和组织学变化分级(慢性炎性反应、活动性、萎缩和肠化生)具有一定的参考价值。固有腺体萎缩在共聚焦激光显微内镜下观察,可表现为胃小凹稀疏、间质增宽、排列不规则,严重时胃小凹数目显著减少、开口扩张、上皮下毛细血管数目减少。小凹数目减少和开口扩张诊断固有腺体萎缩的敏感性和特异性分别为 83.6% 和 99.6%。肠上皮化生在共聚焦激光显微内镜表现为胃黏膜中可见杯状细胞、柱状吸收细胞、刷状缘和绒毛状上皮结构,诊断敏感性、特异性分别为 98.1% 和 95.3%。

2.胃功能检测

(1)血清胃泌素检测:胃泌素-17(G-17)是由胃窦 G 细胞合成和分泌的酰胺化胃泌素,主要生理功能为促进胃液,特别是胃酸分泌,同时可促进胃黏膜细胞增殖与分化,其分泌主要受胃内 pH、G 细胞数量和进食(蛋白质是最佳刺激物)的影响。它是反映胃窦分泌功能的敏感指标之一,可以提示胃窦黏膜萎缩状况或是否存在异常增殖。因此,G-17 测定有助于判断萎缩是否存在及其分布部位和程度。胃体萎缩者,泌酸腺减少,胃内呈现低胃酸状态,导致血清胃泌素 G-17 水平升高;胃窦萎缩者,G 细胞的数量减少,血清胃泌素 G-17 水平下降;全胃萎缩者(多灶萎缩)则 G-17 降低。

(2)血清胃蛋白酶原检测:胃蛋白酶原(PG)可分为胃蛋白酶原Ⅰ(PGⅠ)和胃蛋白酶原Ⅱ(PGⅡ)两种亚型。PGⅠ主要由胃底腺的主细胞和颈黏液细胞分泌;而 PGⅡ除了胃底腺分泌外,胃窦幽门腺和近端十二指肠 Brunner 腺也能分泌。PG 是反映胃体黏膜泌酸功能的良好指标,被称为"血清学活检"。当胃底腺萎缩时,主细胞减少,PGⅠ含量下降;当萎缩性胃炎伴有肠化及胃窦幽门腺向胃体延伸,出现胃底腺假幽门腺化生,PGⅡ含量也随之升高,萎缩性胃炎组 PGⅠ和 PGR(PGⅠ/PGⅡ比值)降低,且与萎缩部位及程度有显著相关性,随萎缩程度的加重呈进行性下降趋势。以胃体部为主的萎缩性胃炎,PGⅠ和 PGR 比胃窦为主的萎缩性胃炎下降明显。

(3)幽门螺杆菌检查:H.pylori 感染是多灶萎缩性胃炎的最主要病因,研究显示,根除 H.pylori 可以改善,甚至逆转萎缩,因此,H.pylori 检查尤为重要。目前 H.pylori 检查分为侵入性检查和非侵入性,主要有快速尿素酶试验、组织学检查、细菌培养、组织 PCR 技术、血清抗体检测、^{13}C 或 ^{14}C 尿素呼气试验、粪便抗原检测等。

(六)诊断与鉴别诊断

多灶萎缩性胃炎患者多无临床症状,即使有症状也缺乏特异性,而且缺乏特异性体征,因此根据症状和体征难以做出慢性胃炎的正确诊断。多灶萎缩性胃炎的确诊主要依赖内镜检查和胃黏膜活检组织学检查,尤其是后者的诊断价值更大。萎缩性胃炎的诊断应力求明确病因,考虑 H.pylori 是最常见病因,因此建议常规检测 H.pylori。此外,胃泌素、胃蛋白酶原可间接评估胃萎缩部位和程度,结合 H.pylori 检测,已被广泛用于早期胃癌筛查,但其诊断界限值因地区胃癌发病率、胃癌类型以及检测方法等因素而异。多灶萎缩性胃炎首先需要与自身免疫性胃炎相鉴别,如果怀疑自身免疫所致者建议检测血清维生素 B_{12} 以及壁细胞抗体、内因子抗体等。临床上部分多灶萎缩性胃炎与慢性非萎缩性胃炎患者一样可能同时存在其他消化系疾病,需要注意鉴别。

(七)治疗

多灶萎缩性胃炎的治疗应尽可能针对病因。治疗目的包括去除病因、缓解症状、改善胃黏膜萎缩和预防癌变。

1.饮食和生活方式调整

清淡饮食,避免刺激、粗糙食物,避免过多饮用咖啡、大量饮酒和长期大量吸,同时尽量避免长期大量服用引起胃黏膜损伤的药物(如 NSAID)。

2.根除 H.pylori 治疗

H.pylori 感染是多灶萎缩性胃炎的主要病因,根据目前国内最新 H.pylori 感染处理共识推荐证实 H.pylori 阳性的萎缩性胃炎,均应进行 H.pylori 根除治疗。目前,大量研究也证实,根除 H.pylori 可显著改善胃黏膜炎性反应,阻止或延缓胃黏膜萎缩、肠化生发生和发展,部分逆转萎缩,但难以逆转肠化生。

3.对症治疗

上腹饱胀、恶心或呕吐等为主要临床症状者可应用促动力药,如莫沙必利、盐酸伊托必利等;伴胆汁反流者则可应用促动力药和/或有结合胆酸作用的胃黏膜保护剂,如铝碳酸镁制剂;具有明显改善进食相关的腹胀、食欲减退等消化不良临床症状者,可考虑应用消化酶制剂,如复方阿嗪米特、米曲菌胰酶、各种胰酶制剂等。

4.癌变预防

除了根除 H.pylori 有较好的预防作用外,还有其他一些化学预防手段,比如阿司匹林和环氧合酶-2 抑制剂也不失为潜在的有效化学预防药物,但其可能的胃肠黏膜损伤和心血管事件的不良作用限制了其应用。关于维生素的预防作用,数十年来有某些争论,但持肯定观点者较多。对于部分体内低叶酸水平者,适量补充叶酸可改善慢性萎缩性胃炎组织病理状态而减少胃癌的发生。此外,某些中药(如摩罗丹等)具有一定的预防癌变作用。

(八)预后

H.pylori 长期感染并与其他因素相互作用下,胃黏膜会经历胃炎-萎缩-肠化生-异型增生-胃癌这一演变过程,因此,多灶萎缩性胃炎被认为是胃癌最常见的癌前疾病。然而,这个演变过程可能需要数十年的时间,正因为演变过程漫长才给我们提供了早期发现、诊断与干预的时机,从而有效地控制胃癌的发生。

(九)预防

目前认为 H.pylori 感染是多灶萎缩性胃炎的最主要病因和始动因素,因此,早期根除 H.pylori 是可预防和逆转多灶萎缩性胃炎发生、发展。目前研究认为 H.pylori 属于感染性疾病,可经过消化道粪-口在人与人之间传播,因此,针对 H.pylori 的传播途径,做好感染预防是最经济和有效的方法。

第二节　胃食管反流病

胃食管反流病（GERD）是胃内容物反流入食管引起的症状和（或）并发症，常见的典型症状包括烧心和反流，亦可引起包括耳、鼻、喉等的相关症状，称为食管外症状。胃食管反流病根据其内镜下的表现，分为非糜烂性反流病（NERD）、糜烂性食管炎（RE）及巴雷特食管（BE）。根据 2006 年蒙特利尔全球 GERD 共识，则可将其分为食管综合征及食管外综合征。前者包括各种食管内症状综合征（典型反流综合征、反流胸痛综合征）及食管损伤综合征（反流性食管炎、反流性食管狭窄、巴雷特食管及食管腺癌）。食管外综合征则包括确认与反流相关的反流性咳嗽综合征、反流性喉炎综合征、反流性哮喘综合征和反流性牙侵蚀症，以及可能与反流相关的咽炎、鼻窦炎、特发性肺纤维化及复发性中耳炎。

一、流行病学

流行病学研究提示，GERD 在西方国家属于常见病。Locke 等在美国明尼苏达州的一个县通过调查问卷分别在 1997 年和 1999 年做了两次 GERD 的流行病学调查，结果提示，1997 年该县约 19.8% 的人群每周至少有 1 次烧心或反酸症状，而 1999 年该比例增加至 20%。据 Gallup 组织 2002 年的报道，44% 的美国人每月至少出现 1 次烧心症状，14% 为每周 1 次，7% 为每天 1 次。欧洲、中东及北美洲的流行病学数据与美国类似。GERD 在亚太地区的患病率相对低，但是近年来 GERD 的发病率有升高的趋势，故越来越受到人们的关注，这可能与饮食结构的改变、社会老龄化、不良生活方式以及医师对 GERD 认识的不断深入等有关。在某些经济发达的亚洲地区，如日本和中国台湾，已经接近西方国家的水平。新加坡的一个研究提示，GERD 的发病率从 1994 年的 5.5% 增加至 1999 年的 10.5%。中国北京、上海两地流行病学调查提示，基于症状诊断的患病率为 8.97%，其中 GERD 患病率为 5.77%，EE 为 1.92%。中国广东省在社区人群中调查的结果提示，烧心和（或）反流症状的患病率为 17.8%（每月有）及 5.8%（每周有）。近年来，GERD 患病率逐年增加，欧美地区调查显示 2006—2009 年与1995—1997 年相比，其 GERD 患病率（每周至少 1 次反流症状）增加了 47%。2009 年美国地区消化系疾病处方的前五位均为治疗 GERD 的用药。

随着年龄的增长，GERD 的发病率增加，发病高峰年龄为 40～60 岁。GERD 的危险因素包括吸烟、肥胖、年龄、饮酒、非甾体抗炎药、阿司匹林、抗胆碱能药物、社会因素、心身疾病、遗传因素等。此外，大样本流行病学调查已经证实 GERD 为食管腺癌的危险因素。

二、发病机制

GERD 是一种多因素参与的疾病，主要病理生理机制包括：①胃食管交界处功能与结构障碍；②食管清除功能障碍和上皮防御功能减弱；③肥胖和饮食等生活相关因素削弱食管抗反流功能；④食管敏感性增高。

（一）抗反流屏障减弱

胃食管交界处位于横膈膜水平，该处的高压带相当于阀门作用，能有效阻止胃内容物的反流，其结构包括下食管括约肌（LES）、膈肌脚、膈食管韧带、His角等，其抗反流屏障功能主要依赖于LES和膈肌脚的功能。LES由一段略增厚的环形平滑肌组成，长约4cm，借助膈食管韧带固定于横膈，可在横膈的食管裂孔中上、下移动；膈肌脚由骨骼肌组成，长约2cm，环绕在近端LES外，在深吸气和腹内压升高时，膈肌脚收缩与LES的压力叠加，进一步起到抗反流的作用。正常人静息时LES压为10～30mmHg，比胃内压高5～10mmHg，成为阻止胃内容物逆流入食管的一道屏障，起到生理性括约肌的作用。LES压力受食物影响，高脂食物、吸烟、饮酒、巧克力和咖啡可降低LES压力。某些激素和药物亦影响LES压力，如胆碱能刺激、胃泌素、胃动素、P物质、胰岛素引起的低血糖可增加LES压力，而胆囊收缩素、胰高糖素、血管活性肠肽等降低LESP，妊娠妇女的黄体酮水平升高，可引起LESP降低。甲氧氯普胺、多潘立酮等增加LES压力，钙通道阻滞剂、吗啡、地西泮等药物则降低LES压力。

胃食管交界处抗反流屏障结构异常常见于食管裂孔疝。食管裂孔疝是指胃食管交界处（EGJ）近端移位导致深筋膜进入膈食管裂孔，或由于膈食管韧带薄弱、断裂所致。食管裂孔疝可以是先天性的，也可因年龄增加以及长期腹内压增高如肥胖、妊娠、慢性便秘所致。有食管裂孔疝的GERD患者较没有食管裂孔疝的患者更易发生反流事件且食管酸暴露比例更高；有食管裂孔疝的患者有更严重的食管炎。食管裂孔疝导致GERD的机制主要与LES功能减弱有关。LES和膈肌脚产生的压力是LES压力的主要来源，用力增加腹部压力和吸气时，膈肌脚收缩增加LES压力来补偿胃和食管之间越来越大的压力梯度；在静息状态下，膈肌脚还可以影响LES压力。食管压力检测结果表明，食管裂孔疝的患者胃食管交界处存在两个高压带，一个位于LES水平，一个位于膈肌脚水平。这种压力带的分离提示患者的LES和膈肌脚分离，膈肌脚不再对LES区域高压带有辅助作用，导致食管抗反流屏障功能减弱，增加反流机会。其次，食管裂孔疝疝囊（在LES的近端和膈脚的远端之间）对酸性物质有容纳器作用，可以截留食管酸清除期间清除入胃的酸性物质，在反流发生时，随着吞咽引起食管下括约肌的松弛，疝囊内截留的酸性物质可再次反流入食管，加重反流症状。

GERD患者的大多数反流事件发生在一过性下食管括约肌松弛（TLESR）期间，后者定义为无吞咽诱发的LES压力突然下降，至少持续10秒，可伴随胃食管反流事件。研究表明，餐后患者TLESR的频率增加4～5倍，且伴有反流的TLESR从空腹状态时的47%增至68%，这可能是GERD患者餐后症状增多的原因；不易消化的食物、吸烟和饮酒可增加TLESR的频率，前者可能与进食富含不易消化的碳水化合物时，过度的结肠发酵导致胰高血糖素样肽-1释放有关。

（二）食管防御机制减弱

食管防御机制包括黏膜的防御功能及食管的清除能力。正常食管黏膜具有防御功能。上皮表面黏液层、不移动水层和表面碳酸氢盐浓度可维持食管腔至上皮表面的pH梯度，使pH能维持在2～3。食管上皮是有分泌能力的复层鳞状上皮，其表面的细胞角质层和细胞间的紧密连接构成其结构基础，能防止 H^+ 的逆弥散，并阻挡腔内有毒物质弥散到细胞和细胞间隙；

细胞内的蛋白质、磷酸盐及碳酸氢盐对上皮细胞酸暴露具有缓冲作用;黏膜血管对损伤组织的血液供应,调节组织的酸碱平衡,为细胞修复提供营养,排除有毒代谢产物,给细胞间质提供碳酸氢盐以缓冲 H^+。用光镜和电镜观察 GERD 患者的食管上皮,可发现上皮细胞间隙扩大。1996 年有学者首次定量比较了非糜烂性反流病(NERD)、反流性食管炎(RE)患者与正常人的上皮间隙宽度的差异,结果表明 NERD、RE 患者上皮间隙宽度显著大于健康正常人,且与患者烧心症状相关。扩大的细胞间隙可作为食管上皮防御功能受损的标志。食管上皮防御功能受损后,胃酸弥散入组织,酸化细胞间隙,进一步酸化细胞质,最后造成细胞肿胀和坏死。

正常情况下,食管通过以下机制对酸进行清除:食管蠕动;大量分泌的唾液;黏膜表面碳酸氢根离子;重力作用。正常人当酸性内容物反流时只需 1~2 次食管继发性蠕动即可排空几乎所有的反流物。约 50%GERD 患者食管酸清除能力下降,主要与食管运动障碍有关。GERD 患者均存在不同程度的原发性蠕动障碍。

(三)攻击因素增强

大量研究表明,GERD 患者存在异常反流,进入食管的胃内容物能通过盐酸、胃蛋白酶、胆盐和胰酶(胰蛋白酶、胰脂肪酶)造成上皮损伤。胃酸/胃蛋白酶是导致食管黏膜损伤的主要攻击因子,胃大部切除、食管小肠吻合或其他导致过度十二指肠胃反流时,十二指肠胃反流可因胃容积增加而致胃食管反流的危险性增加,大量研究表明胆汁可增加食管黏膜对 H^+ 的通透性,胆汁中卵磷脂被胰液中的卵磷脂 A 转变为溶血卵磷脂,可损伤食管黏膜引起食管炎。

(四)食管敏感性增高

部分 GERD 患者在没有过多食管酸暴露的情况下,也出现烧心、疼痛等症状。对 GERD 患者和健康人进行食管气囊扩张研究,发现 GERD 患者较健康人对食管扩张的感觉阈值明显下降,提示患者存在内脏高敏感。因此除了反流物的刺激外,GERD 症状还可以是食管受到各种刺激后高敏感化的结果。其机制与中枢和外周致敏相关。研究发现,反流可导致食管感觉神经末梢香草酸受体 1(TRPV1)、嘌呤(P2X)受体磷酸化或数量上调。使用功能性磁共振显像检测负性情绪和中性情绪对食管无痛性扩张认知的影响,发现相同的刺激强度下负性情绪背景下产生的感觉较中性情绪背景更为强烈,受试者前脑和背侧前扣带回的皮质神经元活动显著增加。

(五)免疫反应介导的食管黏膜炎症

传统观点认为,食管炎症反应是由于反流物的化学性腐蚀所致,亦即炎症是由黏膜层向黏膜下层方向发展的,但近期研究发现,反流物刺激食管黏膜后,淋巴细胞数量从上皮层向黏膜下层逐步增高,呈现炎症从黏膜下层向黏膜层发展的现象。因此,目前有新的观点认为,免疫因素参与介导反流所致食管黏膜损伤及食管功能的改变。研究发现,GERD 患者食管黏膜中炎症介质较正常人明显升高亦支持这一观点。

(六)酸袋理论

研究发现,食管下括约肌下方胃食管连接部存在一段特殊区域,在餐后 15~90 分钟,其平均 pH 低于餐后胃内缓冲区。该部位的胃液可逃逸食物缓冲作用,向近端延伸,使远端食管黏膜暴露于高酸胃液,这一区域称为"酸袋"。GERD患者和食管裂孔疝患者的酸袋范围显著增大,且酸袋的异常与GERD和食管裂孔疝的严重程度呈正相关。

(七)胃、十二指肠功能失常

胃排空功能低下使胃内容物和压力增加,当胃内压增高超过LES压力时可诱发LES开放;胃容量增加又导致胃扩张,致使贲门食管段收缩,使抗反流屏障功能降低。缓慢的近端(而非全胃)排空与反流发病次数增加和餐后酸暴露之间显著相关。十二指肠病变时,十二指肠胃反流可增加胃容量,贲门括约肌关闭不全导致十二指肠胃反流。

(八)其他

婴儿、妊娠、肥胖易发生胃食管反流,硬皮病、糖尿病、腹水、高胃酸分泌状态也常有胃食管反流。心理因素:对只有烧心症状患者的问卷调查表明,60%的患者认为应激是致病的主要因素,因此推测心理因素在本病中起着一定的作用。对胃食管反流病的患者进行放松训练,不但反酸的症状明显减少,而且食管酸暴露的时间也缩短;而患者的焦虑、抑郁、强迫症等发病率,与健康对照组比较显著升高。目前推测本病和心理因素之间的关系可能存在两种机制,即内源性心身因素的影响,心理因素导致胃肠道的敏感性增加,食管内感觉神经末梢对酸的敏感性增加;以及免疫和内分泌系统异常激活的机制。

三、病 理

GERD的组织学异常包括一系列提示上皮损害和修复的特征。这些改变经广泛的研究证实,虽然不具有特异性,但足以表现出GERD的特征。上皮增生表现为基底层增厚超过整个上皮厚度的15%(增生超过3层)和固有膜乳头状隆起延长大于上皮厚度的2/3。这些改变提示上皮增生和更新加快,可见于正常个体食管远端2~3cm,可以是健康人所患的短暂反流的表现。上皮损害的另一个指征是气球状细胞,即肿胀的胞质浅染的圆形鳞状细胞的存在。GERD黏膜固有膜的反应包括毛细血管的明显扩张和充血,在浅表乳头处形成血管湖或出血。上皮内嗜酸性粒细胞是GERD的另外一个指征,但仅见于30%~50%的GERD患者。上皮内淋巴细胞室食管黏膜的一个正常指征,但作为GERD炎症反应的一个部分,淋巴细胞数量可能增加,有时显著增加。通常,正常标本每个高倍视野大约少于10个淋巴细胞,而GERD可以超过20个。中性粒细胞浸润是一个不敏感的诊断指标,仅见于15%~30%的病例。黏膜糜烂和溃疡是食管黏膜有破损的表现。

研究表明,NERD虽然在内镜下食管黏膜未见损伤,但可能存在超微结构方面的变化。食管细胞间隙扩大很可能是食管内酸、胆汁、胃蛋白酶损伤,造成细胞的钠泵功能障碍,通透性降低,水钠潴留所导致。细胞间隙增宽(DIS)是反流病发生的形态学上的早期表现。具有反流症状的患者较无反流症状的正常人,其鳞状细胞间隙扩大2~3倍,并且差异极其显著。这种改变在NERD患者中也有表现,但其程度与RE无差异。经PPI治疗3个月后DIS可以明显减小,它与反流症状的改善相关。PPI治疗延长到6个月,患者症状完全缓解,DIS可恢复正常。这表明食管黏膜在酸和胃蛋白酶暴露下,黏膜屏障受到损害,细胞间隙扩大,H^+可以渗透到上皮内及上皮下,从而刺激黏膜感觉神经末梢,产生症状;而且这一改变在黏膜产生破损前已经出现。随着酸刺激的减少和控制，这种改变逐渐减轻，症状消失，细胞间隙恢复正常。

四、临床表现

胃食管反流病的临床表现多样，包括食管症状及食管外症状。

(一)食管症状

烧心和反酸是 GERD 最常见的典型症状，烧心是指胸骨后烧灼感，可从胸骨下段向上延伸。此外，胸痛、反食等也是 GERD 的常见症状。部分患者反流症状不典型，可表现为上腹痛、上腹烧灼感、反食、反胃、嗳气、吞咽困难等。

(二)食管外症状

如咽喉不适、咽部异物感、咳嗽、哮喘和龋齿等。少部分患者以咳嗽与哮喘为首发或主要表现，反流引起的哮喘无季节性，常有阵发性、夜间咳嗽与气喘的特点。个别患者可发生吸入性肺炎，甚至出现肺间质纤维化。这是由于反流物吸入气道，刺激支气管黏膜引起炎症和痉挛所致。反流物刺激咽喉部可引起咽喉炎、声嘶。反流物侵蚀牙齿可引起龋齿。反流还可能导致鼻窦炎和反复发作的中耳炎，并引起相关症状。

(三)并发症

GERD 可导致许多严重的并发症，胃肠道的并发症主要包括溃疡、出血、狭窄、Barrett 食管及食管腺癌(EAC)。

1.出血

反流性食管炎患者，因食管黏膜炎症、糜烂及溃疡可以导致出血，临床表现可有呕血和黑粪以及不同程度的缺铁性贫血。

2.食管狭窄

食管炎反复发作致使纤维组织增生，最终导致瘢痕狭窄，这是严重食管炎表现。

3.Barrett 食管

在食管黏膜的修复过程中，食管贲门交界处的齿状线以上的食管鳞状上皮被特殊的柱状上皮取代，称为 Barrett 食管。Barrett 食管尤其伴有特殊肠上皮化生者是食管腺癌的主要癌前病变。

五、辅助检查

(一)钡剂检查

食管吞钡检查能发现部分食管病变，如食管溃疡或狭窄，但亦可能会遗漏一些浅表溃疡或糜烂。气钡双重造影对反流性食管炎的诊断特异性很高，但敏感性较差，但因其方法简单、易行，设备及技术要求均不高，很多基层医院仍在广泛开展。钡剂还可以排除食管恶性疾病。

(二)内镜检查

内镜可对食管黏膜进行直视检查，是判断酸产生的食管黏膜损伤及其并发症的有效方法，并可评估疗效及预后。美国国家 GERD 共识中未将上消化道内镜列入常规检查，仅作为治疗无效或者出现报警症状的患者中的检查。我国存在与西方国家不同的特点,上消化道肿瘤发病率和幽门螺杆菌感染率较高,单纯症状诊断可能导致上消化道肿瘤的漏诊。广州的一个研究提示,在469名典型反流症状为主诉进行内镜检查的患者中,发现4例无报警症状的肿瘤患者(1例食管癌,3例胃癌);且我国上消化道内镜检查普及率高、检查成本较低,因此我国2014年GERD专家共识提出,在具有典型的烧心和反流症状的患者中,需及时进行内镜学检查以排除上消化道肿瘤。上消化道内镜除了排除上消化道肿瘤及引起反流症状的其他器质性疾病外,尚可对BE及RE患者做出内镜下诊断,是GERD诊断及分类的重要手段。反流性食管炎内镜分型采用洛杉矶标准:①A级:食管可见1个或1个以上黏膜破损,长度<5mm(局限于1个黏膜皱襞内);②B级:食管可见1个或1个以上黏膜破损,长度>5mm(局限于1个黏膜皱襞内),且病变没有融合;③C级:食管黏膜破损病变有融合,但小于食管管周的75%;④D级:食管黏膜破损病变有融合,且大于食管管周的75%。

(三)功能检查

1.食管24小时pH监测及pH-阻抗监测

食管24小时pH监测可为反流提供客观证据,可用于监测食管是否存在酸反流、酸反流的程度(频率及时间)及反流症状与酸反流之间的关系。食管24小时pH-阻抗监测不仅可以检测酸反流,还可检测非酸反流;此外,还可鉴别反流的内容物,如液体反流、气体反流或混合反流等。进行24小时反流监测时,还可分析患者的症状与客观反流之间的关系,应用症状指数(SI)、症状敏感指数(SSI)和症状相关概率(SAP)等参数。此外,在治疗无效的患者中行客观反流监测,还有利于寻找患者治疗失败的原因。24小时反流监测根据其导管放置位置的不同,尚可用来进行咽喉反流的检测。24小时食管pH监测以Demeester评分作为判断标准,这一指标包括立位食管pH<4的时间百分比、卧位食管pH<4的时间百分比、全天食管pH<4的时间百分比、最长反流时间、长反流次数5个参数的综合评分,Demeester评分>14.7分时判断为阳性。因该指标涉及参数较多,临床研究一般以全天食管pH<4的时间百分比>4.2%作为阳性判断标准。24小时阻抗-pH监测目前临床上一般采用其总反流次数这一指标,全天总反流次数超过80次作为阳性判断标准。此外,24小时阻抗-pH监测过程中患者的阻抗基线高低亦有助于判断患者是否存在反流。

2.食管无线pH监测

食管无线pH监测的功能与食管pH监测类似,但其无需将监测导管从鼻腔插入食管,只需在内镜下将无线胶囊固定在食管下段,且其监测时间可延长至96小时,可避免监测过程中可能出现的日间变异等对结果的影响。无线pH监测酸暴露中位值为2.0%,第95个百分位数为5.3%。

3.食管胆汁动态监测

监测食管内胆汁含量可得到十二指肠胃食管反流(DGER)的频率和量。现有的24小时胆汁监测仪可得到胆汁反流次数、长时间反流次数、最长反流时间和吸收值>0.14的总时间及其百分比,从而对胃食管反流病做出正确的评价。胆红素吸收值>0.14时间百分比时,中位值为0.4,第95个百分位数为1.8%。

4.食管测压

食管动力学检测的重要手段。食管压力测定、食管传输功能检查可以帮助了解食管体部的动力功能状态、LES 的压力、TLESR 的频率,不但有助于了解 GERD 发生的病理生理机制,也有助于治疗方案的选择;同时还是 GERD 患者评估手术治疗和预测手术疗效和术后并发症的指标之一。对临床症状不典型的患者,食管动力学检查可与其他动力学疾病如贲门失弛缓症、胡桃夹食管等加以鉴别。食管高分辨率测压下可对胃食管交界处(EGJ)的形态进行评估,分为 3 种类型:Ⅰ型 LES 与膈肌脚相对位置基本重叠,两者之间距离<1cm;Ⅱ型 LES 与膈肌脚分离,两者之间距离>1cm,但<2cm;Ⅲ型 LES 与膈肌脚分离>2cm。但是食管测压本身并不能检测胃食管反流,不能为 GERD 提供客观的反流证据。

5.核素胃食管反流测定

放射性核素显像能对反流发作次数定量并计算 LES 以上放射性的百分比。利用特殊示踪剂还可用来观察胆汁反流;如乙氨基乙酰乙酸(IDA)示踪扫描可发现十二指肠内容物的反流。目前双核实法已成为测定胃排空的最佳方法,对疑有胃排空障碍者,用该法明确其部分反流机制,指导治疗。但因反流症状常间歇发作,短时间的扫描难以了解全面的反流情况,从而限制了胃食管闪烁扫描检查的价值。

6.激发试验

最常用的食管激发试验为 Bernstein 试验(酸灌注试验),对于确定食管反流与非典型胸痛之间的关系具有一定价值。但是,检查阴性不能排除反流的存在,亦不能区别不同程度的反流。由于其观察时间较短,故敏感性较低,且该检查操作难度大,目前仅用于科研。

7.质子泵抑制剂(PPI)试验

在缺乏诊断 GERD 的客观检查手段时,临床常常采用 PPI 试验确定患者是否存在 GERD,其敏感性可超过 70%,特异性在 50% 左右,是临床尤其是初级医疗机构常常采用的方法。临床可用各种质子泵抑制剂,包括奥美拉唑(20mg,2 次/日)、兰索拉唑(30mg,2 次/日)、泮托拉唑(40mg,2 次/日)、艾司奥美拉唑(20mg,2 次/日)、雷贝拉唑(10mg,2 次/日)治疗 2 周,以第二周无反流症状或仅有一次轻度的反流症状作为质子泵抑制剂试验的阳性判断标准。

8.唾液蛋白酶检测

胃蛋白酶是由胃主细胞分泌的胃蛋白酶原转变而来,其在食管或者更近端部位如咽喉、气道的出现提示了胃食管反流的存在。Sifrim 等通过检测 100 例无症状志愿者及 111 例以烧心为主诉的患者的唾液蛋白酶,建立了唾液蛋白酶在志愿者中的正常值,并且借助联合阻抗-pH监测,发现 GERD 和食管高敏感患者的唾液蛋白酶的浓度明显高于功能性烧心患者,其阳性结果诊断 GERD 和食管高敏感的敏感性和特异性分别为 78.6% 和 64.9%。该方法简便、快捷、无创,是 GERD 诊断中的一项非常有前景的方法。高胃蛋白酶浓度(>210ng/mL)的阳性样本表明症状可能是由于反流引起的,特异性为 98.2%。

9.食管黏膜阻抗

食管黏膜阻抗值是一个反映长期慢性反流的客观指标,其检测方法具有微创、廉价、方便的优势。Ates 等纳入食管炎、NERD 等患者,检测他们的食管不同部位黏膜阻抗值,发现 GERD 患者的食管黏膜阻抗值明显低于非 GERD 患者,食管黏膜阻抗值随着检测部位的升高而增加,且食管黏膜阻抗值对于诊断食管炎具有较高的特异性及阳性预测价值。

10.咽喉反流检测技术——Restech

传统咽喉反流监测技术具有局限性,比如导管 pH 电极定位不准确、咽喉酸反流 pH 尚未有统一标准等。为了克服传统咽喉反流检测的局限性,DeMeester 团队研发了一项新型咽喉反流检测技术——Restech,它是一个含微型 pH 电极及参考电极的直径为 1mm 的水滴状 pH检测仪,定位于腭垂下 5～10mm 处可同时检测液状及气雾状成分反流物。直立位置的 Ryan评分异常为>9.4 分,而仰卧位 Ryan 评分>6.8 分则异常。

11.Endoflip 技术

是通过管腔内放置逐渐充盈的球囊导管,检测管腔的可扩张性。球囊内含有阻抗感应器,可检测所在平面的横截面积,同时球囊中的压力感应器可以检测球囊内的实时压力,等容状态下最小横截面与压力的比值为可扩张性指数。这一技术可用来检测 GERD 患者的抗反流屏障功能,并用于指导胃底折叠术的角度。

六、诊断

Barrett 食管是反流性食管炎的一个临床类型。BE 是指食管下段的复层鳞状上皮被化生的单层柱状上皮所替代。对 BE 化生柱状上皮的认识,目前尚未达成全球共识。在 2008 年的美国胃肠病学会关于 BE 的诊断指南中指出:只有食管下段出现特异性肠化上皮(SIM)才能诊断 BE,因为肠化的柱状上皮有发生癌变的可能,需要特殊监测。但日本及英国学者认为由于某些患者食管下段的肠化呈灶性分布,同时由于胃镜活检的取样误差导致部分肠化患者首次胃镜检查未能发现肠化,若按照美国标准可能造成某些 BE 的漏诊,因此,他们认为肠化并非是 BE 诊断的必要条件,食管下段任何类型的柱状上皮化生均可诊断 BE。中华医学会消化病学分会制定的中国共识意见指出,BE 是指食管下段复层鳞状上皮被化生的单层柱状上皮所替代的一种病理现象,可伴肠化或无肠化。其中伴有特殊肠上皮化生者属于食管腺癌的癌前病变。

(一)根据临床表现

部分 BE 无临床表现。典型的 BE 临床表现为胃食管反流症状:胃灼热、咽下困难、反流感、胸痛和哮喘,其中胃灼热最常见。胸骨后或剑突下痛可能与病变深度有关。因而反流性食管炎患者伴有胸骨后或剑突下痛,更应警惕 BE 的可能。GERD 的并发症主要有吞咽困难、消化道出血、口咽部症状和呼吸系症状。

(二)内镜诊断

明确区分鳞状上皮、柱状上皮交界(SCJ)和 EGJ 对识别 BE 十分重要。①SCJ 内镜标志:为食管鳞状上皮、柱状上皮交界处构成的齿状 Z 线;②EGJ 内镜标志:为管状食管与囊状胃的交界处,其内镜下定位的标志为最小充气状态下胃黏膜皱襞的近侧缘和/或食管下端纵行栅栏样血管末梢;③BE 内镜下的典型表现是 EGJ 的近端出现橘红色柱状上皮,即 SCJ 与 EGJ 分离。BE 的长度测量应从 EGJ 开始向上至 SCJ。内镜下亚甲蓝染色有助于对肠化生呈灶性分布的定位,并能指导活检。

（三）病理学诊断

1.活检取材

推荐使用四象限活检法，即常规从 EGJ 开始向上以 2cm 的间隔分别在 4 个象限取活检；对疑有 BE 癌变者应向上每隔 1cm 在 4 个象限取活检；对有溃疡、糜烂、斑块、小结节、狭窄和其他腔内异常者，均取活检行病理学检查。

2.组织分型

(1)贲门腺型：与贲门上皮相似，有胃小凹和黏液腺，但无主细胞和壁细胞。

(2)胃底腺型：与胃底上皮相似，可见主细胞和壁细胞，但 BE 上皮萎缩较明显，腺体较少且短小。此型多分布于 BE 远端近贲门处。

(3)特殊肠化生型：在化生的柱状上皮中可见杯状细胞，是其特征性改变。

3.BE 的异型增生

(1)低度异型增生(LGD)：由较多小而圆的腺管组成，腺上皮细胞拉长，核染色质浓染，核呈假复层排列，黏液分泌很少或不分泌，增生的细胞可扩展到黏膜表面。

(2)高度异型增生(HGD)：腺管形态不规则，分支或折叠状，有些区域失去极性。与 LGD 比较，核更大，形态不规则且呈簇状排列，核膜增厚和核仁明显双嗜性。间质没有浸润。

4.BE 的分型

(1)按化生的柱状上皮长度分类：①长段 BE(LSBE)：指化生的柱状上皮累及食管全周，且长度≥3cm；②短段 BE(SSBE)：指化生的柱状上皮未累及食管全周，或虽累及全周，但长度＜3cm。

(2)按内镜下形态分类：可分为全周型(锯齿状)、舌型和岛状。

(3)按布拉格 C&M 分类：按布拉格 C&M 分类法进行记录：C 代表全周型化生黏膜的长度；M 代表化生黏膜的最大长度。如 C3-M5 表示食管圆周段柱状上皮为 3cm，非圆周段或舌状延伸段在 EGJ 上方 5cm；C0-M3 表示无全周段化生，舌状伸展为 EGJ 上方 3cm。

5.BE 诊断记录内容

BE 诊断记录形态学分类(全周型、舌型和岛状)、长度、组织学类型、异型增生及程度及并发症(糜烂、溃疡、狭窄、出血)。

当今全球对 BE 的诊断存在两种见解：只要食管远端的鳞状上皮被柱状上皮取代就可诊断和只有食管远端的化生柱状上皮存在肠上皮化生时才能诊断。鉴于我国对 BE 的研究不够深入，以食管远端存在柱状上皮化生作为诊断标准较为稳妥，但必须详细注明组织学类型及是否存在肠上皮化生。除有内镜下诊断外，还必须有组织学诊断，内镜和病理诊断相结合，有助于今后对 BE 临床诊断和研究的进一步提高。

七、鉴别诊断

1.反流性食管炎

Barrett 多发生于食管炎基础上，实际上是 GERD 的一个临床类型。两者均有胃灼热和胸骨后疼痛，但吞咽困难主要见于 Barrett 食管。主要通过内镜和活检来进行鉴别。

2.食管贲门失弛缓症

吞咽困难常因情绪变化或进食刺激性食物而诱发,多有胸骨后疼痛。X线钡剂造影可见食管高度扩张迂曲,下端缩窄呈"鸟嘴征",边缘光滑。食管测压显示食管下括约肌张力持续性增高,中下段推进性蠕动消失。内镜检查有助于诊断。

3.食管癌

BE中的三种类型上皮均可异型增生,但最多见于肠型柱状上皮。在BE中,无癌患者的异型增生仅为5%～10%,而BE癌变患者中几乎都伴有不同程度的异型增生。有人发现重度异型增生是不连续的,所有BE癌变均位于重度异型增生中或其附近,提示异型重度增生是BE癌变的先兆。

BE腺癌的发生率为10%～15%,比一般人群高出30～50倍。发生年龄为39～81岁,平均为60岁。BE三种上皮均可发生癌变,但以肠型上皮为多见,腺癌的分化程度一般较高。BE腺癌的发生原理和演变过程为:慢性胃食管反流→鳞状上皮增生→消化性食管炎和消化性食管溃疡→BE→柱状上皮异型增生→腺癌。

BE腺癌的危险信号有以下几点:①男性患者,尤其是吸烟和饮酒者;②肠型上皮型BE,有持续重度反流或吞咽困难;③高度异型增生;④合并硬皮病;⑤抗反流手术后再次食管狭窄或反流未能控制者。

诊断BE腺癌的依据包括:①确诊为原发性食管腺癌;②有较长的BE病史;③具备确切的组织学形态;④应找到BE从异型增生发展到原位癌和浸润癌的过度形态。诊断主要依据内镜活检、组织病理学检查,活检应在多部位进行,食管拉网细胞学检查阳性率较高。

八、治疗

GERD的治疗主要针对其发病机制,包括减少胃酸分泌的质子泵抑制剂(PPI)、促胃肠动力药物及抗反流手术等。GERD的治疗分为以下几大部分:一般治疗包括生活方式的改变、药物治疗、内镜下治疗及手术治疗等。

(一)改变生活方式

一些日常生活习惯可能是引起GERD症状的诱发因素,如咖啡、酒精、碳酸饮料、吸烟及睡眠体位等。GERD患者应注意避免诱发症状发作的不良生活方式。

(1)避免摄入可引起下食管括约肌松弛而造成反流的食物,如咖啡、酒精、巧克力、高脂食物等。

(2)避免服用酸性食物,如柑橘、碳酸饮料、酸辣食物,这些食物可通过直接刺激食管黏膜而加重烧心症状。

(3)控制体重,养成良好的生活习惯,如戒烟、睡眠时抬高床头和避免餐后2～3小时内睡卧等,这些措施有助于减少反流、加强食管酸清除,从而减少食管酸暴露。

(二)药物治疗

1.抑酸药物

抑制胃酸分泌的抑酸药是GERD治疗史上的里程碑,其中质子泵抑制剂(PPI)的疗效最为显著。PPI通过与H^+-K^+-ATP酶共价结合而阻断了胃酸分泌的最后共同途径。H_2受体拮抗剂(H_2RA)竞争性地阻断组胺刺激引起的胃酸分泌,血浆半衰期短,抑酸强度不如 PPI。抗酸剂仅起到中和胃酸或酸性食物的作用,对胃酸分泌无影响。

PPI 是 GERD 治疗的首选药物。多个荟萃分析显示,在食管炎愈合率、愈合速度和反流症状缓解率方面,PPI 均优于 H_2 受体拮抗剂,是治疗 GERD 的首选药物。对于标准剂量 PPI 治疗未完全缓解的患者,两项随机对照研究发现换用另一种 PPI 或将原有 PPI 剂量加倍均可改善症状。在使用双倍剂量 PPI 时,应分两次分别在早餐前和晚餐前服用。研究显示,这种给药方式比早餐前 1 次服用双倍剂量 PPI 能更好地控制胃内 pH。因此,单剂量 PPI 治疗无效可改用双倍剂量,一种 PPI 无效可尝试换用另一种 PPI。另外,为了达到更理想的症状控制和食管炎愈合状态,PPI 治疗的疗程至少应为 8 周。发表于 2006 年的一篇荟萃分析比较了埃索美拉唑与奥美拉唑、泮托拉唑、兰索拉唑治疗反流性食管炎的效果,研究显示,无论使用哪一种 PPI,治疗 8 周的食管炎愈合率(77.5%～94.1%)均高于治疗 4 周(47.5%～81.7%)。

RE 及 NERD 治疗均首选质子泵抑制剂,其剂量和疗程根据疾病严重程度有所不同。洛杉矶分级为 C 级和 D 级的 RE 推荐双倍剂量的质子泵抑制剂,疗程至少为 8 周,8 周后复查消化道内镜,黏膜愈合者可进入维持治疗阶段;若治疗 8 周后黏膜未愈合,则需要加大剂量及延长质子泵抑制剂使用时间至黏膜愈合,随后进入维持治疗阶段。洛杉矶分级为 A 级和 B 级的 RE 患者与 NERD 患者的治疗方法类似,可使用标准剂量的质子泵抑制剂,疗程为 8 周,以症状缓解作为治疗的主要目标。

GERD 往往需要维持治疗。研究显示,NERD 及轻度食管炎(LA-A 和 LA-B 级)患者可采用按需治疗或间歇治疗。按需治疗指患者根据自身症状出现的情况自行服用药物,以症状的满意控制为目的,用药剂量及频次可参考初始治疗。间歇治疗指当患者症状出现时给予规律服药一段时间,通常为 2 周,以达到症状的缓解。PPI 为首选药物,抗酸剂也是可选药物。对于停用 PPI 后症状持续存在的 GERD 患者,以及重度食管炎(洛杉矶分级 C 和 D 级)和 Barrett 食管患者需要 PPI 长期维持治疗。最近日本的前瞻性随机研究比较了 PPI 长期维持治疗与按需治疗在 EE 中的疗效,发现维持治疗 EE 患者,8 周症状缓解率为 76.3%,明显高于按需治疗的 51.3%,24 周的黏膜愈合率为 85.0%,明显高于按需治疗的 44.4%。

长期使用 PPI 可产生潜在不良反应。关于其不良反应,我国 2014 年胃食管反流病专家共识及 2013 年美国胃肠病学院的指南均作了详细的阐述。PPI 的潜在不良事件包括头痛、腹泻和消化不良等,发生率<2%。虽无临床资料支持,但出现这些不良事件时,可尝试更换另一种 PPI。已知有骨质疏松的患者仍可应用 PPI。对髋骨骨折和骨质疏松的担忧应不影响长期使用 PPI 的决定,除非有其他髋骨骨折的危险因素。PPI 治疗是难辨梭状芽孢杆菌感染的危险因素,在易感患者中应用需谨慎。胃酸有杀灭或抑制细菌的作用,长期应用 PPI 通过提高胃内 pH,可能促进肠道菌群增生,从而增加难辨梭状芽孢杆菌感染的概率。有研究提示短期应用 PPI 者,社区获得性肺炎的风险增加;但未发现长期应用 PPI 者社区获得性肺炎的风险增加的证据,因而如果需要用长期使用 PPI 治疗,不必考虑社区获得性肺炎风险增加这个因素。在同时应用氯吡格雷的患者中,不需要改变 PPI 治疗,因不增加心血管不良事件的风险。早期 PPI 与抗血小板药物联用对心血管事件发生率的影响有争议,西方国家早期研究认为两者合用会增加心血管事件的发生率,近期前瞻性对比研究认为两药合用对心血管事件发生率的影响无显著性差异,我国尚无高质量的大宗随机对照研究。

H_2RA 治疗 GERD 的疗效显著不如 PPI,目前仅推荐用于下列情况:①NERD 患者症状缓解后的维持治疗;②PPI 治疗期间存在夜间反流客观证据者。夜间酸突破的定义是 PPI 每日 2 次饭前服用,夜间(22:00~6:00)胃内 pH<4.0 的连续时间>60 分钟。超过 75% 双倍剂量 PPI 治疗患者存在夜间酸突破,临睡前加用 H_2 受体拮抗剂可减少其夜间酸突破,改善症状。一项回顾性非对照临床试验提示双倍剂量 PPI 睡前加用 H_2RA 后,72% 患者症状改善。有研究提示长期使用 H_2RA 易发生耐药,建议间歇性使用或按需睡前加用。

抗酸药起效快,作用时间短,常用于 NERD 及轻度食管炎缓解症状的按需治疗。有研究比较埃索美拉唑与铝碳酸镁按需维持治疗 NERD 的疗效,结果显示铝碳酸镁与埃索美拉唑疗效相似,提示抗酸药在 NERD 及轻度食管炎症状的控制有一定的作用。

2.抗反流药物

研究表明,一过性下食管括约肌松弛(TLESRs)是 GERD 患者发生反流的主要机制。GERD 患者中往往可见 EGJ 的顺应性提高,LES 一过性松弛增加,从而使近端反流更易发生。因此,使用药物抑制 TLESRs 是一个具有前景的 GERD 治疗方法。

巴氯芬是一种 $GABA_B$ 激动剂,可在中枢和外周抑制控制 TLESRs 的迷走神经通路。不仅可以减少 TLESRs 和反流事件,还可以降低餐后酸性和非酸性反流时间、夜间反流和嗳气。目前仍没有关于 GERD 患者长期使用巴氯芬的疗效及安全性的临床研究。由于巴氯芬可通过血-脑屏障,产生困倦、头晕、嗜睡、恶心、呕吐等神经系统不良反应。

3.促动力药

GERD 患者的胃食管反流量增多、食管酸清除时间延长,可能与食管蠕动功能减弱或食管裂孔疝等因素引起的下食管括约肌功能障碍有关。通过缩短反流物与食管黏膜的接触时间,也许可以减少症状的发生。除了避免饱餐后平卧、睡眠时抬高床头等改变生活方式外,促胃肠动力药物理论上可以增强食管蠕动而加强食管酸清除作用。在 PPI 治疗基础上加用促动力药可以加强胃排空,减少 TLESRs 的发生从而减少食管酸暴露。研究显示,甲氧氯普胺可提高下食管括约肌静息压力,加强食管蠕动和改善胃排空,因此可以用于伴有胃排空延迟的 GERD 患者中,但目前仍无高质量证据支持甲氧氯普胺单独或联合用药治疗 GERD 的有效性。

甲氧氯普胺的中枢神经系统不良反应表现为困倦、躁动、易激动、抑郁、肌张力障碍和迟发性不自主运动等,虽然发生率不到 1%,但由于疗效不确切,用于 GERD 治疗时可能弊大于利,目前不建议其用于 GERD 治疗。

多潘立酮是外周多巴胺受体激动剂,可促进胃排空,但未有明确证据证实其在治疗 GERD 的疗效。近期有报道表明,多潘立酮有使心脏 QT 间期延长的不良反应,女性长期使用有泌乳的不良反应,使用时应加以注意。

目前临床使用的促动力药还有莫沙必利及伊托必利,前者为选择性 5-羟色胺 4 受体激动药,能促进乙酰胆碱的释放,刺激胃肠道而发挥促动力作用,从而改善功能性消化不良患者的胃肠道症状。后者具有多巴胺 D_2 受体阻滞和乙酰胆碱酯酶抑制的双重作用,通过刺激内源性乙酰胆碱释放并抑制其水解而增强胃与十二指肠运动,促进胃排空。目前国内一些小样本的研究提示,这两种促动力药有利于增强质子泵抑制剂对 GERD 的症状缓解作用,但缺乏高质量的对照研究证实其疗效。

4.黏膜保护剂

通过降低食管黏膜对腔内物质的通透性,可减少胃反流物对食管黏膜的毒性作用。瑞巴匹特可以提高胃黏膜上皮屏障作用,可能对食管黏膜起一定保护作用。有研究显示,联合使用瑞巴匹特和兰索拉唑 15mg 比单用兰索拉唑 15mg 能更好地使 LA-A 级和 B 级 EE 患者维持症状的长期缓解。铝碳酸镁具有黏膜保护和中和胃酸的作用,在 GERD 患者中可快速改善其症状,但其作用时间短,且无胃酸分泌的抑制作用,仅用于轻度反流病患者。

5.低剂量抗抑郁药

一些 GERD,尤其是 NERD 患者存在对食管刺激的高敏感性。食管球囊扩张试验或食管酸灌注试验已经证实,部分 GERD 患者存在食管高敏感现象。相对于正常志愿者,食管高敏感患者对刺激的感受阈值减低,对疼痛的感知阈值也降低。相对于症状与酸反流事件密切相关者,症状与酸反流事件不相关的患者更容易发生焦虑症和癔症。人群调查也显示焦虑症和抑郁症均可提高反流症状的发生率。由此可见,PPI 治疗效果欠佳者有可能合并精神心理障碍。Nojkov 等学者的研究也证实了 PPI 疗效欠佳者同时合并抑郁症的可能性大。

GERD 患者常诉生活不良事件会诱发或加重其烧心症状。精神心理应激与食管对刺激的感知提高密切相关,可能是通过周围和中枢的机制加重了食管痛觉高敏感性。最近一个研究显示,机体处于焦虑状态后,酸诱导的食管高敏感性会增加。因此,精神心理应激可导致食管高敏感状态。

抗抑郁药物可从中枢神经系统和(或)感觉传入神经调控食管敏感性,可能对这些患者有效。既往研究显示,低剂量三环类抗抑郁药物对 PPI 治疗反应差的胸痛患者治疗有效。曲唑酮———一种 5-羟色胺再摄取抑制剂(SSRIs),与安慰剂比较能更有效地治疗与食管收缩异常相关的食管症状.如胸痛、吞咽困难、烧心和(或)反流等。西酞普兰为选择性的 SSRIs,可明显提高正常志愿者的食管球囊扩张的感知阈值和痛觉阈值,还可以延长食管酸暴露引起烧心不适所需的时间。一个随机对照试验显示,西酞普兰 20mg 每日 1 次,使用 6 个月后食管酸敏感患者的难治性反流症状得到明显改善。综上所述,抗抑郁药也许能有效地缓解具有食管高敏感 GERD 患者的食管不适和烧心症状。

6.复方海藻酸钠

胃内酸袋(GAP)是指食管下括约肌下方胃食管连接部一段很短的特殊区域,GAP 的存在被视为导致 GERD 发生的机制之一。GAP 常出现于餐后 15 分钟,持续至餐后约 90 分钟,平均 pH 为 1.6,明显低于餐后胃内缓冲区平均 pH。GAP 的形成因素与胃液逃逸了食物缓冲作用、食管裂孔疝以及所进食的食物种类有关。健康人中也可存在 GAP,但 GERD 患者的 GAP 更长。除外 PPI,还可以使用海藻酸盐、胃底折叠术等针对酸袋进行 GERD 治疗。海藻酸可在近端胃内形成物理屏障,可有效减少远端食管的餐后酸暴露时间,提高反流物的 pH。小样本的临床研究提示,尽管该药不能减少反流事件数量,但能置换或中和餐后酸袋。

(三)针灸治疗

中国传统医药对 GERD 亦有治疗作用,如针灸治疗。有研究以 30 例单剂量 PPI 治疗无效的 GERD 患者为研究对象,显示加用针灸治疗比 PPI 加量至双倍剂量能更有效地控制酸反流和烧心。目前尚缺乏大样本对照研究证实针灸可作为 PPI 治疗无效患者的替代治疗方法。

(四)催眠疗法

患者的心理状态可影响其对 PPI 治疗的反应。对 PPI 治疗效果不佳的患者,减轻其心理负担可能有利于提高疗效。催眠疗法可用于对此类患者的辅助治疗,尤其对于 GERD 不典型症状可能有效。一个纳入 28 名非心源性胸痛患者的随机临床试验,结果显示相对于对照组,催眠疗法组患者对疼痛的感受明显改善。另一个以癔球症患者为研究对象的研究也发现催眠疗法是一种有效的治疗方法。催眠疗法对 GERD 辅助治疗的确切疗效仍有待于更大规模的临床研究中验证。

(五)内镜治疗

目前用于 GERD 内镜治疗方法主要有射频治疗、注射或植入技术以及内镜腔内胃食管成形术 3 类。其中,射频治疗和经口内镜下胃底折叠术(TIF)是近年来研究的热点。

Stretta 射频治疗是一种针对胃食管反流病的内镜下微创治疗方法,在胃镜的引导下将一根射频治疗导管插入食管,将射频治疗仪电极刺入食管下括约肌和贲门肌层,多层面多点对胃食管结合部位进行烧灼。通过热能引起组织破坏、再生,诱导胶原组织收缩、重构,并阻断神经通路,从而增加食管下括约肌厚度和压力,减少一过性下食管括约肌松弛,以达到改善反流症状的目的。目前已有 4 篇关于射频治疗的随机临床对照研究发表,其中 3 项随机临床对照研究与假手术组对照,随访 3～6 个月,结果显示手术组症状改善及生活质量评分均优于假手术组。另一项随机临床对照研究比较射频治疗与 PPI 治疗的疗效,发现射频治疗可减少 PPI 的用量。但上述研究均缺乏长期随访的结果。此外,大部分患者术后虽然症状改善,但仍有反流症状,仍需使用 PPI 治疗,而 pH 监测参数和食管炎愈合率等客观指标改善不明显。因此,射频治疗的长期有效性仍需进一步的研究证实。

TIF 是近年来新兴的内镜下抗反流手术,该术在内镜下将齿状线附近胃食管交接处的全层组织通过牵引器旋转下牵拉 4～5cm 并加固固定,形成一个胃腔内全层抗反流阀瓣,达到治疗食管裂孔疝、增加下食管括约肌压力(LESP)的目的。相对于腹腔镜下胃底折叠术,创伤更小。近期发表的一篇随机、多中心、交叉对照研究纳入 63 例 GERD 患者,结果显示在术后 6 个月,手术组症状缓解率和食管炎愈合率均优于高剂量 PPI 组。TIF 术可在短期内改善患者症状,减少 PPI 使用,目前已成为治疗 GERD 的热门技术,但其远期疗效尚需验证。

内镜下注射治疗是在内镜下用注射针于食管下段-贲门局部黏膜下注射生物相容性物质或硬化剂,以增加 LES 压力,达到抗反流的目的。根据不同注射材料,包括 Enteryx 法、Gatekeeper 法、Durasphere 法。前两者由于安全性问题已被停用。Durasphere 是由悬浮于含 3% β-葡聚糖水基载体凝胶热解碳衣锆珠组成的生物相容可注射的填充无菌新型材料。该疗法在内镜下于食管齿状线附近 4 个象限黏膜下层注射 Durasphere 材料,以增加 LES 压力。美国一项单中心研究对 10 例 GERD 患者行 Durasphere 注射,随访 12 个月显示,7 例患者完全停用 PPI,9 例患者 PPI 用量减少 50% 以上。DeMeester 评分由治疗前的 44.5 分降至 26.5 分,4 例患者食管 pH 检测恢复正常。全部患者耐受良好;除少数患者有不适感外,无不良事件发生。无糜烂、溃疡等食管炎发生,注射部位亦未出现材料脱落或迁移,说明 Durasphere 法可有效改善 GERD 症状、减少 PPI 用量且不良反应小。尽管 Durasphere 法已获得 FDA 批准,但目前治疗 GERD 的研究较少,多为小样本、短期试验,有待进一步行大样本对照研究及长期随访,观察其确切疗效及安全性。

(六)治疗新进展

GERD 治疗新进展包括 LinX 抗反流磁环及 LES 电刺激疗法等。LinX 抗反流磁环是由一串含磁力的钛珠构成的圆环,可经腹腔镜置于患者胃食管交界的 LES 处。静息状态下,该系统主要靠钛珠间的弱磁力吸引关闭 LES,增强抗反流屏障。研究结果提示,LinX 抗反流磁环能长期改善 GERD 症状,降低患者对 PPI 的依赖性,提高生活质量,且 LinX 抗反流磁环植入操作简单、不改变正常胃食管解剖结构、可重复性强,是一种值得进一步研究的抗反流治疗手段。其主要并发症为术后吞咽困难。迄今为止,该技术最长随访时间为 5 年,更长期的疗效及并发症包括植入物对胃食管交界处的长期异物刺激等,仍需进一步通过随访研究进行观察。

Endostim(LES-EST)是一种通过电刺激 LES 治疗 CERD 的方法,作用原理是经腹腔镜将双电极脉冲式刺激器置于患者 LES 处,通过间歇电脉冲刺激方式使 LES 收缩,增强 LES 压力,维持正常的 LES 功能,但不影响松弛。LES-EST 治疗 GERD 的短期疗效显著,现有的时间最长的疗效观察为 1 年。目前欧洲地区正在进行该技术的多中心临床对照研究,试图通过该长期研究探讨该技术治疗 GERD 的疗效。

九、GERD 食管外症状

GERD 可出现与耳、鼻、咽喉或呼吸道相关的症状,称为 GERD 的食管外症状。总体来说,GERD 食管外症状的确认首先有赖于患者是否合并典型的反流症状,若存在典型的反流症状如烧心和反酸,其食管外症状与反流的相关程度增强,进一步 PPI 治疗的有效率也较高。若未合并典型的 GERD 症状,其与 GERD 的相关存在不确定性,需通过进一步的客观检查明确。

GERD 是慢性咳嗽包括哮喘和鼻后滴漏在内的三大病因之一,其发病的可能机制包括微吸入、食管支气管反射及咳嗽反射。咳嗽和反流的关系确定存在难度,如咳嗽本身可导致胸腔压力的变化,为反流提供机会。尽管联合阻抗-pH 监测可与咳嗽监测同步,有利于客观监测反流及咳嗽之间的关系;但是反流引起咳嗽的时间窗无法确定,与典型症状如烧心与客观反流监测中出现的酸反流之间的 2 分钟时间窗不同,目前暂无对这一时间窗的统一定义,所以无法准确诊断反流与咳嗽的相关关系。为进一步确定咳嗽与反流的关系,临床往往采用经验性 PPI 治疗进一步确定。但是 PPI 治疗的应答率较低,其原因与部分咳嗽与反流的关系无法确定外,慢性咳嗽中重要的发病机制食管支气管反射的活化也扮演重要角色。研究显示,当食管支气管反射被激活后,反流物的酸化作用有限。抗反流手术在一些小样本非对照研究中提示治疗反流性咳嗽有效,但仍需要前瞻性对照研究进一步证实其疗效。

反流性哮喘发病机制与反流性咳嗽类似,但夜间反流在其发病中有重要作用。其评估还需行支气管激发试验等。PPI 亦为反流性哮喘最常用的治疗方法,但往往不能使症状完全缓解。抗反流手术的作用未得到证实。

耳鼻喉科就诊的患者中,4%～10%的症状与 GERD 相关;其中慢性喉炎的症状约 60% 与 GERD 相关,作为耳鼻喉科及消化内科交叉的疾病,越来越引起临床的重视。与慢性咳嗽类似,GERD 与咽喉症状的关系往往也难以明确。反流监测如单纯 pH 监测或者联合阻抗-pH 监测,有助于为疑诊 GERD 相关喉炎的患者提供客观证据。但是食管下段的客观反流证据并不能作为咽喉反流的证据,而咽喉反流的监测阳性率极低,因此应用反流监测来寻找咽喉反流的证据也存在难度。此外,疑诊咽喉反流的患者还可以应用 PPI 进行诊断性治疗,与典型食管反流症状的 2 周 PPI 诊断性试验不同,咽喉症状的患者需要更长疗程的观察,据本中心的研究提示,观察疗程为 4 周时其诊断的敏感性和特异性最高。睡眠呼吸暂停综合征与 GERD 关系密切,前者存在客观胃食管反流的比例明显高于健康对照组;但多因素回归分析却无法确立睡眠呼吸暂停综合征与 GERD 之间的关系,两者的关系可能来源于共同的危险因素如肥胖。

对 GERD 非典型症状或食管外症状的抑酸治疗仍存在争议。支持 PPI 用于这些症状治疗的研究大多数为小样本非对照研究。以慢性咳嗽为例,近期一个荟萃分析纳入了 9 个对比 PPI 与安慰剂治疗慢性咳嗽的研究,结果显示尽管患者的咳嗽评分在 PPI 治疗 2～3 个月后有所下降,但两者间治疗慢性咳嗽的缓解率无明显统计学意义(OR＝0.46,95% CI:0.19～1.15)。总体来说,对于合并典型烧心和(或)反流症状的食管外症状患者,可使用标准剂量或双倍剂量的 PPI 治疗,但其疗程往往较食管内症状患者更长,推荐至少 12 周。不合并典型烧心和(或)反流症状的患者,其食管外症状源于胃食管反流的可能性较小,建议先行客观反流监测,确定食管外症状源于反流后方进行抗反流治疗,其剂量及疗程同合并典型反流症状者。

十、难治性 GERD

尽管抑酸治疗对多数 GERD 患者有效,仍有 30%～40% 患者经过 PPI 治疗后症状无改善,这部分患者被称为难治性 GERD。难治性 GERD 尚无统一定义,对其治疗疗程及剂量各国未有统一共识。目前我国专家共识意见确定难治性 GERD 的概念统一为:采用双倍剂量 PPI 治疗 8～12 周后,烧心和(或)反流等症状无明显改善。对于难治性 GERD,首先应检查其依从性,研究发现 GERD 患者的依从性差是造成其治疗失败的重要原因,需要临床医师仔细询问患者的服药时间、剂量及疗程。此外,难治性 GERD 的原因还包括抑酸不足、非酸反流、功能性烧心、质子泵抑制剂代谢的基因差异、自身免疫性疾病及食管裂孔疝等。对于难治性 GERD 患者,需进一步行包括上消化道内镜(必要时进行食管活检排除其他类型的食管炎)、食管测压及 24 小时阻抗-pH 监测等检查评估其持续存在症状的原因。

24 小时食管阻抗-pH 监测在难治性 GERD 患者的评估中具有极其重要的作用。为寻找难治性 GERD 的原因,需根据患者 GERD 的诊断可能性决定其是否在服用 PPI 的情况下进行。若推测 GERD 的诊断可能性高,则无需停服 PPI,此时性该项检查可检测患者的抑酸程度是否足够,是否存在非酸反流导致其症状持续,其客观反流与症状的关联程度。但若推测患者 GERD 的诊断可能性低,则需停用 PPI,以通过该检查确定患者的诊断,排除功能性烧心。

胃食管反流病尽管为消化门诊的常见病,其诊断仍缺乏公认的"金标准"。2018 年西方国家提出的最新的诊断标准认为 24 小时食管 pH<4 的时间百分比超过 6%,内镜下食管炎等级

为洛杉矶分级 C 或 D 级,长度超过 1cm 的 Barrett 食管,溃疡性食管狭窄等方面更准确的诊断 GERD。但是中国人群中食管 pH<4 的时间百分比超过 6% 的比例较低,食管炎为 C 级或 D 级的检出率低,因此该标准是否适合中国人群仍有待于进一步观察。胃食管反流病的治疗尽管仍然以质子泵抑制剂为主要的治疗方法,新的抑酸药物如 P-Cab 等的研发为抑酸治疗提供了更多的选择空间。现有内镜下治疗的长期疗效目前并不确定,但新的内镜下治疗方法如 MUSE 不断涌现,亦可为 GERD 的治疗增加方案。食管外症状与 GERD 关系的确立是 GERD 诊治中的难点,除了强调需合并典型的食管症状外,更需要联合多种客观检查手段明确反流与食管外症状之间的关系。更多的难治性 GERD 表现为非反流相关的病因如功能性疾病,因此对于 GERD 与其他功能性食管疾病的鉴别在临床上需尤其重视。

第三节　胃癌

一、胃癌的诊断方法

胃癌一般早期无或仅有轻微症状,表现为上腹部不适,食欲不振,体重减轻。随病情的发展症状可增多,但不典型,常出现类似胃炎或胃溃疡症状,大多数患者体征不明显,40.1% 进展期胃癌可有贫血,24% 可扪及腹部包块。由于胃癌的症状体征不典型,所以早期诊断极为不易,据统计,中国早期胃癌仅占 10% 左右,极大影响了胃癌的生存率。目前胃癌的诊断主要根据临床表现、体格检查及特殊检查包括胃镜,影像学检查如 X 线钡餐、B 超、CT、MR、PET/CT,腹腔镜探查和分子诊断等。

1.无症状人群筛查

据统计,日本 1975 年早期胃癌占所有接受治疗胃癌病例的 20.9%,1990 年迅速升至 43.4%,2004 年以来在日本早期胃癌检诊协会所属医疗机构中,检出的胃癌中超过 70% 为早期胃癌,如此高的早期胃癌检出率得益于对无症状的日本人群进行的胃癌筛查。日本癌症研究医院统计该院 44 年期间治疗的 3000 例早期胃癌中,47.6% 的患者是在无任何症状的情况下检出的。显然,中国仅在症状性患者中提高门诊筛选早期胃癌的水平是远远不够的,大量的早期胃癌患者因无症状而未能及时就诊,因此必须全社会关心这项工作,努力开展无症状人群的早期胃癌筛查。胃癌的癌前状态包括癌前疾病和癌前病变两类,国内外大量事实证明,患有重度萎缩性胃炎、残胃、恶性贫血等癌前疾病和上皮内瘤变等癌前病变的患者发生胃癌的概率明显高于普通人群,因此必须定期随访复查,许多患者有望在早期胃癌阶段被检出。

2.定性诊断

普通电子内镜是目前诊断胃癌最常用、最有效的方法,目前,电子内镜已广泛应用于国内外临床,它可以直接观察胃内形态变化,了解病变的部位并可以取病变组织活检病理检查确诊胃癌。内镜诊断胃癌的准确率较高,Bustamante 等在研究中报道,内镜加活组织检查诊断胃癌的敏感性为 82%,特异性为 95%。但是,由于内镜检查前制酸剂的使用、患者就诊时间的延迟、早期胃癌的内镜表现缺乏特征性、内镜医师对早期胃癌在普通内镜下的表现缺乏认识等原因，仍有一小部分早期胃癌患者在初次内镜检查的时候被漏诊。

传统内镜仍然是最主要的检查方法，但是有一定的漏诊率。超声内镜以及超声内镜下细针抽吸活组织检查，是目前发展很快、技术很全面的检查方法，在早期胃癌诊断和术前分期中具有重要价值。色素内镜常常和放大内镜技术结合，从而明显提高早期胃癌诊断的敏感性和特异性，有广泛的临床应用前景，将来有可能在胃癌及其他胃黏膜病变的诊断中成为常规的检查方法。荧光内镜诊断早期胃癌有一定的优越性，但是技术尚不完善，特异性不高，临床应用有一定的局限性。红外电子内镜由于能够对胃黏膜下血管进行观察，在早期胃癌诊断以及肿瘤的浸润程度确定中有独特的作用。窄谱成像技术结合放大内镜能够观察消化道黏膜上皮结构和黏膜表面的微血管形态，有希望在内镜下得到早期胃癌的病理学诊断，但是目前还不能取代传统的病理活组织检查。共聚焦激光显微内镜能够显示消化道黏膜及黏膜下的组织结构，对胃癌及癌前病变做出在体的即时诊断，但是目前还在研究阶段，广泛应用于临床还需要进一步研究。

X 线钡餐检查仍是日前诊断胃癌的主要方法之一，可以鉴别胃的良恶性病变、病变部位及范围，用以胃癌诊断及指导手术范围。气钡双重对比方法改进了传统上消化道造影法，明显提高了早期胃癌的诊断率。当我们在 X 线检查中疑为早期胃癌时也可和胃镜细胞学等方面的检查结合起来，以提高早期胃癌的诊断率。

二、分 期

胃癌 TNM 分期（AJCC/UICC 2018 年第八版）

1.原发肿瘤（T）

T_x：原发肿瘤无法评价。

T_0：无原发肿瘤证据。

T_{is}：原位癌：上皮内肿瘤，未侵及固有层，高度不典型增生。

T_1：肿瘤侵犯固有层，黏膜肌层或黏膜下层。

T_{1a}：肿瘤侵犯固有层或黏膜肌层。

T_{1b}：肿瘤侵犯黏膜下层。

T_2：肿瘤侵犯固有肌层。

T_3：肿瘤穿透浆膜下结缔组织，而尚未侵犯脏腹膜或邻近结构。

T_4：肿瘤侵犯浆膜（脏腹膜）或邻近结构。

T_{4a}：肿瘤侵犯浆膜（脏腹膜）。

T_{4b}：肿瘤侵犯邻近结构。

2.区域淋巴结（N）

N_x：区域淋巴结无法评价。

N_0：无区域淋巴结转移。

N_1：有 1～2 枚区域淋巴结转移。

N_2:有 3～6 枚区域淋巴结转移：

N_3:7 枚及更多区域淋巴结转移。

N_{3a}:7～15 枚区域淋巴结转移。

N_{3b}:16 枚及更多区域淋巴结转移。

3.远处转移(M)

M_0:无远处转移。

M_1:有远处转移。

4.临床分期(cTNM)

分期组	T	N	M
0 期	T_{is}	N_0	M_0
I 期	T_1	N_0	M_0
	T_2	N_0	M_0
II A 期	T_1	$N_{1\sim3}$	M_0
	T_2	$N_{1\sim3}$	M_0
II B 期	T_3	N_0	M_0
	T_{4a}	N_0	M_0
III 期	T_3	$N_{1\sim3}$	M_0
	T_{4a}	$N_{1\sim3}$	M_0
IV A 期	T_{4b}	任何 N	M_0
IV B 期	任何 T	任何 N	M_1

5.病理分期(pTNM)

分期组	T	N	M
0 期	T_{is}	N_0	M_0
I A 期	T_1	N_0	M_0
I B 期	T_1	N_1	M_0
	T_2	N_0	M_0
II A 期	T_1	N_2	M_0
	T_2	N_1	M_0
	T_3	N_0	M_0
II B 期	T_1	N_{3a}	M_0
	T_2	N_2	M_0
	T_3	N_1	M_0
	T_{4a}	N_0	M_0

分期组	T	N	M
ⅢA 期	T_2	N_{3a}	M_0
	T_3	N_2	M_0
	T_{4a}	N_1	M_0
	T_{4a}	N_2	M_0
	T_{4b}	N_0	M_0
ⅢB 期	T_1	N_{3b}	M_0
	T_2	N_{3b}	M_0
	T_3	N_{3a}	M_0
	T_{4a}	N_{3a}	M_0
	T_{4b}	N_1	M_0
	T_{4b}	N_2	M_0
ⅢC 期	T_3	N_{3b}	M_0
	T_{4a}	N_{3b}	M_0
	T_{4b}	N_{3a}	M_0
	T_{4b}	N_{3b}	M_0
Ⅳ 期	任何 T	任何 N	M_1

6.新辅助治疗后分期(ypTNM)

分期组	T	N	M
Ⅰ 期	T_1	N_0	M_0
	T_2	N_0	M_0
	T_1	N_1	M_0
Ⅱ 期	T_3	N_0	M_0
	T_2	N_1	M_0
	T_1	N_2	M_0
	T_{4a}	N_0	M_0
	T_3	N_1	M_0
	T_2	N_2	M_0
	T_1	N_3	M_0
Ⅲ 期	T_{4a}	N_1	M_0
	T_3	N_2	M_0
	T_2	N_3	M_0

续表

分期组	T	N	M
	T_{4b}	N_0	M_0
	T_{4b}	N_1	M_0
	T_{4a}	N_2	M_0
	T_3	N_3	M_0
	T_{4b}	N_2	M_0
	T_{4b}	N_3	M_0
	T_{4a}	N_3	M_0
Ⅳ期	任何T	任何N	M_1

三、治疗

对胃癌的治疗,应根据肿瘤病理学类型及临床分期,结合患者一般状况和器官功能状态,采取综合治疗的原则。将手术、化疗、放疗和生物靶向等多种治疗手段有机结合起来,达到根治或最大幅度地控制肿瘤,延长患者生存期,并改善生活质量的目的。对于早期胃癌且无淋巴结转移者,可考虑内镜下治疗。对有淋巴结转移的早期胃癌或局部进展期胃癌,考虑直接行根治性手术或术前先行新辅助化疗,再考虑根治性手术,必要时术后考虑辅助化疗。对于转移性胃癌或胃癌术后复发,应采取综合治疗,积极给予止痛、营养支持治疗等,必要时可采取姑息性手术、介入治疗、射频治疗、支架置入等方案。

(一)手术治疗

手术治疗仍是目前治疗胃癌的最主要方法,也是可能治愈胃癌的唯一途径。由于诊断水平的不断提高,早期胃癌的发现率上升,加之手术技术的不断改进,使胃癌的治疗水平有相应的提高。在日本,胃癌术后五年存活率已达60%以上,早期胃癌术后五年存活率可达90%以上。

胃癌手术分为根治性手术与姑息性手术,应当力争根治性切除。胃癌根治性手术包括早期胃癌的 EMR、ESD、D_0 切除术和 D_1 切除术等,部分进展期胃癌的(D_2)及扩大手术(D_2+)。D 表示淋巴结清除范围,如 D_1 手术指清扫区域淋巴结至第 1 站,D_2 手术指清除扫区域淋巴结至第 2 站,如果达不到第 1 站淋巴结清扫的要求,则视为 D_0 手术。胃癌姑息性手术包括胃癌姑息性切除术、胃空肠吻合术、空肠营养管置入术等。外科手术应当完整切除原发病灶,彻底清扫区域淋巴结。对呈局限性生长的胃癌,切缘距病灶应当至少 3cm;对呈浸润性生长的胃癌,切缘距病灶应当超过 5cm。邻近食管及十二指肠的胃癌,应当尽量完整切除病灶,必要时行术中冰冻病理检查,以保证切缘无癌残留。腹腔镜是近来发展较快的微创手术技术,在胃癌的应用目前应当选择Ⅰ期患者为宜。

1.手术前评估

(1)CT:通过 X 线或内镜检查可发现胃内病变,活组织检查可证实胃癌诊断。此后可用

CT 扫描进一步检查患者,这不仅有助于识别有无肝脏转移,而且能确定有无胃癌的胃外蔓延及淋巴转移。既往认为 CT 与外科手术中发现的情况相当一致,如在显示进展期胃癌有无远处转移、胃外蔓延及淋巴受累方面有很重要的临床意义。然而,最近的研究显示,CT 扫描不完全可靠。大量的病例研究发现,CT 扫描过高或过低地估计了病情,特别是 CT 扫描在显示有无邻近器官浸润方面,尤其是胰腺浸润方面尚不可靠。尽管如此,CT 扫描还是能提供一些信息,有助于术前确定治疗方案。

(2)内镜超声检查:如前所述该检查法可在术前确定胃癌的浸润深度和广度,特别是对小而早期的胃癌有帮助。Haraguchi 确定三种胃癌的容积形态类型,包括漏斗型、柱型及山型。目前有人已将这些胃癌超声类型与其预后联系起来。

(3)内镜检查:早期胃癌病变由于部位、范围术中较难确定,必须在术前仔细进行内镜检查,确定病变位置、大小、范围、个数。并且要特别注意检查残胃,对可疑病变可做术中冷冻切片加以判定,以保证残胃内无癌组织残留。

2.手术方式的选择及适应证

(1)缩小手术:切除范围小于标准根治术的各类根治性术式。

①内镜下黏膜切除术和内镜下黏膜下切除术:内镜下黏膜切除术(EMR)在 80 年代即开始用于治疗早期胃癌,但对于胃部较大、平坦的病变,EMR 不能一次完整切除,导致局部复发率较高,有资料显示,分 4 片切除后的局部复发率可达 24% 左右。因而内镜下黏膜下切除术(ESD)技术开始逐渐应用于早期胃癌的治疗,其能一次性大块、完整地切除病灶。ESD 治疗早期胃癌的适应证为:高分化或中分化,无溃疡,直径<2cm,无淋巴结转移的黏膜内癌。术前采用超声内镜或窄带成像技术准确判断病变的范围、深度和性质是治疗的关键。与外科手术相比,ESD 具有创伤小,可以多次进行以及不通过手术即可获得完整的病理学资料等优点。

②腹腔镜下手术:腹腔镜手术应用于胃癌根治术,目前该技术已逐渐成熟,并广泛应用于早期胃癌和进展期胃癌。

a.腹腔镜早期胃癌手术:根据切除范围有腹腔镜胃腔内黏膜切除术、腹腔镜胃楔形切除术。与 ESD 相似,为对病灶的局部切除,并不清扫胃周淋巴结,术后均有肿瘤残留和复发的风险。适应证为:黏膜内癌难以采用内镜下黏膜切除术;黏膜内癌隆起型直径<25mm 或凹陷型直径<15mm;无溃疡;黏膜内癌位于胃内、除前壁外的任何位置均应行腹腔镜胃腔内黏膜切除术;黏膜内癌位于除胃后壁以外的任何部位均应行腹腔镜胃楔形切除术。

b.腹腔镜进展期胃癌手术:腹腔镜胃癌 D_2 根治术用于治疗部分较早期的进展期胃癌,术后微创优点明显且在肿瘤完全切除、肿瘤周围有足够正常组织的切除范围及淋巴结清扫数量等方面与开腹手术无明显统计学差异,能达到对胃癌的根治性切除,近期疗效较满意,中远期疗效也与开腹手术相当。日本一个关于 272 例腹腔镜进展期胃癌手术的疗效研究发现,对其中 1% 的胃癌患者行 D_0 淋巴结清扫,1% 的胃癌患者行 D_1 淋巴结清扫,10% 的胃癌患者行 $D_{1+\alpha}$ 淋巴结清扫,20% 的胃癌患者行 $D_{1+\beta}$ 淋巴结清扫,68% 的胃癌患者行 D_2 淋巴结清扫,中位随访时间为 20 个月,有 14 例胃癌患者出现肿瘤复发,5 年生存率与同期开腹手术相当。

c.达芬奇机器人胃癌手术:达芬奇机器人系统应用于临床外科治疗,随后用于辅助胃癌根治术,有较好的近期疗效。达芬奇机器人系统具有手颤抖消除、动作比例设定及动作标准化等功能,显著提高了手术操作的精确性、稳定性和安全性,并且能获得三维立体图形,拥有类似开放式手术般的视野,为手术者提供了诸多便利,具有良好的应用前景。

d.保留胃功能的根治性手术:包括保留幽门的胃部分切除术(PPG)、保留胃幽门迷走神经分支的 PPG(PPG-VP)和胃的节段切除术(SG)等。PPG 的适应证为:术前诊断为黏膜癌没有淋巴结转移者;单个病灶且位于胃体中 1/3 区域者;局限于黏膜下层的早期胃癌,直径<2cm。PPG 大大减少了传统胃的切除所致的倾倒综合征,减少术后肠道功能紊乱的发生,有效防止胆汁反流和胆囊结石的发生等,其治愈率和远期生存率与传统胃癌切除相比无明显差异。PPG-VP 是在 PPG 基础上不切断迷走神经干,并保留支配幽门区的迷走神经分支,能有效预防术后倾倒综合征、反流性胃炎,减少术后胃潴留等排空障碍等。SG 手术适应证为:不适合 ESD 治疗,无淋巴结转移者,肿瘤直径<2cm。SG 也能减少早期倾倒综合征和反流性胃炎的发生,但可能出现餐后饱胀和胃溃疡等并发症。

e.缩小淋巴清扫的改良根治术:改良 Dl 淋巴结清扫术,是指胃切除的范围小于胃的 2/3 及淋巴结切除范围的缩小,淋巴结清扫范围是 D_1+NO.7,下部癌需追加清扫 NO.8a 淋巴结。手术适应证为 lA 期(黏膜内癌、黏膜下癌、NO)中不宜行 EMR 和 ESD 的黏膜内癌;癌灶≤2.0cm 的低分化黏膜内癌;癌灶≤1.5cm 的中高分化黏膜下深层癌。改良 D_2 淋巴结清扫术。淋巴结清扫范围扩大,包括清除胃周及胃左动脉周围(NO.7)、肝总动脉前(NO.8)和腹腔动脉干(NO.9)周围的淋巴结。适应证包括:癌灶≤1.5cm 的低分化黏膜下癌;Ⅰ B 期(黏膜内癌、黏膜下癌、N_1),肿瘤直径<2cm;癌灶>1.5cm 的中高分化黏膜下深层癌,术前检查无淋巴结转移。

(2)标准根治术:胃切除范围为全胃 2/3 以上,淋巴结清除范围为 D_2 清除术,肿瘤浸润深度超过黏膜下层(肌层或以上)或伴有淋巴结转移但尚未侵犯邻近器官的,均应当行标准手术。关于进展期胃癌淋巴结清扫范围早期一直存在争议,日本和东亚地区选择 D_2 手术为其标准术式,欧美医生普遍认为 D_2 手术不能改善患者生存质量。荷兰胃癌协作组发表了一个长达 15 年的随访结果使东西方学者达成了共识,均选择 D_2 手术为标准术式。根治性手术的禁忌证为:①全身状况无法耐受手术;②局部浸润广泛无法完整切除;③已有远处转移的确切证据,包括远处淋巴结转移、腹膜广泛播散、肝脏 3 个以上转移灶等情况;④存在心、肺、肝、肾等重要器官功能明显缺陷、严重的低蛋白血症、贫血、营养不良等情况无法耐受手术者。胃周淋巴引流区域的淋巴结清扫是胃癌根治性手术的主要组成部分,不同部位胃癌淋巴结清扫范围存在差异。

(3)扩大手术:当肿瘤浸润邻近器官时,除行标准根治术外,应联合器官切除或淋巴结 D_2 以上或 D_3 清除术。原发癌或转移癌直接侵及胃周器官,必须联合切除受侵器官才能根治或淋巴结 N_2 以上转移阳性,必须行 D_2 以上或 D_3 淋巴结清除术才能获得 B 级根治术。扩大手术常有下面几种方式:①联合胰、脾区切除术;②联合胰头十二指肠切除术;③腹主动脉旁淋巴结清除术;④左上腹内脏全切除术等。对可疑肝转移、腹腔转移结节或远隔淋巴结转移者,应行病理组织学确诊。

(4)姑息性手术:对于有远处转移或肿瘤侵犯重要器官无法切除,而同时合并出血、穿孔、梗阻等情况者可考虑姑息性手术,以解除症状、提高生活质量。姑息性手术包括两类:一类是不切除原发病灶的各种短路手术,如空肠造瘘术或胃空肠吻合术。其目的是解除梗阻,使患者能够进食以改善全身营养状况及创造条件接受其他药物治疗;另一类是切除原发病灶的姑息性切除术。目前不少学者认为行姑息性切除的胃癌患者可有一定的五年存活率,甚至可达10%左右。

3.手术步骤

远端胃癌根治术的主要步骤为:①游离大网膜和横结肠系膜前叶,切断胃网膜左动脉。②根部结扎胃网膜右静脉和动脉,清扫幽门下淋巴脂肪组织;③清扫幽门上淋巴脂肪组织,结扎胃右动脉;④横断十二指肠;⑤清扫肝十二指肠韧带、肝总动脉、胃左动脉、腹腔干、脾动脉,结扎胃左动脉;⑥断胃,一般切除胃的 2/3 或 4/5。小弯侧在距胃食管交界下 2cm,大弯侧在距肿瘤至少 5cm;⑦消化道重建,可选择毕Ⅰ、毕Ⅱ及 Roux-en-Y 吻合等术式。

(1)切口:上腹部正中切口,上起剑突,下绕脐左侧达脐下 2～3cm。进腹后由远及近进行探查,重点是肝脏、腹膜、盆腔、肠系膜上血管根部及腹主动脉周围淋巴结。

(2)游离大网膜和横结肠系膜前叶,必要时可切除脾结肠韧带。在脾脏下极脾动脉分出胃网膜左动脉并结扎、切断胃网膜左血管,清扫 NO.4sb 淋巴结。沿胃结肠共同干找到中结肠静脉和肠系膜上静脉,清除肠系膜上静脉周围淋巴脂肪组织(NO.14v)。沿胃结肠共同干寻找到胃网膜右静脉的起始部,在根部结扎、切断胃网膜右静脉。横结肠系膜前叶在胰腺下缘与胰腺包膜延续,进一步自胰腺下缘向胰腺上缘、自胰腺中部向十二指肠游离胰腺包膜,直到发现胃十二指肠动脉,沿该动脉向下则找到胃网膜右动脉,在根部结扎、切断胃网膜右动脉,清扫NO.6 淋巴结。

(3)找到十二指肠上动脉,仔细结扎、切断。自球部开始清除肝十二指肠韧带淋巴脂肪组织,主要清除肝动脉周围组织。找到胃右动脉,在根部结扎、切断,清扫 NO.5 淋巴结及NO.12a淋巴结。

(4)游离结扎、切断胰头与十二指肠之间小的血管、脂肪组织,充分游离十二指肠。用关闭器或 Kocher 钳切断、关闭十二指肠。

(5)清扫肝总动脉淋巴结(NO.8),腹腔干及胃左动脉周围淋巴结(NO.9,NO.7),脾动脉周围淋巴结(NO.11p)及贲门右及小弯侧淋巴结(NO.1,NO.3)。

(6)断胃:一般切除胃的 2/3 或 4/5。一般小弯侧在距胃食管交界下 2cm,大弯侧在距肿瘤至少 5cm,一般多在脾下极水平。

(7)消化道重建:可选择毕Ⅰ、毕Ⅱ及 Roux-en-Y 吻合等术式。

4.手术前后注意事项

胃癌患者往往营养状况较差,可有贫血、低蛋白血症,尤其是伴幽门梗阻、胃壁水肿、胃腔内感染较重者。术前后应注意改善周身状况,目前采用胃肠道外营养支持疗法改善周身状况。术前充分洗胃及胃肠减压,可减轻胃壁水肿和胃内感染,有利于吻合口的愈合。当病变可能累及横结肠系膜根部时,术前应做肠道准备,以便术中有可能联合切除部分横结肠。部分患者在术前放置鼻胃管时应同时放置营养导管,以备术后可经肠道补充营养。行根治术的患者,尤其是胰包膜切除和淋巴结清除范围较广者,必须放置引流。个别患者可能有短期的胰液漏出。术后给予胃肠道外营养,大大有利于病情的恢复,为尽早进行其他综合治疗创造良好的条件。

（二）放射治疗

手术是目前胃癌治疗最有效的方法,但进展期胃癌即使行根治性手术,术后仍有较高的局部复发率,达50%以上。许多胃癌发现时即已经处于进展期,失去手术机会。而放疗不失为一种可选择的局部治疗方式。胃癌放疗或放化疗的主要目的包括施行术前或术后辅助治疗、姑息治疗和改善生活质量。

1.适应证

术前放化疗主要针对不可手术切除的局部晚期或进展期胃癌;术后放化疗主要针对 $T_{3\sim4}$ 或 N+(淋巴结阳性)的胃癌;姑息性放疗主要为肿瘤局部区域复发和(或)远处转移。

(1)胃癌根治术后(R_0),病理分期为 $T_{3\sim4}$ 或淋巴结阳性($T_{3\sim4}N+M_0$)者,如未行标准 D_2 手术且未行术前放化疗者,建议术后同步放化疗。

(2)局部晚期不可手术切除的胃癌($T_4N_xM_0$),可以考虑术前同步放化疗,治疗后重新评估,争取行根治性手术。

(3)胃癌非根治性切除,有肿瘤残存患者(R_1 或 R_2 切除),建议行术后同步放化疗。

(4)局部区域复发的胃癌,建议放疗或放化疗。

(5)病变范围相对局限、骨转移引起的疼痛和脑转移等转移性胃癌,考虑肿瘤转移灶或原发病灶的姑息减症放疗。

2.术前放疗

目的是提高 R_0 切除率,降低局部复发率。而对于局部晚期不可手术切除的胃癌,通过术前放疗降低肿瘤负荷,有可能使其从不能手术变为能够手术。术前单纯放疗在胃癌的应用较少,作用不明确。术前同步放化疗已在临床证明有确切疗效。Rohatgi 等对 2 个前瞻性术前放化疗临床研究进行了分析,74 例入组的患者先行诱导化疗,后做同步放化疗,结果手术切除率达到 93.0%,行 R_0 切除术者达到 81%,病理完全缓解率为 27.5%。Ajani 等对 20 个机构 43 例局部进展期胃癌患者先行 2 个周期的诱导化疗(氟尿嘧啶、亚叶酸钙及顺铂),再使用氟尿嘧啶、紫杉醇化疗和同步放疗(DT 45Gy/25 次),5~6 周后行手术治疗,50.0%的患者接受了 D_2 手术,R_0 切除率为 77.0%;病理完全缓解率为 26.0%,病理完全缓解者 1 年生存率为 82.0%。术前放化疗有较好的耐受性,提高手术切除率,减少局部复发率,不增加手术并发症,但对手术生存率的影响尚不明确。

3.术中放疗

术中放疗主要针对手术中不能完全切除的姑息性切除或有癌残留或淋巴结转移和周围浸润的患者。术中放疗能直视下照射肿瘤,使靶区得到较高剂量的照射而不影响周围正常组织,减少放疗的毒性反应,从而改善中晚期胃癌患者的生存期。Weese 等对临床Ⅲa 期和Ⅳ期的胃癌患者给予新辅助化疗(氟尿嘧啶、甲酰四氢叶酸、多柔比星和顺铂),并在术中对瘤床照射 10Gy,术后再加用外照射放疗,结果 15 例患者中 10 例获得了无瘤生存,中位生存期为 27 个月。术中放疗能提高胃癌患者的局控率,使肿瘤明显消退,甚至长期生存或治愈,可能发生一过性的胰腺炎,放射性肠炎等并发症。

4.术后放疗

许多胃癌患者就诊时已处于晚期,有邻近器官浸润或远处转移,无法行根治性切除,有肿瘤残存,建议行术后同步放化疗。对胃癌根治术后(R_0),病理分期为 $T_{3\sim4}$ 或淋巴结阳性($T_{3\sim4}$ $N+M_0$)者,如未行标准 D_2 手术且未行术前放化疗者,建议术后同步放化疗。术后同步放化疗能消灭残留的肿瘤病灶,提高局部控制率,延长生存期。Macdonald 等报道的美国 rNTO116 研究,选择了根治术后 556 例胃癌高危术后患者,随机分为单纯手术组(275 例)和术后放化疗组(281 例)。同步放化疗始于第 1 周期化疗的第 28d,放疗的前 4d 和后 3d 合并化疗氟尿嘧啶与四氢叶酸,放疗剂量 45Gy/25 次,每次 1.8Gy,每周 5 次,放疗后再行 2 个周期化疗,化疗方案同放疗前。结果显示术后同步化疗组和单纯手术组 3 年总生存率分别是 50% 和 41%,3 年无瘤生存率分别是 48% 和 31%。两组中位生存期分别为 36 个月和 27 个月,中位无复发生存期分别为 30 个月和 19 个月,均有明显统计学差异。美国临床肿瘤学会(ASCO)会议提出将中晚期胃癌术后同步放化疗作为标准的治疗方案。

5.姑息性放疗

对于病情进展已失去手术机会的患者,如出现骨转移引起的疼痛和脑转移等转移性胃癌以及因各种原因不能耐受或拒绝手术的患者,可考虑行对肿瘤转移灶或原发病灶的姑息减症放疗,起到延长生存期和提高生活质量的作用。Tey 等对 33 例不能手术的进展期或复发的胃癌患者进行姑息性放射治疗,放射剂量为 8Gy/次至 40Gy/16 次,患者出血、吞咽困难/梗阻及疼痛的症状控制缓解率分别为 54.3%、25% 和 25%。同步放化疗比单纯放疗能更好地改善患者的症状和生存期。

6.放射治疗技术

(1)照射技术:常见的放射治疗技术有常规放疗、三维适形放疗、调强放疗、图像引导放疗等。条件好的单位建议使用调强放疗或三维适形放疗等先进技术,选择准确的放疗范围和合适的放疗剂量,以更好地保护肝、脊髓、肾脏和肠道等周围正常组织,降低正常组织的毒副作用,提高患者对放疗的耐受性。局部加量可采用术中放疗或外照射技术。

(2)靶区定义:胃癌根治术后照射靶区包括原发肿瘤高危复发区域和高危区域淋巴结区照射。原发肿瘤高危复发区域包括吻合口和邻近受侵器官或部位;高危区域淋巴结区则根据原发肿瘤部位、肿瘤侵犯深度和淋巴结转移情况决定。

①近端 1/3:主要为贲门及胃食管结合部原发癌,原发灶这个部位的胃癌更易出现食管周围的淋巴结转移。照射野应该包括远端食管 3~5cm、左半横膈膜和邻近的胰体部。高危淋巴结区包括:邻近的食管周围、胃周、胰腺上和腹腔干淋巴结。

②中端 1/3:主要为胃体癌,易出现贲门周围、小弯和胃大弯淋巴结转移,此外脾门淋巴结、脾动脉淋巴结和后胰上淋巴结也容易转移。术前和术后治疗放射野应包括胰体部。高危淋巴结区包括:邻近的胃周、胰腺上、腹腔干淋巴结、脾门、肝门和胰十二指肠淋巴结。

③远端 1/3:主要为胃窦及幽门原发癌,如果肿瘤扩展到胃十二指肠结合部,放射野应包括胰头、十二指肠第一和第二段,十二指肠残端 3~5cm。高危淋巴结区包括胃周、胰腺上、腹腔干、肝门和胰十二指肠淋巴结。

(3)正常组织限制剂量:对正常组织应进行剂量限制:60% 肝<30Gy,2/3 单肾<20Gy,脊髓<45Gy,1/3 心脏<50Gy,并尽量减少肠道和十二指肠照射剂量。

(4)照射剂量：三维适形照射和调强放疗应用体积剂量定义方式，常规照射应用等中心点剂量定义模式。对于根治术后原发肿瘤高危复发区域和区域淋巴引流区照射剂量，推荐 DT 45～50.4Gy，每次 1.8Gy，共 25～28 次；而对有肿瘤和（或）残留者，大野照射后局部缩野加量照射 DT 5～10Gy。

（三）化学治疗

胃肠道肿瘤对化疗的反应性普遍较差，但胃癌对化疗的反应性相对较好。化疗分为姑息化疗、辅助化疗和新辅助化疗，应当严格掌握临床适应证，并在肿瘤内科医生的指导下施行。化疗应充分考虑患者的病情、体力状况、生活质量及患者意愿，并注意监测及防治不良反应，避免治疗过度或治疗不足。及时评估化疗疗效，酌情调整药物和剂量。对术后患者化疗是辅助性治疗，而对于晚期患者及各种原因不能手术的患者，化疗是其主要的治疗手段。化疗的方法可采用单一药物化疗，但更多是联合药物化疗，有时化疗可与激素及放疗联用。给药途径有口服给药、静脉给药及腹腔内化疗等。

1.常见的化疗药物

以下几种药物对胃癌有一定的疗效，可单独使用，有效率为 20%～25%，但持续时间短。

(1)顺铂：是目前治疗进展期胃癌最常用的化疗药物，主要通过阻滞 G_2 期细胞周期，与 DNA 分子形成链内或链间交叉连接或组织 DNA 的复制，影响肿瘤细胞胞内蛋白质的翻译等来发挥治疗作用。单用 19% 的患者能产生明显的部分缓解，长期使用易产生耐药性且有一定的毒副作用。

(2)氟尿嘧啶：临床也应用较多，实际有效率为 20%，有效期短，一般平均 4～5 个月。该药抑制胸腺嘧啶核苷酸合成酶，从而抑制 DNA 的合成。该药可静脉或口服，以前者多用，其剂量和服药时间目前仍不统一。最常见的给药方法是每天或每周大剂量注射，但几天或几周连续给药，也是一种替代疗法。

(3)紫杉烷：包括紫杉醇和多西他赛等。主要通过在癌细胞分裂时与微管蛋白结合，使微管稳定和聚合，阻断有丝分裂，从而抑制肿瘤生长。紫杉醇主要作用于 G_2/M 期，而多西他赛主要作用于 S 期。紫杉醇和多西他赛治疗进展期胃癌的临床有效率相当，达 24% 左右。

(4)奥沙利铂：为第三代络铂类化合物，作用机制与顺铂类似，通过 DNA 复合体的形成来介导。体外研究证实对顺铂和氟尿嘧啶耐药的癌细胞株仍有明显的抑制作用。临床研究提示奥沙利铂治疗进展期胃癌的疗效与顺铂相当，但严重不良反应发生率明显降低，特别是对血液毒性和脱发方面的不良反应明显减轻。

(5)伊立替康：是拓扑异构酶Ⅰ抑制剂，能使拓扑异构酶Ⅰ失活，引起 DNA 断裂，阻碍 DNA 复制和合成，最终抑制细胞分裂，具有广谱抗肿瘤活性。单药治疗进展期胃癌的有效率为 23%，与顺铂联用是目前有效的方案，主要不良反应是腹泻和中性粒细胞减少症。

(6)口服氟尿嘧啶：卡培他滨和替吉奥胶囊都是氟尿嘧啶的前体，口服后以原型在胃肠道吸收，经肝脏或在肿瘤组织内转化为氟尿嘧啶，从而杀伤肿瘤细胞。卡培他滨较氟尿嘧啶在肿瘤组织中有高选择性，替吉奥胶囊可增加氟尿嘧啶在体内的停留时间，增加有效率。卡培他滨和替吉奥胶囊是治疗进展期胃癌有效的药物，能减少不良反应和缩短住院时间。

2.化疗分类

（1）姑息化疗：适用于全身状况良好、主要器官功能基本正常的无法切除、复发或姑息性切除术后的患者，目的为缓解肿瘤导致的临床症状，改善生活质量及延长生存期。

常用的系统化疗药物包括：氟尿嘧啶、顺铂、表柔比星、紫杉醇、多西他赛、奥沙利铂、伊立替康、替吉奥胶囊、卡培他滨等。化疗方案包括两药联合或三药联合方案，两药方案包括：氟尿嘧啶/亚叶酸钙（LV）＋顺铂（FP）、卡培他滨＋顺铂、替吉奥胶囊＋顺铂、卡培他滨＋奥沙利铂（XELOX）、奥沙利铂＋氟尿嘧啶（FOLFOX）、卡培他滨＋紫杉醇等。三药方案适用于体力状况好的晚期胃癌患者，常用者包括：表柔比星＋顺铂＋氟尿嘧啶及其衍生方案［表阿雷素＋奥沙利铂＋希罗达、表阿雷素＋顺铂＋卡培他滨（ECX）、表柔比星＋奥沙利铂＋氟尿嘧啶（EOF）］，DCF及其改良方案等。对体力状态差、高龄患者，考虑采用口服氟尿嘧啶类药物或紫杉类药物的单药化疗。

（2）辅助化疗：胃癌在行根治性手术后仍有较高的复发率，因此有必要行辅助性化疗。尽管有部分国外学者认为，单独根治性手术与根治术＋辅助化疗相比，后者并无明显益处。但国内大部分学者认为，术后辅助性化疗可延长患者的生存期，并发现化疗有明显预防肝转移的作用。某医院报道，胃癌根治术后辅助化疗的五年存活率为45.4%，未加化疗的为29.8%。辅助化疗的对象：术后病理分期为Ⅰb期伴淋巴结转移者，术后病理分期为Ⅱ期及以上者。辅助化疗一般需患者术后体力状况基本恢复正常后开始，一般在术后3～4周，联合化疗在6个月内完成，单药化疗一般不宜超过1年。辅助化疗方案推荐氟尿嘧啶类药物联合铂类的两药联合方案。对临床病理分期为Ⅰb期、体力状况差、高龄、不耐受两药联合方案者，考虑采用口服氟尿嘧啶类药物的单药化疗。

（3）新辅助化疗：是指恶性肿瘤在局部实施手术治疗或放疗之前给予的全身化疗。MAGIC试验和RTOG9904试验确定了新辅助化疗在胃癌治疗中的地位，对新辅助化疗敏感患者的预后要明显优于不敏感者。新辅助化疗可以达到降期目的以提高胃癌R0切除率，可以使胃癌病灶缩小或消失，防止术后肿瘤血供、淋巴引流改变影响化疗效果。可以消除潜在的微转移灶，降低术后转移复发的可能。对无远处转移的局部进展期胃癌（$T_{3/4}$、N＋），推荐新辅助化疗，应当采用两药或三药联合的化疗方案，不宜单药应用。胃癌的新辅助化疗推荐ECF（表柔比星＋顺铂＋氟尿嘧啶）及其改良方案。2005年MAGIC试验是第一个胃癌新辅助化疗相关的Ⅲ期临床试验，将患者随机分为ECF组和单用手术治疗组，结果显示ECF组术后病理分期和淋巴结阳性率减低，R0切除率和五年生存率增加。新辅助化疗的时限一般不超过3个月，应当及时评估疗效，并注意判断不良反应，避免增加手术并发症。但采用新辅助化疗存在因手术延期而肿瘤进展的风险。

（四）免疫生物治疗

免疫生物治疗是除手术、化疗和放疗以外治疗胃癌的一种很有前途的治疗手段。主要通过激发或调动机体的免疫系统，增强肿瘤微环境的抗肿瘤免疫力，从而控制和杀伤肿瘤细胞。

1.非特异性免疫抑制剂

非特异性免疫增强剂，如OK-432、云芝多糖（PSK）、胸腺素及香菇多糖等可以促进单核巨噬细胞的增殖,增强 T 淋巴细胞、NK 细胞的活性以及多种细胞因子的释放。OK-432 是溶血性链球菌经 45℃加热,再以表霉素加热处理后使之无毒化,仅残存细胞壁的细菌制剂,PSK 是从担子菌属瓦蘑 CM-101 株的培养菌系提取的蛋白多糖体。应用 OK-432 和 PSK 作为免疫调节剂瘤内注射或腹腔内注射联合化疗和手术治疗进展期胃癌,可以提高胃癌患者的生活质量,延长生存期。Giuliani 等报道,胸腺素可以提高肿瘤相关抗原的表达,增强 MHI-1 类分子的表达,并可诱导特异性 CD_8^+ T 淋巴细胞,激发其杀伤活性。香菇多糖是一种免疫调节剂,与化疗药物合用后,CD_3^+ T 淋巴细胞、CD_4^+ T 淋巴细胞、CD4/CD8 比例及 NK 细胞活性与单纯化疗者相比均显著提高。

2.细胞因子

细胞因子是目前应用比较广泛且疗效明确的一类生物反应调节剂。临床常用的有 IL-2、TNF、CSF 及 IFN 等。细胞因子治疗肿瘤有以下特点:长期低剂量给药效果好;疗效缓慢但持久;不良反应小儿短暂;局部应用优于全身应用;联合手术、化疗等优于单一治疗。IL-2 能诱导多种细胞因子的产生,增加 NK 细胞的杀伤功能。可通过静脉、肌肉、皮下、腹腔、瘤体内等方式给药,其中腹腔内输注 IL-2 可用于腹腔广泛转移的晚期胃癌患者。一般认为,低剂量、长疗程可降低细胞毒性,并可维持抗肿瘤活性。IFN 可抗细胞增殖,降低原癌基因的表达。TNF 可促进淋巴因子分泌,使 NK 细胞活力增加,导致肿瘤病灶出血坏死。

3.分子靶向治疗

分子靶向治疗是指以肿瘤细胞的原癌基因产物或其信号传导通路关键分子为靶点,通过抗靶分子的单克隆抗体或酶抑制剂来阻断其信号传导通路,从而抑制肿瘤生长。此类药物对肿瘤细胞具有较高的选择性,毒副作用较小。

(1)表皮生长因子受体(EGFR)通道的靶向治疗药物:西妥昔单抗是人鼠嵌合型抗 EGFR 单克隆抗体,对 EGFR 具有高度的亲和力和特异性,西妥昔单抗能抑制与受体相关激酶的磷酸化和活化,从而抑制细胞周期进程、诱导凋亡、减少基质金属蛋白酶的产生,降低浸润和转移扩散。一些临床试验结果表明西妥昔单抗联用化疗药物对胃癌有较好的抗肿瘤性。曲妥珠单抗可明确用于治疗 HER-2 过度表达的恶性肿瘤,Bang 等进行的一项国际性Ⅲ期临床随机对照试验表明,进展期胃癌应行常规 HER-2 检测,曲妥珠单抗联合化疗能改善患者的总生存期。

(2)血管内皮生长因子抑制剂:贝伐珠单抗为一种新型的抗 VEGF 的人源化单克隆抗体,主要通过特异性地抑制配体 VEGF,阻断其与内皮细胞上的受体结合,破坏肿瘤血管形成来间接地杀死肿瘤。目前临床多将贝伐珠单抗与传统化疗药物联合应用。Shah 等采用贝伐珠单抗联合伊立替康和顺铂治疗转移性胃癌,结果表明加用贝伐珠单抗后,伊立替康联合顺铂治疗胃癌的有效率和生存期都明显改善。

(五)基因治疗

1.抑癌基因或癌基因的反义基因治疗

正常情况下,细胞的生长和增殖受癌基因和抑癌基因调控,癌基因的激活与过量表达或抑癌基因的失活都可能引起细胞生长、增殖及凋亡失控,并导致肿瘤发生。反义基因治疗就是利用反义核酸在转录和翻译水平阻断肿瘤细胞基因的表达,阻断肿瘤细胞内异常信号的传导,引起肿瘤细胞的凋亡。目前针对肿瘤相关基因常用的反义靶点如下。①癌基因类：Survivin，p-catenin，EGRF，Ras，C-myc，C-fos 等；②宿主基因类：多药耐药基因、周期素、前胸腺素、T 淋巴细胞受体、EGFR、蛋白激酶 C 等；③细胞因子类：IL-2，IL-1α，IL-1β 等；④抑癌基因类：p53、PTEN、p27、p21、p16 等。

2.RNA-i 技术在胃癌基因治疗中的作用

应用 siRNA 抑制病毒及各种癌基因、癌相关基因或突变基因的表达，从而被广泛用于治疗癌症。胃癌的发生、发展与原癌基因的激活，抑癌基因的失活以及凋亡相关基因的异常表达等均有密切的关系。因此利用 RNA-i 技术可在不影响正常基因功能的条件下抑制突变基因的表达，从而达到基因治疗的目的。RNA-i 可以针对信号通路的多个基因或者基因族的共同序列来同时抑制多个基因的表达，从而能够更有效地抑制肿瘤生长。同时利用 RNA-i 抑制原癌基因、病毒癌基因在体内的表达，研究与癌症相关基因的功能从而为治疗胃癌提供理论支持。

3.药物敏感基因疗法与胃癌的基因治疗

药物敏感基因疗法的原理是将某些细菌、病毒和真菌中特异性的前药转换酶基因导入肿瘤细胞，该基因编码特殊的酶，可将原先对细胞无毒性的前药在肿瘤细胞中代谢为毒性产物，从而引起这些细胞自杀，而正常组织可免受化疗的损伤。这类前体药物转换酶基因称为"自杀基因"。目前研究较多的是 TK 基因及 CD 基因，已有相关实验将 HSV-TK 以反转录病毒为载体，经脂质体转染人的胃癌细胞株 TMK-1，结合抗病毒药物 GCV 杀伤胃癌细胞。

第四章 神经系统疾病

第一节 脑缺血性疾病

一、短暂性缺血发作

短暂性脑缺血发作(TIA)经典的定义是1964年第四届普林斯顿会议上确定的,是指由于大脑局灶性缺血产生相应区域的神经功能缺失症状,并在24小时内症状完全缓解。这个定义近年来随着影像学的发展越来越受到质疑。以弥散加权磁共振(DWI)为基础的多中心TIA研究报告(包括10个中心共808例TIA患者)的综合分析显示,60%的TIA发作时间持续不足1小时,发作超过6小时的患者仅占14%;33%的患者DWI存在新发梗死灶,如果发作持续超过6小时,近一半的患者在DWI上存在高信号。因此,2009年,美国心脏/卒中协会提出新的TIA定义:TIA是由于局部脑、脊髓、视网膜缺血导致一过性神经功能障碍,且无急性梗死证据。还有提出以急性神经血管综合征或脑发作代替TIA来表述这种急性的尚未定性的脑血管事件。

(一)病因

任何导致缺血性脑梗死的疾病都可诱发TIA,两者的病因基本一致。血液供应障碍的原因有以下三个方面。

1.血管病变

最常见的是动脉粥样硬化和在此基础上发生的血栓形成。其次是高血压伴发的脑小动脉硬化。其他还有各种血管炎、血管发育异常、动脉夹层、手术、穿刺等导致的血管壁损伤等。血管壁病变处内膜受损,血小板等黏附聚集形成血栓。或者动脉粥样硬化的斑块破裂形成栓子阻塞血管。

2.血液成分的异常

血液中的成分如红细胞、血小板、胆固醇、纤维蛋白原等含量的增加,导致血液黏稠度增加,血流速度减慢,容易在血管狭窄处形成血栓。血液中出现的异常的栓子如来自心脏的栓子、气体栓子、脂肪栓子等可造成脑栓塞。

3.血流改变

脑血流量的调节受许多因素的影响,最重要的就是血压的变化,当平均动脉压低于70mmHg和高于180mmHg时,由于血管本身存在的病变如管腔狭窄,脑血管自动调节功能丧失,局部血流供应发生障碍。

(二)发病机制

TIA 发病机制主要分为血流动力学型和微栓塞型。

血流动力学型 TIA 是在动脉严重狭窄基础上因血压波动而导致远端一过性脑缺血,血压低于脑灌注代偿的阈值时发生 TIA,血压升高脑灌注恢复时症状缓解。颈内动脉管径≤1.5mm 时(正常 5～10mm,平均 7mm,女性偏小),可出现视网膜或脑循环的血流动力学改变,95％的分水岭区缺血是这一原因。一小部分人群由于颈动脉或基底动脉狭窄导致其由卧位或坐位改为立位时出现由于血流下降导致的 TIA 发作。睡醒后发作的 TIA 提示潜在卒中的可能。有时运动或姿位性 TIA 提示主动脉弓的狭窄(如 Takayasu 动脉炎)以及主动脉弓夹层,有时也可能是颈动脉的狭窄。过度换气导致的 TIA 提示 moyamoya 病。

微栓塞型 TIA 又分为动脉-动脉源性和心源性。其发病基础主要是动脉或心脏来源的栓子进入脑动脉系统引起血管阻塞,如栓子自溶则形成微栓塞型 TIA。如果栓子移动,阻塞远端血管,由于侧支循环的代偿或者处于亚功能区,则表现为 DWI 高信号但无临床神经功能缺损现象的 TIA。纤维蛋白-血小板栓子可能是部分 TIA 的原因,但很难解释为什么每次都进入同一血管。而且栓塞一般会遗留组织损伤导致的症状或体征,很难完全恢复。单独一次发作且持续时间较长的 TIA 应考虑栓塞的可能。有些报道称栓塞导致的 TIA 症状从异常到正常的波动可持续 36 小时。

眼底显微镜观察到在一过性黑矇发作时,存在视网膜动脉血流的减少和静脉血流的中断从而形成火车厢式的血流改变,或者有视网膜动脉的白色血栓,但难以区分是原位血栓形成还是血小板或纤维蛋白栓子栓塞。

单次发作且持续时间超过 1 小时和多次不同形式发作均提示栓塞,而短暂(2～10 分钟)、重复、刻板的 TIA 发作提示为大动脉的动脉粥样硬化和血栓形成。

贫血、红细胞增多症、血小板增多症、高脂血症、高球蛋白血症导致的血黏度增加、镰状细胞贫血、高或低血糖血症也可导致 TIA,临床可表现为血管狭窄的症状,但其实血管壁本身是正常的。抗磷脂抗体综合征患者也可发生 TIA。极少数情况下,TIA 与运动、激怒、兴奋及剧烈咳嗽相关。

(三)临床表现

TIA 总的临床特点是,起病突然,持续时间短,可反复发作,能完全缓解。TIA 一般持续几分钟至 1 小时,多数持续 2～15 分钟,如果时间更长多提示栓塞。根据不同的发病机制,TIA 的临床表现有不同的特点。血流动力学型 TIA 的表现较为刻板,因为系同一个血管供血区发生缺血,所以每次 TIA 的发病形式基本一致。微栓塞型 TIA 的表现较为多样,与每次发作时栓子的大小、栓塞的部位、侧支循环代偿的状态等因素有关。

1.颈内动脉系统 TIA

颈内动脉系统 TIA 的症状包括视觉受损或半球病变。视觉受损是同侧性的,感觉运动障碍是对侧的。仅少数发作是视觉和半球病变同时或相继发生,多数都是单独出现的。半球病变主要是大脑中动脉远端或临近区域的缺血,导致对侧上肢和手的麻木无力。但是临床上会呈现不同的症状组合,如面部和嘴唇、嘴唇和手指、手指、手和足。除了无力以外,有时上肢还会不规律地抖动,类似痫性发作,有时还呈现短暂的运动失调。其他少见的症状还包括意识障碍、失语和失算(优势半球受损)。非优势半球受损可出现体像障碍和其他颞顶叶症状。头痛不是 TIA 的特征。

视觉症状中,短暂单眼失明(TMR)或一过性黑矇是最常见的。多数的黑矇很短暂,持续 5～30 秒,表现为视野内的明暗度逐渐下降(或增加)逐渐演变为单眼完全的无痛性失明。症状的消退也缓慢。有时表现为楔形的视野缺失、突发的全面视物模糊或者灰色或明亮的视物模糊。TMR 的发作更倾向于刻板的重复发作。同向偏盲 TIA 提示后动脉狭窄,有时与 TMR 不易区分。

一过性黑矇的卒中风险没有半球 TIA 高,特别是年轻一些的患者。Poole 和 Ross Russell 观察 110 例一过性黑矇的患者(排除胆固醇栓塞),随访 6～19 年,6 年后病死率是 21%,主要死亡原因是心脏病,而卒中发生率是 13%(年龄匹配的人群预计的卒中发生率为 3%～15%)。观察期结束存活患者 43% 没有一过性黑矇的复发。颈动脉正常的患者只有 1/35 有卒中发作,而颈内动脉闭塞或狭窄的患者卒中发生率为8/21。Benavente 等认为随访 3 年内没有类似糖尿病风险的患者,卒中发生率不足 2%,但有动脉粥样硬化危险因素的老年患者卒中发生率可达 24%。

2.椎-基底动脉系统 TIA

与前循环 TIA 相比,椎-基底动脉 TIA 是非刻板发作,且持续时间较长,最终多导致梗死。后循环 TIA 的表现变化多端,原因是这一循环体系具有多个感觉运动传导束。眩晕、复视、构音障碍、双侧面部麻木、共济失调、单侧或双侧的无力和麻木是后循环受累的特征。孤立的、短暂的眩晕、复视或头痛与 TIA 的关系应严格区分。

孤立的眩晕与 TIA 的关系需要仔细考虑,反复短暂发作的眩晕,持续 1 分钟或更短时间,而且眩晕的强度也有波动的眩晕可能是脑干缺血的表现。详细询问病史有助于分析判断。有些主诉眩晕的患者最后证实为前循环 TIA,因此这个症状对于分析是否为后循环受累是不可靠的。椎-基底动脉 TIA 的其他表现包括步态不稳、向一侧偏斜、视物交错或暗视、视物模糊、管状视野、部分或全盲、瞳孔改变、上睑下垂、凝视障碍、构音障碍、失音。不常见的症状包括偏瘫、头鸣或耳鸣、头面部疼痛或其他特殊的头部感觉、呕吐、呃逆、倾斜感、记忆丧失、行为紊乱、困倦、短暂意识丧失(罕见)、听力受损、聋、单侧抽搐、幻觉、双眼球不共轭。跌倒发作多是由于晕厥、痫性发作导致。

椎-基底动脉 TIA 的特点是每次发作形式不同或在同样背景下有所变化,如这次是手指和面部麻木无力,下次可能仅是手指的异常;或者此次有眩晕和共济失调,而其他发作中又出现了复视。在动脉硬化血栓形成性基底动脉病变中,可以出现任何一侧的肢体受累。在 10 秒至 1 分钟或几分钟内,后循环区可同时出现双侧受累,或渐进地从一侧区域到另一个区域的病变,比癫痫的蔓延速度要慢,一次发作可突然中止或者逐渐消失。由于症状的复杂多变导致鉴别诊断也很宽泛,但是一次发作中汇集如此多的症状强烈提示后循环 TIA 的诊断。

3.腔隙性 TIA

由于小的穿支血管阻塞导致的 TIA 的特点是发作呈间歇性(磕磕绊绊的或结结巴巴的),

发作间隙可以完全正常。对医生来说,困难的是难以区分是小血管还是大血管的短暂阻塞。Donnan 等在 1993 年提出"内囊警示综合征"的概念,是指逐渐加重的面部、上肢和腿的无力,最终以内囊区梗死为终点的发作。腔隙性 TIA 的症状可以是在数小时或数天内波动或恢复,而且发展成卒中的可能性大。部分发作类似皮层 TIA,但很罕见。

(四)鉴别诊断

痫性发作、偏头痛、短暂性全面遗忘、多发性硬化都可出现类似 TIA 发作。脑膜瘤、胶质瘤、位于皮层或接近皮层的转移瘤、硬膜下出血都可出现短暂、可逆的局灶性脑部症状发作。尽管不常出现,但由于某些情况下是不适合抗凝治疗的,所以必须加以区分,如脑膜炎和硬膜下血肿。一些脑膜瘤也会出现 TIA 表现。而类似后循环 TIA 的其他疾病却很少。

(五)TIA 的评估

急诊和专科医生应重视 TIA,2010 年 Stroke 发表的关于 TIA 近期和远期缺血性卒中事件发生风险的一个综合性分析结果表明,TIA 患者短期内再发缺血性卒中事件的风险很高,TIA 发生 1 个月内再发风险是无 TIA 病史者的 30.4 倍;1～3 个月内再发风险是 18.9 倍,由此可见,TIA 应该作为一个紧急的缺血性事件及早处置。对 TIA 进行评估预判就显得极为重要。

TIA 评估方法主要有 ABCD^2、ABCD 和 California 评分等,2007 年 Lancet 发表的文章认为 ABCD^2 预测 90 日内再发卒中风险的效能最好,表 4-1-1 是具体评分方法。

表 4-1-1　ABCD^2 评分(最高分 7 分)

	TIA 的临床特征		得分
A	年龄	>60 岁	1
B	血压	SBP>140mmHg 或 DBP>90mmHg	1
C	临床症状	单侧无力伴言语障碍	2
		仅有言语障碍不伴无力	1
D	持续时间	>60 分钟	2
		10～59 分钟	1
D	糖尿病	存在	1

(六)影像学检查和实验室检查

原则是:对待 TIA 应该同脑梗死一样进行充分的影像学和实验室方面的评估,TIA 患者如果及时解决潜在的导致卒中的危险因素,可以避免或减轻未来发生严重卒中的可能,必须予以充分的重视和及时的诊治。

影像学评估不仅能够帮助医生明确诊断,而且对预后的判断和治疗方法的选择也有很重要的意义,因此 AHA 和英国皇家医师协会都推荐对 TIA 尤其是 ABCD^2 评分 4 分以上的患者进行充分的影像学评估。

检查内容包括:病灶性质的确定包括头颅 CT 扫描、MRI 尤其是 DWI 的检查,血管及血流状态的检查包括颈动脉超声、TCD、CTA、MRA 和 DSA,心脏超声以及经食管心脏超声等。

2009 年美国 AHA 推荐意见：①TIA 患者应尽早进行影像学评估；②发病 24 小时内需进行 MRI 包括 DWI 的检查，如果无条件，必须做 CT 检查；③疑似 TIA 患者必须进行颅内外血管的无创检查，以确定有无血管狭窄，如果发现血管狭窄，应该进行 DSA 检查。

实验室检查包括血常规、尿常规、生化指标尤其血糖和血脂的检查、凝血功能等，如果是特殊原因的卒中还应该检查免疫、炎性指标，如 ANA、ANCA、HIV、梅毒血清学指标等，以及特殊的凝血因子。心脏超声以及必要时的经食管心脏超声、24 小时心电图、颈动脉超声、常规的胸片、腹部 B 超等。这些都有助于查找发病的原因和危险因素。

(七)病后的管理和治疗

1.评估和入院治疗

对 TIA 的早期管理和治疗与其预后密切相关，英国现行卒中预防策略(EXPRESS)研究表明，延迟诊治会明显增加缺血事件再发的风险以及增加预后不良事件的发生。2009 年美国 AHA 建议，发病 72 小时内的 TIA 患者如果 $ABCD^2$ 评分≥3 或者 $ABCD^2$ 评分在 0～2 分，但预计 2 日内无法确立诊断的患者均应该入院诊治。

2.单元的作用

TIA 患者的病情虽然较轻，但是仍需要神经科医生、影像学医生和血管介入医生的专业评估和治疗。

3.一般治疗

包括 TIA 危险因素的控制和合并症的治疗。主要是血压、血糖、血脂的管理，心律失常的治疗等，原则与缺血性卒中相同。这里仅介绍一些特殊之处。

(1)血压的管理：TIA 由于持续时间短暂，患者很快恢复正常，那么是否在恢复正常后，就马上恢复原有的降压治疗或者给予充分的降压治疗，让血压很快达到二级预防的目标值呢？目前并没有针对这一问题的准确答案，根据缺血性卒中的诊治经验，首先应该分析 TIA 的原因，如果是血流动力学性 TIA，即存在血管狭窄的可能，就不应该马上降压治疗，而是在充分的血管评估和解决血管狭窄或者使用了针对性的抗栓治疗之后，逐步将血压降到目标值。除非患者的血压在 220/120mmHg 以上，并存在紧急降压的适应证，而这种情况在 TIA 患者中罕见。

(2)血糖和血脂等其他危险因素的处理：均应该尽快达到二级预防的目标值。

(3)抗栓治疗：原则是有明确栓子来源的栓塞性 TIA 应该首选抗凝治疗，血流动力学性 TIA 首选抗血小板治疗，频繁发作的 TIA 可选择静脉抗凝治疗，待病情稳定，明确原因后选择口服抗凝或抗血小板治疗。药物的选择和治疗方案与缺血性卒中相同。

(4)介入和手术治疗：原则和方法与缺血性卒中相同。

二、脑血栓

脑血栓形成(CT)又称动脉粥样硬化性脑梗死，是指脑动脉因动脉粥样硬化及各类动脉炎等血管病变导致血管的管腔狭窄或闭塞，进而发生血栓形成，造成局部脑供血区血流中断，发生相应脑组织缺血、缺氧，软化坏死，出现神经功能缺失症状和体征。是脑梗死中最常见的类型。

（一）病因和发病机制

2011 年中国提出并发表了最新的 CISS 分型,根据病因分如下几种。

1.大动脉粥样硬化(LAA)

它包括主动脉弓和颅内/外大动脉粥样硬化。

2.心源性卒中(CS)

潜在疾病包括:心脏瓣膜置换,二尖瓣狭窄,既往 4 周内的心肌梗死,左心室室壁瘤,左心室附壁血栓,任何有记录的阵发性或永久性房颤或房扑、伴有或不伴有超声自发显影或左房栓子,病态窦房结综合征,扩张型心肌病,心内肿物,心内膜炎,卵圆孔未闭(PFO)。

3.穿支动脉疾病(PAD)

由于穿支动脉口粥样硬化或小动脉纤维玻璃样变所导致的急性穿支动脉区孤立梗死灶为穿支动脉疾病。

4.其他病因(OE)

存在其他特殊疾病(如细菌、病毒、钩端螺旋体等感染性疾病,肌纤维发育不良、Binswanger 病等遗传性疾病、血小板增多症、红细胞增多症、弥散性血管内凝血、白血病、血小板减少性紫癜等血液病,结缔组织病等各种原因所致的动脉炎,可卡因等药源性动脉炎;其他还有 Moyamoya 病、脑淀粉样血管病等)的证据,这些疾病与本次卒中相关,且可通过血液学检查、脑脊液(CSF)检查以及血管影像学检查证实,同时排除了大动脉粥样硬化或心源性卒中的可能性。

5.病因不确定(UE)

未发现能解释本次缺血性卒中的病因。一是无确定的病因。未发现确定的病因,或有可疑病因但证据不够强,除非再做更深入的检查。二是多病因。发现两种以上病因,但难以确定哪一种与该次卒中有关。三是检查欠缺。常规血管影像或心脏检查都未能完成,难以确定病因。如某些病例虽有明确的脑梗死临床表现和影像学证据,但却难以找到病因,其发生可能与蛋白 C、蛋白 S、抗心磷脂抗体以及抗血栓Ⅲ缺乏引起的高凝状态等有关。

在 CISS 分型体系中,进一步将颅内外大动脉粥样硬化所致缺血性卒中的潜在发病机制分为:载体动脉(斑块或血栓)阻塞穿支动脉、动脉-动脉栓塞、低灌注/栓子清除下降以及混合机制。

（二）诊断与鉴别诊断

1.临床分类

根据患者的临床表现脑血栓形成通常分为以下几类。

(1)大面积脑梗死:通常是主干(颈内动脉、大脑中动脉)或皮质支的完全性卒中,患者表现为病灶对侧完全性偏瘫、偏身感觉障碍及向病灶对侧的凝视麻痹,可伴有头痛和意识障碍,并呈进行性加重。

(2)腔隙性脑梗死:是指发生在大脑半球深部白质及脑干的缺血性微梗死,直径 0.2～15mm 的囊性病灶,约占脑梗死的 20%。是脑组织缺血、坏死、液化并由吞噬细胞移走而形成腔隙。

(3)分水岭脑梗死(CWSI):是相邻血管供血区之间分水岭区或边缘带的局部缺血。一般多为血流动力学障碍所致。结合 CT 或 MR 可分为:①皮质前型:为大脑前与大脑中动脉供血区的分水岭脑梗死,出现以上肢为主的中枢性偏瘫及偏身感觉障碍,一般无面舌瘫,可有情感障碍、强握反射和局灶性癫痫;优势半球病变可出现经皮质性运动性失语;②皮质后型:为大脑中与大脑后动脉,或大脑前、中、后动脉皮质支间的分水岭区,病灶位于顶、枕、颞交界区。以偏盲最常见,多以下象限盲为主,可有皮质性感觉障碍,偏瘫无或轻微;约一半患者有情感淡漠,可有记忆力减退和格斯特曼综合征(角回受损),主侧病变出现认字困难和经皮质感觉性失语,非主侧偶见体象障碍;③皮质下型:为大脑前、中、后动脉皮质支与深穿支间或大脑前动脉回返支(Heubner 动脉)与大脑中动脉的豆纹动脉间的分水岭区梗死,病灶位于大脑深部白质、壳核、尾状核等处,可出现纯运动性轻偏瘫和(或)感觉障碍、不自主运动等。

(4)出血性脑梗死:是由于脑梗死供血区内动脉再灌注损伤或坏死后血液漏出继发出血,常发生于大面积脑梗死之后。

(5)多发性脑梗死:是指两个或两个以上不同的供血系统脑血管闭塞引起的梗死,多为反复发生脑梗死的后果。

2.临床表现

(1)一般特点:由动脉粥样硬化引起的多见于中老年人,动脉炎所致的以中青年居多。多在安静或休息状态下起病,部分病前有肢体麻木无力、眩晕、言语不清等 TIA 前驱症状。局灶性神经功能缺失症状多在发病后 10 余小时或 1~2 天达到高峰。除脑干梗死和大面积脑梗死外很少出现意识障碍。

(2)不同血管闭塞所致脑梗死的临床表现

①颈内动脉闭塞:病灶侧霍纳征(颈上交感神经节后纤维受损)或同侧单眼一过性黑矇,偶可因眼动脉缺血所致永久性视力障碍;眼或颈部血管杂音,颈动脉搏动减弱;对侧偏瘫、偏身感觉障碍和偏盲等三偏症状,优势半球受累可有失语症,非优势半球受累可出现体象障碍,甚至出现痴呆或晕厥发作。

②大脑前动脉闭塞:病灶对侧中枢性面舌瘫及偏瘫,以面舌瘫及下肢瘫明显,可伴轻度感觉障碍,旁中央小叶受损出现尿潴留或尿急,额极与胼胝体受累出现淡漠、反应迟钝、欣快和缄默等,额叶受累常有强握与吸吮反射,优势半球受累可出现上肢失用及布罗卡失语。皮质支受累对侧下肢远端为主的中枢性瘫痪,可伴感觉障碍及肢体短暂性共济失调、强握反射和精神症状。深穿支闭塞出现对侧中枢性面舌瘫及上肢近端轻瘫(内囊膝部及部分前肢)。

③大脑中动脉闭塞:病灶对侧中枢性面舌瘫及偏瘫、偏身感觉障碍和偏盲等三偏症状,上下肢瘫痪程度基本相等(主干闭塞),皮质支上分支受累面部及上肢重于下肢,布罗卡失语(优势半球)和体象障碍(非优势半球);下分支受累肢体无偏瘫,出现感觉性失语、命名性失语和行为障碍等。深穿支闭塞出现三偏症状(中枢性上下肢均等偏瘫)、面舌瘫及主侧半球病变侧皮质下失语。

④大脑后动脉闭塞:病灶对侧偏瘫、偏盲和偏身感觉障碍(较轻)、丘脑综合征,优势半球病变可有失读症(主干闭塞),皮质支受累对侧同向性偏盲或象限盲,而黄斑视力保存(黄斑回避现象),两侧病变可出现皮质盲。优势半球出现命名性失语。深穿支闭塞:丘脑穿通动脉闭塞

出现红核丘脑综合征:病灶侧小脑性共济失语、意向性震颤、舞蹈样不自主运动,对侧感觉障碍;丘脑膝状体动脉闭塞可见丘脑综合征:对侧感觉障碍,深感觉为主以及自发性疼痛、感觉过度、轻偏瘫,共济失调和不自主运动,可有舞蹈、手足徐动症和震颤等锥体外系症状;中脑支闭塞出现韦伯综合征:同侧动眼神经瘫痪,对侧中枢性偏瘫;或 Benedit 综合征:同侧动眼神经瘫痪,对侧不自主运动。后脉络膜动脉闭塞主要表现为对侧象限盲。

⑤椎-基底动脉闭塞

主干闭塞:常引起脑干广泛梗死,出现眩晕、呕吐、瞳孔缩小、共济失调、四肢瘫痪、昏迷等脑神经、锥体束及小脑症状,常伴消化道出血、肺水肿、高热等,甚至因病情危重死亡。

基底动脉尖综合征:由 Caplan 首先报道。基底动脉尖端分出小脑上动脉和大脑后动脉两对动脉,其分支供应中脑、丘脑、小脑上部、颞叶内侧及枕叶,故闭塞后可出现以中脑病损为主要表现的一组临床综合征,多因动脉粥样硬化性脑血栓形成、心源性或动脉源性栓塞引起。临床表现为眼球运动及瞳孔异常,单侧或双侧动眼神经部分或完全麻痹、一个半综合征及眼球上视不能(上丘受累),瞳孔光反应迟钝而调节反应存在,类似阿罗瞳孔(顶盖前区病损)。意识障碍,一过性或持续数天,或反复发作(中脑及/或丘脑网状激活系统受累);对侧偏盲或皮质盲;严重记忆障碍(颞叶内侧损伤)。

中脑支闭塞出现韦伯综合征、Benedit 综合征、脑桥支闭塞出现米亚尔-居尔勒综合征(外展、面神经麻痹,对侧肢体瘫痪)、福维尔综合征(同侧凝视麻痹、周围性面瘫,对侧偏瘫)。

⑥小脑后下动脉或椎动脉闭塞综合征

延髓背外侧综合征:是脑干梗死中最常见的类型。主要表现为眩晕、呕吐、眼球震颤(前庭神经核),同侧霍纳征(交感神经下行纤维受损),交叉性感觉障碍(三叉神经脊束核及对侧交叉的脊髓丘脑束受损),吞咽困难和声音嘶哑(舌咽、迷走神经受损),同侧小脑性共济失调(绳状体或小脑受损)。

双侧脑桥基底部梗死出现闭锁综合征:患者四肢瘫痪,意识清楚,不能讲话和吞咽,仅能以目示意。

⑦小脑梗死:由小脑上动脉、小脑后下动脉、小脑前下动脉等闭塞所致,常有眩晕、恶心、呕吐、共济失调、眼球震颤、站立不稳和肌张力降低等,可有脑干受压及颅内压增高症状。

3.辅助检查

(1)颅脑 CT 检查:CT 显示脑梗死病灶的大小和部位准确率 66.5% ~89.2%,梗死灶为低密度,可以明确病变的部位、形状及大小,较大的梗死灶可使脑室受压,变形及中线结构移位,但脑梗死起病 4~6 小时,只有部分病例可见边界不清的稍低密度灶,多数脑梗死病例发病后24~48 小时后逐渐显示与闭塞血管供血区一致边界较清的低密度灶,多数 24 小时内或梗死灶小于 8mm、小脑及脑干等颅后窝梗死不易为 CT 显现,皮质表面的梗死也常常不被 CT 察觉,脑 CT 检查往往不能提供正确诊断。必要时应在短期内复查,以免延误治疗。病后亚急性期(2~3 周)梗死区处于吸收期,此时因水肿消失、巨噬细胞吞噬梗死区坏死细胞可导致病灶与脑组织等密度,CT 上不能见到病灶,出现“模糊效应”,需强化方可显示。增强扫描能够提高病变的检出率和定性诊断率。出血性梗死 CT 表现为大片低密度区内有不规则斑片状高密度区,与脑血肿的不同点为低密度区较宽广及出血灶呈散在小片状。CT 显示初期脑出血的准确率 100%。因此,早期 CT 检查有助于排除脑出血。

(2)颅脑 MRI 检查:MRI 对脑梗死的检出极为敏感,对脑部缺血性损害的检出优于 CT,能够检出较早期的脑缺血性损害,可在缺血 1 小时内见到。起病 6 小时后大梗死几乎都能被 MRI 显示,表现为 T_1 加权低信号,T_2 加权高信号。有研究发现,MRI 弥散加权(DWI)15～20 分钟即可发现脑梗死超早期缺血病变,MRI 在 DWI 图上梗死区呈高信号,ADC 图为低信号,急性脑梗死病灶在不同时期 DWI 信号均为高信号,超早期(≤6 小时)、急性期(6～24 小时)、坏死期(24～48 小时)、软化期(48 小时至 3 周)ADC 值呈现类似"U"形改变:超早期的下降、急性期及坏死期降至最低和软化期的逐渐升高。DWI 对诊断超早期和急性期缺血性脑梗死病灶非常敏感。各时期 ADC 值的变化反映了急性脑梗死不同时期的脑细胞由细胞毒性水肿向血管源性水肿演变的病理过程。磁共振 ADC 图对判断缺血梗死病灶的病程发展时期有很大帮助。

(3)数字减影全脑血管造影(DSA)、MRA、CTA 均可发现血管狭窄和闭塞的部位,可显示动脉炎、烟雾病、动脉瘤和血管畸形等,但 DSA 为血管检查的金标准。

(4)特殊检查:经颅多普勒超声(TCD)及颈动脉彩色 B 超可发现颈动脉及颈内动脉的狭窄、动脉粥样硬化斑或血栓形成。脑脊液检查通常 CSF 压力、常规及生化检查正常,大面积脑梗死压力可增高,出血性脑梗死 CSF 可见红细胞。如通过临床及影像学检查已确诊为脑梗死,则不必进行 CSF 检查。

(5)常规检查:血、尿、大便常规及肝功能、肾功能、凝血功能、血糖、血脂、心电图等作为常规检查,有条件者可进行动态血压监测。胸片应作为常规以排除癌栓,是否发生吸入性肺炎的诊断依据。

4.诊断要点

中老年患者,多有高血压、糖尿病、心脏病、高脂血症、吸烟等脑血管病的相关危险因素病史,常在安静状态或睡眠中突然起病,迅速出现局限性神经功能缺失症状并持续 24 小时以上,症状可在数小时或数日内逐渐加重,神经症状和体征可以用某一血管解释,经脑 CT/MRI 排除脑出血、炎症性疾病和瘤卒中等,并发现梗死灶,即可确诊。

5.鉴别诊断

(1)脑栓塞:起病急骤,数秒钟或数分钟内症状达到高峰,常有心脏病史,特别是心房纤颤、心肌梗死、急性细菌性心内膜炎或其他栓子来源时应考虑脑栓塞。

(2)脑出血:发病更急,常在活动中起病,数分钟或数小时内出现神经系统局灶定位症状和体征,常有头痛、呕吐等颅内压增高症状及较重的意识障碍,血压明显增高。但轻型脑出血与一般脑血栓形成,大面积脑梗死和脑出血症状相似,可行头颅 CT 以鉴别。

(3)颅内占位病变:某些颅内肿瘤、硬膜下血肿、脑脓肿等发病也较快,出现偏瘫等局限性神经功能缺失症状和体征,需与本病鉴别。可行 CT/MRI 检查鉴别。

(三)治疗

1.一般治疗

应保持安静、卧床休息,避免情绪激动和血压升高,严密观察体温、脉搏、呼吸和血压等生命体征,注意瞳孔和意识改变,保持呼吸道通畅,及时清理呼吸道分泌物或吸入物,有意识障碍、消化道出血患者应禁食24～48小时。有明确病因者应尽可能针对病因治疗,根据《中国缺血性脑卒中和短暂性脑缺血发作二级预防指南 2014》推荐:发病数天后如果收缩压≥140mmHg或舒张压≥90mmHg,应启动降压治疗(Ⅰ级推荐,A级证据),发病 48 小时内急性期强化降压并无显著获益,如急性期收缩压≥180mmHg或舒张压≥100mmHg或平均动脉压≥130mmHg可适当降压,不主张过早过度降压以免加重脑缺氧,如高血压患者达标血压应控制在<140/90mmHg,糖尿病患者伴高血压者血压宜控制在更低水平(<130/85mmHg);糖尿病患者推荐 HbA1c 治疗目标为<7%;对于高脂血症患者,证据表明,当 LDL-C 下降≥50%或 LDL-C≤1.8mmol/L(70mg/dL)时,二级预防更为有效。有效地控制血液系统疾病、心律失常等也很重要。

2.超早期治疗

目的是解除血栓梗阻,通畅血管,迅速恢复血流,减轻神经元损伤。

(1)静脉溶栓治疗:根据《中国急性缺血性脑卒中诊治指南 2014》对缺血性脑卒中发病 3 小时内(Ⅰ类推荐,A级证据)和 3～4.5 小时(Ⅰ类推荐,B级证据)的患者进行溶栓治疗有可能挽救缺血半暗带。常用的药物及其适应证与禁忌证如下。

①重组组织型纤溶酶原激活药(rt-PA):是选择性纤维蛋白溶解药,与血栓中纤维蛋白形成复合物后增强了与纤溶酶原的亲和力,使纤溶作用局限于血栓形成的部位;每次用量为0.9mg/kg(总量<90mg)静脉滴注,其中 10%在最初 1 分钟内静脉推注,其余 90%药物溶于100mL 的生理盐水,持续静脉滴注 1 小时,用药期间及用药 24 小时内应严密监护患者;此药有较高的安全性和有效性。2012 年发表的 IST-3 试验提示发病 6 小时内静脉溶栓治疗急性缺血性脑卒中可能是安全有效的,发病后 3 小时内 rt-PA 溶栓治疗的患者获益最大,ECASSⅢ试验提示发病后3～4.5 小时静脉使用 rt-PA 仍然有效。

②尿激酶:常用量 100 万～150 万 U,加入 5%葡萄糖或生理盐水中静脉滴注,30 分钟至 2 小时滴完,剂量因人而异。我国"九五"攻关课题《急性缺血性脑卒中 6 小时内的尿激酶静脉溶栓治疗》试验显示 6 小时内采用尿激酶溶栓相对安全、有效。

③溶栓治疗适应证:a.年龄≥18 岁;b.有缺血性卒中导致的神经功能缺损症状;c.症状出现<3 小时,尿激酶可酌情延长至 6 小时,排除 TIA(其症状和体征绝大多数持续不足 1 小时),无意识障碍,但椎-基底动脉系统血栓形成因预后极差,即使昏迷也可考虑;d.NIHSS 5～25 分;e.治疗前收缩压<200mmHg或舒张压<120mmHg;f.CT 排除颅内出血,且本次病损的低密度梗死灶尚未出现;g.无出血性疾病及出血素质;h.患者或家属签署知情同意书。

④溶栓治疗禁忌证:a.年龄>80 岁;b.血压高于 185/100mmHg,血糖<2.7mmol/L;c.NIHSS 评分>26 分或<4 分,瘫痪肢体的肌力在 3 级以上;d.体温>39℃有意识障碍;e.头颅 CT 见大片低密度影,>1/3 大脑半球;f.有出血倾向或出血素质,血小板<100×10^9/L,INR>1.7,APTT>15 秒。

(2)血管内治疗:血管内治疗是急性缺血性卒中急性期治疗的重要手段之一,是 rt-PA 静脉溶栓治疗未通后一种有益的补救方法,近期 AHA/ASA 在 2013 年指南明确推荐:rt-PA 静脉溶栓与血管内支架取栓桥接治疗对急性缺血性卒中患者具有临床获益。符合静脉 rt-PA 溶栓的患者应接受静脉 rt-PA 治疗,即使正在考虑血管内治疗(Ⅰ类推荐,A 级证据)。

适应证:尚无统一标准,以下仅供参考:①年龄≥18 岁;②卒中前 mRS 评分为 0 分或 1 分;③NIHSS≥6 分;④大血管闭塞(血管直径≥2mm)或梗死是由颈内动脉或大脑中动脉 M1 段闭塞所致;DWI 显示梗死体积<70mL,ASPECT≥6 分;⑤可在 6 小时内起始治疗(腹股沟穿刺),后循环可延长至发病 24 小时内。

尽管获益尚不确定,对于特定的急性缺血性卒中患者在发病 6 小时内利用支架取栓器进行血管内治疗可能是合理的,包括大脑中动脉 M2 或 M3 段、大脑前动脉、椎动脉、基底动脉或大脑后动脉闭塞患者(ⅡB 类推荐;C 级证据)。

3.抗血小板聚集治疗

阿司匹林(ASA):100～300mg,口服,每日 1 次,可降低死亡率和复发率。

氯吡格雷:75mg,口服,每日 1 次。

噻氯匹定:125～250mg,口服,每日 1～2 次。

对于大血管病变可考虑氯吡格雷联合阿司匹林双抗降低脑梗死的复发率。

4.抗凝治疗

抗凝治疗能降低缺血性脑卒中的复发率、降低肺栓塞和深静脉血栓形成发生率,但被症状性颅内出血增加所抵消。心源性栓塞、动脉夹层可考虑使用抗凝治疗。常用药物如下。

华法林:每次 2～4mg,口服,每日 1 次,华法林的目标剂量是维持 INR 在 2.0～3.0。

低分子肝素:每次 4000U,腹壁皮下注射,每日 2 次。

新型口服抗凝血药可作为华法林的替代药物,包括达比加群、利伐沙班、阿哌沙班及依度沙班,选择何种药物应考虑个体化因素。

5.降纤治疗

通过降解血中纤维蛋白原,增强纤溶系统活性,抑制血栓形成。国内常见的药物如下。

巴曲酶:首次剂量为 10BU,另两次各为 5BU,隔日 1 次,共 3 次。使用前用 250mL 生理盐水稀释,静脉滴注 1 小时以上。用药前血纤维蛋白原浓度应高于 100mg/dL 者。

降纤酶:急性发作期,1 次 10U,每日 1 次,连用 3～4 日。非急性发作期,首次 10U,维持量 5～10U,每日或隔日 1 次,2 周为 1 个疗程。使用前用注射用水或 0.9%氯化钠溶液适量使之溶解,加入至无菌生理盐水 100～250mL 中,静脉滴注 1 小时以上。

安克洛酶:一般皮下注射,也可静脉滴注。开始 4 天内每天 1U/kg,第 5 天后,每天 1～2U/kg,10 天后每次 4U/kg,每周 2～3 次。以血浆纤维蛋白原为监测指标,使其下降至 0.7～1.0g/L,疗程一般 3～4 周。

蚓激酶:60 万 U(2 片),口服,每日 3 次。

6.脑保护治疗

在缺血瀑布启动前超早期针对自由基损伤、细胞内钙离子超载、代谢性细胞酸中毒、兴奋性氨基酸毒性作用和磷脂代谢障碍等进行联合治疗。可采用自由基清除剂(依达拉奉、丁基苯酞等)、钙离子通道阻滞药、抗兴奋性氨基酸递质和亚低温治疗。

7.脱水治疗

脑水肿高峰期为发病后 48 小时至 5 天,根据临床观察或颅内压监测,给予 20%甘露醇

125～250mL,6～8 小时一次,静脉滴注;亦可用呋塞米 20～40mg 或白蛋白 50mL,静脉注射。

8.康复治疗

对于生命体征平稳的急性缺血性脑血管病患者应尽早进行体能和针灸、按摩等康复理疗,以降低患者的致残率,增进神经功能恢复,提高生活质量。

三、脑栓塞

由于异常的物体(固体、液体、气体)沿血液循环进入脑动脉或供应脑的颈部动脉,造成血流阻塞而产生脑梗死,称为脑栓塞,亦属于缺血性卒中。脑栓塞占卒中发病率的 10％～15％。从近代有关脑栓塞的概念来看这显然是远远低于实际发生的情况。只要产生栓子的病原不消除,脑栓塞就有反复发病的可能。2/3 的复发均发生在第一次发病后的 1 年之内。

(一)病因和病理

脑栓塞的栓子来源可分为心源性、非心源性、来源不明性三大类。

1.心源性脑栓塞

其最常见原因如下。

(1)风湿性心脏病:在发生脑栓塞的患者中约一半以上为慢性风湿性心脏病伴二尖瓣狭窄。风湿性心脏病患者中发生脑栓塞占 14％～48％。不管有无临床表现,脑部病理检查发现有脑栓塞者达 50％。当二尖瓣狭窄时,左心房扩大以致血流缓慢淤滞而易于促使血液凝固和血栓形成,血流的不规则更易使它散落成栓子,导致脑栓塞。当心房颤动时,发生的机会更多。

(2)心肌梗死:心肌梗死可使心内膜变质,以致血小板可黏附在上面发生血栓形成。心肌梗死范围越大,血栓形成机会越大。如果心肌梗死后发生充血性心力衰竭,血液循环淤滞,更易在增厚肥大的左心室内发生附壁血栓形成。心肌梗死后如果发生周围血管(脑、肾、脾、肢体等)栓塞,则绝大多数发生在心肌梗死后的第 4～20 天内,多发性栓塞时,诊断易明。

至于后期发生的脑栓塞,在老年患者中与脑动脉硬化性脑梗死不易鉴别。

(3)亚急性细菌性心内膜炎:亚急性细菌性心内膜炎一般均在风湿性心脏瓣膜病或先天性心脏病的基础上发生。细菌附着在病变内膜上繁殖,并与血小板、纤维蛋白、红细胞等结成细菌性赘生物,脱落后即可循血流发生脑栓塞。亚急性细菌性心内膜炎发生脑栓塞者占 10％～50％,其中约 1/5 的患者在发生脑栓塞之前无临床症状或以往病史。有血栓形成的非细菌性心内膜炎,在脑栓塞的病因中约占 10％。这些病变包括风湿性心肌炎、红斑狼疮、癌症等慢性消耗性疾病。可能与凝血功能失常有关。

(4)其他:近代心脏手术的发展,也增加了一部分心源性脑栓塞的发病。罕见的原发心脏肿瘤如黏液瘤、肉瘤引起脑栓塞也偶有报道。

2.非心源性脑栓塞

由于心脏以外来源的栓子造成脑栓塞较心源性要少得多。但是在研究短暂脑缺血发作的发病原因的推动下,有关微栓塞的一系列研究可能使传统的非心源性脑栓塞发病率很低的看法逐渐改变。反常脑栓塞发生在体循环静脉内循行的栓子,由于心隔缺损,可不经肺循环直接穿过卵圆孔或室间孔到达体循环的动脉内而造成脑栓塞。在心脏中隔缺损时,平时心内血流的方向自左向右。当左心衰竭、肺动脉压增高或其他原因引起右心压力高于左心时,则心内血流的方向改变为自右向左,如血流中有栓子存在就发生反常栓塞。气栓塞可发生于胸外科手术、潜水员或高空飞行员、气胸、气腹、颈静脉或硬脊膜外静脉损伤、肾周围充气、右心导管、剧烈咳嗽等各种情况。潜水员或高空飞行员所发生的气栓塞又称减压病,在潜水员中又称潜水员病或潜水员麻痹。减压病主要由于大气压突然显著地减低以致体内氮气释放而造成气栓塞。脂肪栓塞见于长骨骨折与长骨手术、油剂注射等。

3.来源不明的脑栓塞

有的脑栓塞虽经仔细检查也未能找到栓子来源。脑栓塞的病理改变大体上与动脉粥样硬化性脑梗死相似。脑动脉栓塞后造成该血管供应的脑组织发生梗死,可呈红色充血性梗死或白色缺血性或混合性梗死。红色充血性梗死常提示脑栓塞,此乃由于栓子一时堵塞稍大动脉造成血管壁破坏,而后栓子又分解流向远端较小动脉,在原先栓塞处因血管壁受损而在血流恢复时发生出血。病理范围常较动脉粥样硬化性缺血性脑梗死要大,因此种脑栓塞的发生比动脉粥样硬化所致脑梗死者来得突然,使侧支循环难以建立。

(二)临床表现

脑栓塞的起病年龄不一。因多数与心脏病尤其是风湿性心脏病有关,所以发病年龄以中青年居多。起病急骤,大多数并无任何前驱症状。起病后常于数秒钟或很短时间内症状发展到高峰。个别患者可在数天内呈阶梯式进行性恶化,系由反复栓塞所致。脑栓塞可仅发生在单一动脉,也可广泛多发,因而临床表现不一。除颈内动脉栓塞外患者一般并不昏迷。一部分患者可在起病时有短暂的意识模糊、头痛或抽搐。神经系统局灶症状突然发生,并限于一支动脉的分布区。因栓塞约 4/5 发生在脑底动脉环前半部的分布区,因而临床表现是面瘫、上肢单瘫、偏瘫、失语、局灶性抽搐等颈内动脉大脑中动脉系统病变的表现。偏瘫也以面和上肢为重,下肢相对较轻。感觉和视觉可能有轻度影响。但一般不明显。抽搐大多数为局限性,如为全身性大发作,则提示栓塞范围广泛,病情较重。1/5 的脑栓塞发生在脑底动脉环的后半部的分布区,可出现眩晕、复视、共济失调、交叉性瘫痪等椎-基动脉系统病变的表现。

(三)诊断

可通过询问有关心脏病、骨折、气胸等栓子发源的病史而考虑脑部症状系由栓塞引起。患有静脉血栓性脉管炎或肺栓塞而突然发生偏瘫者需考虑脑反常栓塞的可能。心肌梗死发生脑栓塞的情况大多数在急性期,但有约 1/4 的患者在心肌梗死痊愈期发生脑栓塞。约 1/5 的亚急性细菌性心内膜炎患者以脑栓塞为该病的首先表现。老年人常患有动脉粥样硬化而使脑栓塞的诊断增加了困难。其他脏器包括肾、脾、肠、肢体、视网膜等栓塞的存在有助于脑栓塞的诊断。心电图的异常有诊断参考意义。脑脊液检查一般无色透明,并无异常,但脑脊液镜检有红细胞者远较动脉硬化性脑梗死来得多见。亚急性细菌性心内膜炎伴发脑栓塞和发生感染性动脉瘤破裂时,可表现为蛛网膜下腔出血或脑内出血。脑成像检查对明确脑栓塞性梗死的部位、范围、数目和是否伴有出血有决定性意义。

(四)治疗

防治心脏病是防治脑栓塞的一个重要环节。一旦发生脑栓塞,其治疗原则上与动脉硬化性脑梗死相同,可参阅。患者应取左侧侧卧位。右旋糖酐 40、扩血管药物、激素均有一定作用。由于风湿性二尖瓣病变等心源性脑栓塞的充血性梗死区极易出血,故抗凝治疗必须慎用。即使使用也应待急性期例如 5～7 天过后较宜。近来,有人主张即刻用抗凝治疗以防止脑栓塞的反复发生。但脑成像检查提示出血或蛛网膜下腔出血者,脑脊液中含红细胞者,伴有高血压者或由亚急性细菌性心内膜炎并发脑栓塞者,均禁忌用抗凝治疗。关于脂肪栓塞,有人主张应用小剂量肝素注射,如 10～50mg,每隔 6～8 小时一次,右旋糖酐 40 以及二氧化碳混合气体吸入等扩张血管也有作用。5％碳酸氢钠注射液 250mL 静脉滴注,每日 2 次,有助于脂肪颗粒的溶解。气栓塞的治疗与心源性引起的脑栓塞治疗基本相仿。

星状神经节封闭可能有助于解除由栓子刺激所致的反射性脑血管痉挛,对脑栓塞有一定的疗效。应在起病后尽早采用,每日 1～2 次,10 天为 1 个疗程。具体操作方法为患者取卧位,颈部过伸位,常规消毒,于胸锁乳突肌内侧缘、胸锁关节上三横指水平进针,先以 1％的普鲁卡因注射成皮丘,然后以 20 号针头垂直穿入,待针尖触及第 7 颈椎横突时,再将针头后退约 0.5cm,然后向内向下再进 1cm 左右,以盐水或普鲁卡因滴入针头中,观察有无损伤胸膜,在证明无损伤后即可注入 0.5％～·1.0％普鲁卡因 10mL。注射后即可出现注射侧的眼裂缩小、瞳孔缩小,眼球稍有内陷,同侧上肢及结合膜稍有充血(Horner 征)。

第二节　出血性脑血管病

一、脑出血

脑出血(ICH)是指原发性非外伤性脑实质内出血。高血压是脑出血最常见的原因,高血压常伴发脑内小动脉病变,血压骤升引起动脉破裂出血称为高血压性脑出血。脑出血占全部脑卒中的 20％～30％。

(一)病因和发病机制

1.病因

(1)常见病因是高血压,以高血压合并小动脉硬化最常见。

(2)脑动脉粥样硬化、动脉瘤、动静脉畸形、脑淀粉样血管病变、血液病(白血病、血小板减少性紫癜、再生障碍性贫血、红细胞增多症、血友病和镰状细胞病等)、脑动脉炎、烟雾病、夹层动脉瘤、颅内静脉窦血栓形成、抗凝或溶栓治疗、梗死性脑出血、原发或转移性肿瘤等。

2.发病机制

高血压性脑出血的发病机制并不完全清楚,目前主要认为如下。

(1)较多认为长期高血压导致脑内小动脉或深穿支动脉壁脂质透明变性或纤维素样坏死、微夹层动脉瘤或小动脉瘤形成,当血压骤然升高时,血液自血管壁渗出或动脉瘤破裂,血液进入脑组织形成血肿。

(2)高血压引起远端血管痉挛,导致小血管缺氧坏死及血栓形成,斑点状出血及脑水肿,出血融合即形成血肿,可能为子痫等高血压性脑出血的机制。

(3)脑内动脉中层肌细胞较少,且缺乏外弹力层,随年龄增长,脑内小动脉变得弯曲呈螺旋状,使深穿支动脉成为出血的好发部位,豆纹动脉自大脑中动脉呈直角分出,易受高压血流冲击发生粟粒状动脉瘤,是脑出血的最好发部位,其外侧支被称为出血动脉。

(二)诊断

颅内出血通常在卒中的急性期可通过非增强 CT 评价发现。由于 CT 较常规 MRI 对血肿的敏感性更高,故 CT 在卒中的诊断中作为首选的检查手段。血肿的部位对脑出血诊断具有鉴别的作用。

(三)急性期处理

患者常出现意识水平下降时,并且逐渐进展,需密切注意患者气道的管理。在 CT 检查完成前需要维持患者最初的血压。脑出血血肿扩大与血压升高是相关的,但是目前仍不明确的是降低血压是否会降低脑血肿扩大。一项最近的人组 60 位脑出血患者研究显示,自发性脑实质内出血急性期患者使用尼卡地平进行降压是安全的,该研究是探寻脑出血患者降压治疗研究后观察患者疗效的基础。另一项研究(急性脑出血患者强化降压治疗研究,INTERACT)将自发性高血压性脑出血的患者,随机分为两组,通过静脉降压药物将患者血压维持收缩压(SBP)＜180mmHg 和收缩压(SBP)＜140mmHg 两组,对比该两组患者预后。研究结果显示目标血压较低组血肿扩大的风险降低,且水肿范围也减少。但是是否减少血肿扩大与良好的临床预后相关目前仍不明确。在更多的研究结果出来之前,除非怀疑患者颅内压明显升高,目前推荐控制患者平均动脉压(MAP)＜130mmHg。若患者已行 ICP 监测,目前推荐将脑灌注压(MAP-ICP)控制至 60mmHg 以上(也就是说若患者血压升高,则需降低患者的平均动脉压 MAP)。降压药物需选择静脉注射非血管扩张药物(如尼卡地平、拉贝洛尔或艾司洛尔)。小脑出血的患者或伴有意识状态明显下降、影像检查提示脑积水改变的患者需紧急给予神经外科评估。基于临床表现和 CT 检查的结果,则需要进一步的影像评估手段,包括 MRI 或血管造影检查。如果外科会诊已经完成,嗜睡或昏迷的患者处理上需关注 ICP 升高、气管插管、过度通气、甘露醇和抬高患者床头。

(四)脑实质内出血

脑实质出血是最常见的颅内出血的类型。占所有卒中类型的 10％左右,且与卒中的 50％死亡相关。在亚洲人群和黑色人种中发生率更高。高血压、外伤和脑淀粉样变性是最常见的原因。高龄、酗酒也会增加脑出血的风险,可卡因和麻黄碱的滥用是年轻患者脑出血最常见的原因之一。

1.高血压性脑实质出血

(1)病理生理机制:高血压性脑实质出血(又称高血压性脑出血或高血压性颅内出血)通常是由于脑内深穿支的一个小动脉自发破裂所致,最常见的部位是基底节区(特别是壳核)、丘脑、小脑和脑桥。若出血位于其他位置或既往无高血压病史,则更需关注患者其他可能的原因,包括肿瘤、血管畸形或其他。高血压较易损伤此部位的小血管。颅内出血血肿可能小,也可能体积较大,压迫周围脑组织,引起脑疝甚至死亡。出血也可能累及脑室系统,可增加死亡率或出现脑积水。

大部分高血压性脑出血患者在发病 30～90 分钟进展，与抗凝药物相关的脑出血多可在 24～48 小时仍可出现进展。在 48 小时内巨噬细胞在血肿表面吞噬血肿。出血后 1～6 个月，血肿吸收，形成一个裂缝样的橙色洞腔，腔壁为神经胶质细胞瘢痕及含铁血红素吞噬细胞。

(2)临床表现：虽然脑出血并不一定与用力相关，但是通常发生在患者清醒时或应激时。脑出血的患者表现为突然出现局灶性神经功能缺损的症状和体征。癫痫不常出现。局灶性神经功能的改变通常可见发病 30～90 分钟恶化进展，可出现意识水平的下降和由于颅内压升高导致的头痛和恶心、呕吐。

壳核出血是高血压性脑出血最常累及的部位，且经常累及其周边的内囊部位，故对侧偏瘫是标志性体征。当症状较轻时，在 5～30 分钟可出现单侧面瘫，出现言语不清，之后逐渐出现肢体无力、双眼向偏瘫侧凝视。偏瘫侧肢体可能持续出现进展直到患肢肌张力降低或升高。若出血量较大时，患肢意识状态从嗜睡逐渐进展至昏睡，则提示上位脑干受压。当患者出现昏迷伴有深的、不规则的、间断的呼吸，出现同侧瞳孔扩大及固定或去脑强直，则患者可能出现迅速恶化。在轻症患者中，压迫邻近脑组织的产生的水肿可能使患者神经功能在 12～72 小时仍出现加重。

丘脑出血的患者可能出现对侧的偏瘫和偏身感觉障碍，主要是由于压迫或侵及邻近的内囊所致。显著的感觉障碍通常可出现。失语，但通常仍有复述保留，可能在优势侧丘脑受累后出现，非优势侧半球受累可能出现结构性失用或缄默。还可出现同向性视野缺损。由于累及中脑上部程度不一，丘脑出血可能引起严重且典型的眼动障碍，包括双眼内下视时出现分离、双侧瞳孔不等大、瞳孔对光反射消失、病灶对侧斜视、同侧 Horner 症、集合反射消失、凝视障碍、病理性眼球震颤。患者可逐渐出现慢性对侧疼痛综合征（Dejerine-Roussy 综合征）。

脑干出血的患者，可在数分钟内进展为深昏迷和四肢瘫。通常可出现显著的去脑强直和针尖样瞳孔（1mm）但对光反射仍存在。头位改变时患者水平眼球活动受损（玩偶眼或头部反射消失）或冰水灌耳眼球反射消失。呼吸深快、严重的高血压和大量出汗是较常见的，部分患者在数小时内可能死亡，但是出血量较小时通常可抢救过来。

小脑出血的患者通过在数小时内进展，通常表现为后枕部头痛、持续呕吐及步态共济失调。小量出血的患者可能仅出现肢体共济失调而不出现其他神经功能缺损的症状及体征，头晕或眩晕可能是主要表现。患者可出现病灶侧的共轭凝视麻痹，出现向病灶对侧强迫性眼位，或出现同侧第Ⅵ对脑神经麻痹。其他少见的眼部症状主要包括眼睑痉挛、单眼不自主闭合、眼球浮动及反向斜视。构音障碍和吞咽困难较为常见。数小时后，患者可出现嗜睡至昏迷，这是由于脑干受压或梗阻性脑积水，在脑干受压前行即时的外科干预可能会避免患者死亡。第 4 脑室梗阻后出现的脑积水可被脑室外引流缓解，但最终的血肿清除对患者的存活是必需的。若患者深部的小脑核团未受累，患者可完全康复。

2.脑叶出血

症状和体征可在数分钟内出现。大部分脑叶出血较小，引起的神经功能缺损的症状及体征较为局限。如枕叶出血大多出现偏盲；左侧颞叶的出血多表现为失语和谵妄状态；顶叶的出现多表现为感觉障碍；额叶出血多表现为上肢无力。大量脑出血患者若压迫丘脑或中脑，多可表现出嗜睡或昏迷。大部分脑叶出血的患者可出现局部头痛,半数以上出现呕吐或昏睡。颈强直和癫痫少见。

3.其他原因所致的脑出血

脑淀粉样变性是一种老年退行性疾病,累及小动脉,出现淀粉样蛋白沉积在脑动脉壁上所致。淀粉样血管病可导致患者出现首次或复发脑叶出血,也是老年患者脑叶出血最常见的原因。部分急性心肌梗死患者行静脉溶栓后出现脑出血与此有关。患者如在数月内或数年内表现为多处出血(或梗死)或在 MRI 对含铁血黄素磁敏感序列上见微出血信号可能也与脑淀粉样变性有关。但其最终诊断依靠病理检查,病理检查显示血管壁上可被刚果红染色的淀粉样蛋白沉积。载脂蛋白 E 基因上的 ε2 和 ε4 基因发生等位突变导致复发性脑叶出血风险增高,可能是淀粉样血管病的标志。目前,仍无特殊的治疗方法,但是抗血小板药物和抗凝血药物是需避免使用的。

可卡因和麻黄碱是引起青年患者(＜45 岁)脑卒中的常见原因。脑出血、脑梗死和 SAH 均与兴奋药的使用相关。血管检查无特异性,可表现为完全正常的血管、大血管闭塞或狭窄、管痉挛,或与血管病变一致。这种拟交感神经药相关的卒中发生机制目前仍不明,但是可卡因可提高交感神经的活性,进而引起急性的且严重的血压升高,这可能会导致出血的发生。半数以上的兴奋药所致的脑出血多为脑内出血,其他的为蛛网膜下腔出血。对于 SAH 患者,多可发现囊状动脉瘤,推测可能是由于急性血压升高导致动脉瘤破裂。

脑外伤通常也可引起颅内出血,常见出血位置为脑内(特别是颞叶、前额叶)和进入蛛网膜下腔、硬膜下和硬膜外区域。对于突然出现的不明原因的局灶性神经功能缺损的症状(包括偏瘫、嗜睡或昏迷)必须考虑到外伤的可能,特别是缺损的症状在患者跌倒后出现。

与抗凝血药物相关的脑出血可发生在脑内的任何部位,大部分见于脑叶或硬膜下。抗凝血药物相关的脑出血可进展缓慢,可超过 24～48 小时。凝血障碍和血小板减少症应被及时纠正。血液系统疾病相关的脑出血(如白血病、再生障碍性贫血、血小板减少性紫癜)可见于任何部位,也表现为多个部位的出血。皮肤和黏膜出血通常也是一个证据,是诊断的线索。

脑肿瘤出血可能是颅内占位性病变最早表现。绒毛膜癌、恶性黑色素瘤、肾细胞癌、支气管肺癌是最常见的可能导致脑出血的转移性肿瘤。成人多形性胶质母细胞瘤和儿童髓母细胞瘤也会导致出血。

高血压脑病是恶性高血压的一个并发症。在这些急性综合征中可见,严重的高血压通常可出现头痛、恶心、呕吐、惊厥发作、意识模糊、嗜睡和昏迷。短暂的或持久的局灶性神经功能缺损的症状,多提示其他血管性疾病(脑出血、血栓或动脉粥样硬化性血栓形成),包括视网膜出血和渗出、视盘水肿(高血压性视网膜病)、肾和心脏疾病的证据。大部分患者颅内压和脑脊液蛋白升高。MRI 显示典型的后部脑水肿(枕叶＞额叶),且是可逆的,也就是"可逆性后部白质脑病"。该类患者高血压病可能是原发的,也可能由于慢性肾病、急性肾小球性肾炎、妊娠所致的急性细胞毒血症、嗜铬细胞瘤或其他病因所致。降低血压可逆转该疾病过程,但是可导致卒中发生,特别是血压下降过快时。神经病理检查可见点状或弥漫的脑水肿改变,或可出现点状或大体积的脑出血改变。显微镜检查可提示小动脉坏死、点状脑梗死灶和出血灶。这种改变时需考虑高血压性脑病的可能,慢性复发性头痛、头晕、复发性 TIA、小卒中通常与高血压相关。

原发性脑室出血较为罕见。多由于脑实质出血后破入脑室系统而不表现出脑实质受损的神经功能症状，或者出血可起源于室管膜周围的静脉。血管炎，特别是结节性多动脉炎或系统性红斑狼疮，可导致任何部位的颅内静脉系统的出血改变，但是动脉系统也可出现血管壁破裂后导致脑出血。近一半的原发脑室出血的患者通过全脑血管造影检查可发现病因，脓毒血症可导致全脑白质区小出血灶出现。Moyamoya病，是动脉闭塞后缺血性卒中的改变，特别对于年轻患者，也可出现脑实质内出血。脊髓内出血多由于动静脉畸形、海绵窦血管畸形或转移瘤所致。脊髓硬膜外出血多可出现迅速进展脊髓或神经根受压的综合征，脊髓出血多表现为突然出现背痛和脊髓病的征象。

4.实验室及影像检查

患者需常规进行血生化和血常规的筛查。尤其要关注患者血小板数和PT/PTT用于鉴别凝血机制异常疾病。CT检查对诊断急性幕上脑实质出血很可靠。由于患者活动和颅后窝骨头伪影所干扰，小的脑干出血可能不被及时诊断。出血2周后，血肿逐渐清除，影像上可见密度逐渐减低直至与周围脑组织呈现同样的密度。但容积效应和脑水肿可仍存在。在某些患者中，2～4周后出现血肿周边强化环，持续约数月。MRI虽然对诊断颅后窝出血更敏感，但是对大部分患者是不必要的。MRI上的血流信号图像可用于鉴别AVM，确定脑出血的病因。当颅内出血病因尚不明确时，可能需要进行MRI、CTA和血管造影检查，特别是当患者为年轻患者，且既往无高血压病史、出血不位于高血压性脑出血常见的4个部位时。增强CT上出现的急性血肿周边的点状强化，也就是"点征"多提示死亡风险增高。部分中心对脑出血的患者常规进行CT和CTA（附带强化后图像）检查以确定大血管病变，且可提供预后相关信息。当患者出现局灶性神经功能症状及意识障碍，经常表现出颅压增高的表现，此时进行腰穿可能增加脑疝的风险，因此需避免进行腰穿。

（五）治疗

急性期处理：约有50%的高血压性脑出血的患者在急性期死亡，其他患者若急性期过后通常可得到较好的恢复。ICH评分是一个用于评估死亡和临床预后较好的指标。任何确诊的凝血性疾病需立即给予纠正。对于服用维生素K抑制药的患者，静脉输注凝血酶原复合物后给予新鲜冰冻血浆和维生素K制剂可迅速逆转凝血异常。若脑出血与血小板减少症相关（血小板计数<50 000/μl），静脉输注新鲜血小板就有必要。紧急血小板抑制功能测定对指导输注血小板的临床意义仍不清楚。

目前，对出血本身可做的处理较少。血肿在出血的前几小时有可能扩大，因此在脑出血的急性期控制血压可能对于预防血肿扩大是合理的。一个使用Ⅶa因子复合物用于降低脑血肿扩大的Ⅲ期临床研究结果并未提高患者的功能预后，因此临床上尚不提倡使用该类药物。

幕上脑室出血的清除并不能提高患者的预后。国际脑出血神经外科联盟（STICH）将1033位幕上脑出血患者随机分为两组：早期外科行血肿清除术组和常规内科治疗组。该研究结果是早期行外科术后组并未获得更好的功能预后，但该结果仍存在争议，因26%的常规内科治疗组的患者最终仍因神经功能恶化而接受外科手术治疗。总之，该研究结果不支持幕上出血的患者常规行外科治疗,但是,很多中心在患者出现进展性神经功能恶化后行手术治疗。脑出血的外科手术的技巧在提高,在将来,创伤小的内镜血肿清除术可能被研究证实其有效性。

对小脑出血患者进行评估时需神经外科会诊;直径>3cm 的小脑出血患者大部分需行外科治疗。当患者神清且无脑干受累的征象、血肿直径<1cm 时,则外科手术通常不需要。当患者出血肿直径在 1~3cm 时,患者需被严密监测,及早发现意识障碍和呼吸循环功能衰竭的表现。

血肿周围的脑组织受压移位,但未必出现缺血梗死。因此,大部分脑出血存活的患者在血肿吸收后,邻近脑组织可再次恢复功能。脑出血急性期的仔细管理可使患者得到良好的恢复。

但是令人惊讶的是,大面积脑出血的患者可颅内压可正常。但是,若血肿导致显著的中线结构受压,患者随后可出现昏迷、脑水肿、脑积水、渗透性物质引起 ICP 降低。这可为脑室穿刺引流术或 ICP 监测提供足够的时间机会。一旦患者行 ICP 监测后,可根据监测的结果调整患者通气及渗透性药物的使用,以控制患者脑灌注压(MAP-ICP)在 60mmHg 以上。如 ICP 监测显示患者 ICP 升高,患者可能需进行脑室引流,继续使用渗透性药物;如患者 ICP 持续升高,则患者可能需行外科手术治疗进行血肿清除及呼吸支持治疗;相反,当患者 ICP 监测显示正在范围或轻度升高,则患者通气治疗及渗透性药物的使用可暂缓。因为过度通气可导致脑血管痉挛,出现缺血表现,当患者 ICP 升高已被解除时,或渗透性药物已对患者治疗足够时,过度通气则不需紧急给予。糖皮质激素对血肿周围的水肿无效。

(六)预防

高血压是原发性脑出血最常见的原因。控制血压、不酗酒、禁止兴奋性药品(如可卡因和安非他命)使用均是预防脑出血的措施。怀疑淀粉样变性的患者应避免使用抗血小板聚集药物。

二、蛛网膜下腔出血

蛛网膜下腔出血(SAH)是多种病因引起脑底部或脑及脊髓表面血管破裂导致急性出血性脑血管疾病,血液直接流入蛛网膜下腔,又称原发性或自发性 SAH。是神经科最常见的急症之一。继发性 SAH 是脑实质内出血、脑室出血或硬膜下血管破裂,血液穿破脑组织和蛛网膜流入蛛网膜下腔,还可见外伤性 SAH。SAH 约占急性脑卒中的 10%,占出血性脑卒中的 20%。

(一)病因和发病机制

1.病因

(1)动脉瘤破裂:最常见,约占 85%。包括先天性动脉瘤、动脉硬化性动脉瘤。颈内动脉系占 90%,椎-基底动脉系占 10%。颅内多发性动脉瘤约占 20%,以两个多见,亦有三个以上者。

(2)非动脉瘤性中脑周围出血:发生于 20 岁以上,多在 60~70 岁时发病。1/3 的患者症状出现前有大强度的活动。

(3)不常见病因:动脉夹层分离(透壁性)、脑动静脉畸形;多见于青年人,90%位于小脑幕上,多见于大脑外侧裂及大脑中脉分布区;脑底异常血管网:占儿童 SAH 的 20%;硬脑膜动静脉瘘、脊髓周围血管性病变、脓毒性动脉瘤、颅内肿瘤、垂体卒中、滥用可卡因和苯丙胺、结缔组织病脑血管炎、血液病及凝血障碍性疾病、妊娠并发症、颅内静脉系统血栓、抗凝治疗。

(4)原因不明:约占 10%。

2.发病机制

(1)先天性动脉瘤可能与遗传及先天性发育缺陷有关,尸解发现约 80% 的人 Willis 环动脉壁弹力层和中膜发育异常或受损,随着年龄增长,在动脉壁粥样硬化、血压增高及血流涡流冲击等因素影响下,动脉壁弹性和强度逐渐减弱,管壁薄弱部分逐渐向外膨胀突出,形成囊状动脉瘤。动脉瘤发病率随年龄增加,有颅内动脉瘤家族史、常染色体显性遗传多囊肾患者发病率更高。动脉瘤体积是决定是否破裂出血的危险因素,直径<3mm 出血机会少,直径 5～7mm 为高度风险,有临床症状患者发生出血风险更高,典型动脉瘤仅由内膜与外膜组成,薄如纸状。

(2)脑血管畸形是胚胎期发育异常所致的畸形血管团,血管壁极薄,处于破裂的临界状态,激动或不明显诱因可引起破裂出血。

(3)动脉炎或颅内炎症引起血管壁病变可破裂出血,肿瘤或转移癌可直接侵蚀血管导致出血。

(二)诊断与鉴别诊断

1.临床表现

(1)性别、年龄:任何年龄均可发病,青壮年更常见,动脉瘤破裂所致者好发于 30～60 岁,女性多于男性,血管畸形多见于青少年。

(2)起病情况:突然起病,以数秒钟或数分钟速度发生的头痛是最常见的起病方式。患者常能清楚地描述起病的时间和情景。发病前多有明显诱因,如剧烈运动、情绪激动、用力、排便、咳嗽、饮酒等;少数可在安静情况下发病。约 1/3 患者动脉瘤破裂前数日或数周有头痛、恶心、呕吐等症状。

(3)临床表现:SAH 典型临床表现为突然发生的剧烈头痛、恶心、呕吐和脑膜刺激征,伴或不伴局灶体征。剧烈活动中或活动后出现爆裂性局限性或全头部剧痛,难以忍受,呈持续性或持续进行性加重,有时上颈段也可出现疼痛。其始发部位常与动脉瘤破裂部位有关。常见伴随症状有呕吐、短暂意识障碍、项背部或辖制疼痛、畏光等。绝大多数病例发病后数小时内出现脑膜刺激征,以颈强直最明显,克尼格征、布鲁津斯基征可阳性。眼底检查可见视网膜出血、视盘水肿,约 25% 的患者可出现精神症状,如欣快、谵妄、幻觉等。还可有癫痫发作、局灶神经功能缺损体征如动眼神经麻痹、失语、单瘫或轻偏瘫、感觉障碍等。部分患者,尤其是老年患者头痛、脑膜刺激征等临床表现常不典型,而精神症状较明显。原发性中脑出血的患者症状较轻,CT 表现为中脑或脑桥周围脑池积血,血管造影未发现动脉瘤或其他异常,一般不发生再出血或迟发型血管痉挛等情况,临床预后良好。

(4)常见并发症

①再出血:是 SAH 的急性严重并发症,病死率为 50% 左右。出血后 24 小时内再出血危

险性最大,发病 1 个月内再出血的风险都较高。2 周内再出血发生率为 20%～30%,1 个月为 30%。再出血原因多为动脉瘤破裂。入院时昏迷、高龄、女性、收缩压超过 170mmHg 的患者再出血的风险较大。临床表现:在病情稳定或好转的情况下,突然发生剧烈头痛、恶心呕吐、意识障碍加深、抽搐、原有症状及体征加重或重新出现等。确诊主要依据上述表现、CT 显示原有出血的增加或腰椎穿刺脑脊液含血量增加等。

②脑血管痉挛:是死亡和致残的重要原因。20%～30% 的 SAH 患者出现脑血管痉挛,引起迟发性缺血性损伤,可继发脑梗死。早发性脑血管痉挛出现于出血后,历时数分钟或数小时缓解;迟发性脑血管痉挛始发于出血后 3～5 天,5～14 天为高峰,2～4 周逐渐减少。临床表现为意识改变、局灶神经功能损害(如偏瘫、失语等),动脉瘤附近脑组织损害的症状通常最严重。

③脑积水:15%～20% 的 SAH 患者会发生急性梗阻性脑积水。急性脑积水于发病后 1 周内发生,由于血液进入脑室系统和蛛网膜下腔形成血凝块阻碍脑脊液循环通路所致,属畸形阻塞性脑积水;轻者表现为嗜睡、精神运动迟缓和记忆损害,重者出现头痛、呕吐、意识障碍等。急性梗阻性脑积水大部分可随出血被吸收而好转。迟发性脑积水发生于 SAH 后 2～3 周,为交通性脑积水。表现为进行性精神智力障碍、步态异常及尿便障碍。脑脊液压力正常,故也称正常颅压脑积水,头 CT 或 MRI 显示脑室扩大。

④其他:5%～10% 患者可发生抽搐,其中 2/3 发生于 1 个月内,其余发生于 1 年内。5%～30% 患者可发生低钠血症和血容量减少的脑耗盐综合征,或者发生抗利尿激素分泌增多所致的稀释性低钠血症和水潴留,上述两种低钠血症需要在临床上进行鉴别;还可出现脑心综合征和急性肺功能障碍,与儿茶酚胺水平波动和交感神经功能紊乱有关。

2.辅助检查

(1)影像学检查

①头颅 CT:是诊断 SAH 的首选方法,CT 显示蛛网膜下腔内高密度影可以确诊 SAH。根据 CT 结果可以初步判断或提示颅内动脉瘤的位置,动态 CT 检查还有助于了解出血的吸收情况,有无再出血、继发脑梗死、脑积水及其程度等。CT 对于蛛网膜下腔出血诊断的敏感性在 24 小时为 90%～95%,3 天为 80%,1 周为 50%。

②头颅 MRI:当病后数天 CT 的敏感性降低时,MRI 可发挥较大作用。4 天后 T1 像能清楚地显示外渗的血液,血液高信号可持续至少 2 周,在 FLAIR 像则持续更长时间。因此,当病后 1～2 周,CT 不能提供蛛网膜下腔出血的证据时,MRI 可作为诊断蛛网膜下腔出血和了解破裂动脉瘤部位的一种重要方法。

(2)脑脊液(CSF)检查:均匀血性脑脊液是蛛网膜下腔出血的特征性表现,且似新鲜出血,如 CSF 黄变或者发现吞噬红细胞、含铁血黄素或胆红质结晶的吞噬细胞等,则提示已存在不同时间的 SAH。

(3)脑血管影像学检查

①脑血管造影(DSA):是诊断颅内动脉瘤最有价值的方法,阳性率达 95%,可以清楚显示动脉瘤的位置、大小、与载瘤动脉的关系、有无血管痉挛等,血管畸形和烟雾病也能清楚显示。

②CT 血管成像(CTA)和 MR 血管成像(MRA):CTA 和 MRA 是无创性脑血管显影方法,但敏感性、准确性不如 DSA。主要用于动脉瘤患者的随访以及急性期不能耐受 DSA 检查

的患者。

③其他:经颅超声多普勒(TCD)动态检测颅内主要动脉流速是及时发现脑血管痉挛(CVS)倾向和痉挛程度的最灵敏的方法。

(4)实验室检查:血常规、凝血功能＋D-二聚体、肝功能及免疫学检查有助于寻找出血的其他原因。

3.诊断要点

突发剧烈头痛,并伴有恶心、呕吐、意识障碍、癫痫、脑膜刺激征阳性及头颅 CT 检查发现蛛网膜下腔呈高密度影,即可确诊 SAH。若头痛不严重,脑膜刺激征不明显,头颅 CT 检查未发现异常,但仍怀疑 SAH,则尽早行腰椎穿刺检查,腰椎穿刺结果提示为均匀血性脑脊液,亦可确诊 SAH。

4.鉴别诊断

(1)脑出血:深昏迷时与 SAH 不易鉴别,脑出血多于高血压,伴有偏瘫、失语等局灶性神经功能缺失症状和体征。原发性脑室出血与重症 SAH 临床难以鉴别,小脑出血、尾状核头出血等因无明显肢体瘫痪易于 SAH 混淆,仔细的神经功能检查、头颅 CT 和 DSA 检查可资鉴别。

(2)颅内感染:各种类型的脑膜炎如结核性、真菌性、细菌性和病毒性脑膜炎等,虽有头痛、呕吐和脑膜刺激征,但常先有发热,发病不如 SAH 急骤,CSF 形状提示感染而非出血,头型 CT 无蛛网膜下腔出血表现等特点可以鉴别。

(3)瘤卒中或颅内转移瘤:约 1.5％脑肿瘤可发生瘤卒中,形成瘤内或瘤旁血肿合并 SAH,癌瘤颅内转移、脑膜癌病或 CNS 白血病有时可谓血性 CSF,但根据详细的病史、CSF 检出瘤/癌细胞及头部 CT 可以鉴别。

(4)其他:有些老年人 SAH 起病以精神症状为主,起病较缓慢,头痛、颈强直等脑膜刺激征不明显,或表现意识障碍和脑实质损害症状较重,容易漏诊或误诊,应注意询问病史及体格检查,并行头颅 CT 或 CSF 检查以明确诊断。

(三)治疗

1.一般治疗

(1)呼吸管理:保持呼吸道通畅,给予吸氧。如果呼吸功能障碍,有必要气管插管,以维持气道通畅,保持正常血氧饱和度。

(2)血压管理:SAH 急性期且合并未处理的破裂动脉瘤收缩压应控制在 160mmHg 以下。破裂的已处理的动脉瘤血压控制参考急性缺血性卒中的血压管理,除非血压出现极度升高的情况,一般不予降压。已经发生症状性血管痉挛、灌注下降的患者应给予诱导性的升压治疗,通过这种升压治疗可以使 2/3 患者的症状得到改善。根据文献报道诱导收缩压至 140～240mmHg,多数认为平均动脉压提升 20％～30％,相对安全,但升压幅度应在保证安全的前提下个体化处理。已处理破裂动脉瘤合并未破裂动脉瘤的情况下,如果出现症状性血管痉挛、灌注下降,给予诱导性升压治疗是安全的,但应参考未破裂动脉瘤的位置、大小、形态给予个体化治疗。影像发现的无症状血管痉挛、灌注下降在治疗上可参考症状性血管痉挛、灌注下降。

SAH 急性期后不管是动脉瘤破裂引起的 SAH 还是非动脉瘤性 SAH 以及动脉瘤是否得到处理，都应积极控制血压至正常范围。

（3）心电监护：对于急性 SAH 患者，应重视心电监护，采取积极的预防措施，保护心功能，改善患者的预后。

（4）水电解质平衡：SAH 后发生低钠血症的概率为 10%～30%，治疗上要注意保持水电解质平衡，特别注意是否存在低钠血症。

（5）其他并发症

①发热：多为中枢性发热，宜采用物理降温。亚低温治疗却未能显示改善预后的治疗作用。

②高血糖：一般建议空腹血糖控制在 10mmol/L 以下。

③贫血：输注单采红细胞能提高 SAH 患者脑氧运输和脑氧利用率。

④肝素诱发的血小板减少症：发生率约为 5%，如有发生只能减少肝素的使用，改为使用其替代物。

⑤深静脉血栓形成和肺栓塞：是 SAH 尤其是有意识障碍的危重患者的常见并发症。可以使用弹力袜，高危患者可使用间断的充气压力装置进行预防。如确需使用低分子肝素，应评估再出血风险，严格掌握适应证，并控制在动脉瘤手术或栓塞 12 小时以后。

⑥头痛：严重头痛影响患者的情绪和睡眠，甚至促进血压升高，必要时可给予镇痛药治疗。

2.预防再出血的药物和其他治疗

（1）针对病因治疗是预防再出血的根本措施。

（2）绝对卧床、保持情绪稳定、大小便通畅。

（3）早期、短疗程抗纤溶药物：氨基己酸 1 支，静脉滴注，每日 1 次；氨甲环酸 0.25g，静脉滴注，每日 1 次。

3.血管痉挛的监测和治疗

（1）血管痉挛的判断和监测

①血管痉挛在出血后的 3～5 天开始出现，5～14 天达到高峰，2～4 周后逐渐缓解。

②新发的局灶性神经功能缺损，难以用脑积水或再出血解释时，应首先考虑为症状性血管痉挛。平均动脉压增高可能间接提示血管痉挛的发生。

③DSA 判断血管痉挛的标准：大脑中动脉主干或大脑前动脉 A1 段直径小于 1mm，或大脑中动脉和大脑前动脉的远端支直径小于 0.5mm。

④TCD 判断标准：TCD 平均流速超过每秒 120cm 或 2 次检查增加每秒 20cm 与血管痉挛相关。

⑤推荐 CT 或 MRI 灌注成像明确脑缺血的范围。

（2）血管痉挛的治疗

①常规微量泵 24 小时持续泵入尼莫地平，每小时 4mL 起始，根据血压情况可个体化调整泵入速度，可有效防止动脉痉挛。

②维持有效的循环血容量可预防迟发性缺血，不推荐预防性应用高容量治疗和球囊扩张。

③动脉瘤治疗后，如发生动脉痉挛性脑缺血，可以诱导血压升高，但若血压已经很高或心

脏情况不允许时则不能进行。

④如动脉痉挛对高血压治疗没有反应,可酌情选择脑血管成形术和(或)动脉内注射血管扩张药治疗。

4.脑积水的治疗

急性脑积水(<72小时内脑室扩张)发生率在15%～87%,临床评分或Fisher量表评分较差的病例更易出现急性脑积水。约1/3的急性脑积水患者没有症状,大约1/2的患者在24小时内脑积水会自发缓解。但如果脑积水导致病情恶化或有脑疝风险,需要尽快行脑室外引流或者腰椎穿刺放液治疗,使颅内压维持在10～20mmHg。在脑室引流后,有40%～80%意识水平下降的患者有不同程度的改善,脑室引流与再出血的相关性尚未确定。在下列情况下需考虑脑室引流或脑脊液分流术治疗:①伴第三、四脑室积血的急性脑积水患者可考虑行脑室引流;②伴有症状的慢性脑积水患者可行临时或永久的脑脊液分流术。

5.癫痫样发作的治疗

(1)有明确癫痫发作的患者必须用药治疗,但是不主张预防性应用,一般选用丙戊酸静脉滴注或口服。钠离了通道阻滞药如卡马西平、奥卡西平等。

(2)不推荐长期使用抗癫痫药物。但对既往有癫痫、脑出血、脑梗死、大脑中动脉瘤破裂的癫痫样发作的高风险人群,可考虑长期使用抗癫痫药物。

第三节　帕金森病

一、病因和发病机制

1.基底节皮质环路学说

基底神经节与运动有关的神经联系可认为主要有两条与大脑皮质相关的神经环路。

纹状体(壳核和尾状核)是基底节环路的主要传入部分,接受来自运动皮质及其辅助区绝大部分皮质的冲动传入,其神经元活动受黑质-纹状体多巴胺能通路的明显影响。纹状体抑制性冲动投射到苍白球内侧区和黑质网状部,两者一起构成了基底节的输出通路。通过从苍白球内侧区到丘脑运动核(丘脑腹外侧核)的抑制性GABA能神经投射,和丘脑到额叶皮质之间的兴奋性联系,基底节与皮质形成调控运动的环路。

基底节的传入和传出部分存在两条通路:一条是直接从壳核至苍白球内侧区的抑制性通路(GABA能通路);另一条则是涉及苍白球外侧段(GPe)与丘脑底核(STN)的间接通路,这条间接通路对苍白球内侧区活动可能起兴奋作用,因为它涉及两条抑制性通路,即GABA能通路(①从壳核到苍白球外侧区;②从苍白球外侧区到丘脑底核)以及另一条从丘脑底核到苍白球内侧区的兴奋性通路-谷氨酸能通路。

大多数认为,源于基底神经节的运动障碍是由于"运动"回路功能异常,引起苍白球内侧区和黑质网状部(SNr)传出改变,从而使运动发生障碍。

正常情况下,直接投射到苍白球内侧区的壳核神经元受多巴胺激动,壳核投射到苍白球外侧区的神经元受多巴胺抑制。

在帕金森病发病的环路学说中,由于纹状体多巴胺的缺少,导致直接投射到苍白球内侧区的抑制性纹状体神经元活动降低,纹状体多巴胺的耗竭导致纹状体投射到苍白球外侧区神经元的过分活动,继而将丘脑底核从过度抑制中解脱出来,致使丘脑底核神经元兴奋性活动增强,这种增强的活动能激动苍白球内侧区的神经元,最后引起许多冲动从基底节传到丘脑。壳核多巴胺减少既导致直接抑制通路的活动减弱,也导致间接兴奋通路的活动增强,共同引起苍白球内侧区活动增强。因为苍白球内侧区到丘脑投射为抑制性,苍白球内侧区释放冲动增强后导致丘脑皮质神经元受到抑制,致使皮质兴奋性减少,引发帕金森病少动强直的临床症状。

2.生化病理学说

纹状体中多巴胺-乙酰胆碱是一对互相拮抗的递质,多巴胺是抑制纹状体的递质,乙酰胆碱是兴奋纹状体的递质。在正常人两者处于平衡状态。帕金森病患者是因纹状体中多巴胺含量显著减少,以致乙酰胆碱的兴奋性作用相对加强而发病,因此,应用多巴胺的前体——左旋多巴可以补偿脑中多巴胺的不足,或者应用抗胆碱能药物抑制乙酰胆碱的作用,均可治疗本病。

3.环境毒物因素学说

20世纪70年代,美国圣约瑟城的化学师私自合成一种违禁的抗精神病药物,其副产品中含有神经毒物MPTP,后来以MPTP可制成猿猴的帕金森病动物模型。1979年Davis等在美报道1例23岁男性,用自己合成的与哌替啶类似的1-甲基-4-苯基-丙氧哌啶(MPPP)后出现帕金森病症状,该药中含有污染物MPTP,用药过量者死后尸检发现黑质DA能神经元严重死亡,但当时未被重视。1982年6月1例42岁药瘾者因瘫痪住入圣约瑟医学中心。1周后,其姐亦因帕金森病症状而来院,此两例患者均注射过自己合成的海洛因。当时恰巧邻近的神经病学家Tetrud也发现有两例因注射自己合成的海洛因而发生帕金森病的患者。事后证实上述自己合成的海洛因中均含有MPTP,其代谢产物是MPP^+,能选择性破坏黑质的多巴胺神经元。此后,MPTP成为人们制作小鼠、猴帕金森病动物模型的有效工具。

除草剂百草枯、有机氯农药氧桥氯甲桥萘、杀真菌剂代森锰、鱼藤酮也可导致帕金森病动物模型。百草枯与MPP^+化学结构类似,在稻田等农业中广泛利用,成为一种致帕金森病的危险毒物。流行病学证实,种水稻者比种果树者多见,饮用井水者比饮用河水者帕金森病多见,庭园中用除草剂者比用人工除草者帕金森病多见。在合成含有MPTP或与MPTP类似结构的药厂(如生产除草剂、杀虫剂药厂)有本病的小流行。帕金森病患者尸检时脑内发现有杀虫剂氧桥氯甲桥萘的残留。此外,食物中含异喹啉类化合物(如去甲猪毛菜碱)可能诱发本病。

4.神经细胞的老化加速

在正常人中黑质神经元每10年减少4.7%,但并不导致帕金森病的发生。环境毒物的暴露、氧化应激损伤、谷氨酸等兴奋性氨基酸损伤线粒体呼吸链 Complex I 等因素使正常人中黑质致密部、额叶、颞叶和顶叶等神经元易于老化,黑质-纹状体的多巴胺神经元老化加速,一旦其数量减少到正常50%左右,纹状体内多巴胺递质减少80%,则会引起帕金森病症状。

5.氧化应激和线粒体损害导致黑质细胞的损害

在动物实验中发现 MPP^+ 通过纹状体中多巴胺神经元末梢多巴胺转运体转运到胞体,造成多巴胺神经元的损害。在细胞代谢中产生许多氧自由基及多巴胺产生的羟自由基等,它们大量积聚在线粒体内,致使黑质细胞内富含的 Fe^{2+} 代谢转变为 Fe^{3+} ,后者对线粒体呼吸链 Complex Ⅰ 产生损害。谷氨酸或其他代谢毒物与呼吸链中 Complex Ⅰ 结合,阻断呼吸链,导致线粒体损害。氧化应激和线粒体损害互为因果,形成恶性循环。

6.遗传易感性

5%～20%的帕金森病患者中有家族史。已发现家族性帕金森病的相关致病基因在第 1、2、4、6、12 号染色体。其中约 50%家族性及 15%～20%年轻起病的散发性帕金森病患者存在 Parkin 基因的突变,其他致病基因包括 α-synuclein 基因、UCH-L1 基因、DJ-1、PINK1 等。

如在家族性帕金森病中,已知常染色体显性遗传的有 PARK1、PARK5。已知常染色体隐性遗传的有 PARK2、PARK7。近年发现 LRRK2 基因突变在家族性和散发帕金森病中均有意义。

尽管原发性帕金森病患者有上述多种发病学说,但确切的原因并不清楚。

由于脑部感染、药物和毒物、外伤、肿瘤及其他遗传变性病等继发原因造成的帕金森病病样表现,则称为帕金森综合征。帕金森病可与其他神经系统疾病合并发生,此时称为帕金森叠加综合征。

二、病理

主要病理变化为黑质和蓝斑含色素的神经细胞减少、变性和空泡形成,胞质内有嗜酸性包涵体(Lewy 小体),其主要组分为异常聚集的 α-synuclein。神经胶质增生,网状结构和迷走神经背核等处也有类似变化,而苍白球和壳核的变化较轻。此外,中枢神经系统的其他部分还呈现散在的老年性或炎症后的变化。

三、临床表现

60 岁后发病多见(约占 80%)。约 20%的患者在 40 岁以前发病。男女均可发病。

帕金森病患者的主要症状包括震颤、肌张力增高(强直)、运动障碍及姿势和平衡障碍等。起病缓慢,逐渐加重,首发症状因人而异。且上述症状并非全部出现,症状多自一肢或一侧开始,然后扩展至多肢或对侧或全身。但少数患者症状也可始终局限于单一肢体或偏身或某一局部。故对早期或不典型的患者,临床医师对本病应有高度的警觉性。70%左右的患者以震颤先起病。

1.震颤

震颤是因肢体的促动肌与拮抗肌接连发生节律性(4～6Hz)收缩与松弛而引起。震颤的节律与速率可用肌电图等记录之。震颤最先出现于肢体的远端,多由一侧上肢的远端(手指)开始,然后逐渐扩展到同侧下肢及对侧上、下肢。下颌、口唇、舌头及头部一般均最后受累。上、下肢皆有震颤时,上肢震颤的幅度比下肢大,仅有个别患者只限于下肢出现轻微震颤。手指的节律性震颤形成所谓"搓丸样动作",手部不断地做旋前旋后动作。在本病早期,震颤仅于肢体处于静止状态时出现,故称静止性震颤,随意运动时可减轻或暂时停止。晚期则变为经常性(包括静止性震颤和动作性震颤),随意动作中亦不减轻或休止,情绪激动可使震颤加重。在睡眠或麻醉中震颤则完全停止。强烈的意志努力可暂时抑制震颤,但持续时间很短,过后反有加剧之趋势。有的患者静止性震颤可与姿位性震颤合并发生。

2.强直

强直是由于锥体外系性肌张力增高,促动肌及拮抗肌的肌张力都有增高。在关节做被动运动时,增高的肌张力始终保持一致,而感到有均匀的阻力,称为"铅管样强直"。如患者合并有震颤,则在伸屈肢体时可感到在均匀的阻力上出现断继的停顿,如齿轮在转动一样,称为"齿轮样强直"。四肢、躯干、颈部及面部均可受累。由于这些肌肉的强直,患者出现特殊姿态:头部前倾,躯干俯屈,上肢之肘关节屈曲,腕关节伸直,前臂内收,双手置于前方,下肢之髋及膝关节均略微弯曲。手足姿势特殊,指间关节伸直,手指内收,拇指对掌,形成特征性屈曲的"猿猴姿势"。疾病进展时,这些姿势障碍逐渐加重。在严重的患者特别是脑炎后,有时腰前弯可成直角。头部前倾严重时,下颌几可触胸。个别脑炎后患者颈可过伸。这些异常并非真正的挛缩所引起,而是姿势异常或节段性肌张力不全所致,因为屈曲的关节可随意主动或被动地伸直。肌强直严重者可引起肢体的疼痛,易被误认为风湿痛、"冻肩(肩周病)"及腰痛。有一种对早期患者有诊断价值的体征称"路标现象",是腕关节伸肌的强直所引起。令患者把双肘搁于桌上,使前臂与桌面成垂直位置,并请其两臂及腕的肌肉尽量放松。在正常人,此时腕关节与前臂约成90°屈曲,而在本病患者则腕关节或多或少仍保持伸直位置,俨若铁路上竖立的路标。

3.运动障碍

肌强直加上姿势、平衡及翻正反射等障碍可引起一系列的运动障碍。在本病初期,因肌强直患者的动作缓慢或运动减少,常因臂肌及手指肌的强直,使患者上肢不能做精细动作,表现为书写困难,所写的字弯弯曲曲,越写越小,尤其在行末时写得特别小,称为写字过小征。日常生活不能自理,坐下时不能起立,卧床时不能自行翻身,系鞋带和解纽扣、穿脱鞋袜或裤子、剃须、洗脸及刷牙等动作都有困难。快复动作如腕关节的旋前、旋后运动障碍尤为明显。靠视力的帮助,运动障碍可稍改善,例如扣衣袖的纽扣比扣颈部的纽扣要稍容易一些。步态障碍甚为突出。在早期,表现走路时下肢拖曳,随病情的进展,步伐逐渐变小变慢,起步困难,但一迈步后,即以极小的步伐向前冲去,越走越快,不能即时停步或转弯,称慌张步态。因此,患者感到奔跑比步行更容易。在轻型患者,慌张步态只限于走下坡时出现。因有平衡与翻正反射障碍,所以行走时可有踌躇、前冲、后冲或侧冲步态,造成患者特别容易跌倒。路上若遇有极小的障碍物,也要停步不前。有的患者在黑夜见不到障碍物时,行走可比白昼快得多。当患者企图转弯时,平衡障碍特别明显,此时因躯干僵硬,乃采取连续小步使躯干和头部一起转弯。

患者因失去联合运动,行走时上肢的前后摆动减少或完全消失,这往往是本病早期的特征性体征。

面肌运动减少,形成面具脸,表现为面部无表情、不眨眼、双目凝视等。患者发笑或其他面部表情时反应既非常迟钝,又过度延长,而且肌肉运动的幅度减少。有的患者只一侧肢体受累,则其面部表情障碍也可只限于患肢同侧一半,或该侧一半特别严重。

大量流涎是由口、舌、腭及咽部等肌肉运动障碍所引起,而唾液分泌并无增加,仅因患者不能把唾液自然咽下所致。严重患者亦可发生明显的吞咽困难。

4.非运动症状

(1)消化道症状:自主神经症状在本病中颇为常见。迷走神经背核的损害是本病自主神经症状的病理基础。患者常出现顽固性便秘,钡餐检查可显示大肠无张力甚至形成巨结肠。食管、胃及小肠的运动障碍引起吞咽困难、食管及胃痉挛以及胃-食管反流等,另有人认为胃-食管反流及便秘是因肠系膜神经丛的神经元变性,而致胆碱能功能不足所引起。

(2)皮肤症状:有的患者大量出汗,出汗可只限于震颤一侧,行丘脑破坏术后,震颤消失,多汗也停止,因此有人猜测大量出汗可能是由于肌肉活动增加所引起,并非因交感神经障碍所致。有的患者出汗减少,影响体温调节,故夏天容易中暑。皮脂溢出在本病亦相当多见,特别是脑炎后患者尤为显著,但其真正的发生率尚无精确统计。亦可出现头皮屑增多。

(3)泌尿生殖系统症状:男性患者可有阳痿。本病不侵犯直肠及膀胱括约肌,有些患者可有尿频、尿急、排尿不畅,甚至尿潴留。可有性欲减退。

(4)动眼危象:是一种发作性两眼向上或一侧窜动的不自主眼肌痉挛动作,多见于脑炎后帕金森综合征患者,原发性帕金森病患者甚少见。少数患者尚可出现调节辐辏障碍、垂直性(向上、向下)凝视麻痹等。

(5)言语障碍:晚期患者可有言语障碍,语音变低,发音单调无音调变化,称失语的能力,发音呈暴发性,言语极快速,咬音不准,使旁人难以听懂。

(6)认知功能与精神症状:抑郁焦虑是本病最常见的症状,尤其出现药物疗效减退的左旋多巴长期综合征,病情波动和加重时,抑郁和焦虑症状十分明显。认知障碍出现在病程中晚期和晚期。约30%的晚期患者均有不同程度的认知障碍。

(7)其他:早期患者就有嗅觉减退或消失,有肢体肌肉的酸胀和疼痛,尤其出现在左旋多巴剂量不足和无效时。患者有思睡,少数出现睡眠-窒息综合征和睡眠中喊叫。少数患者视敏度减弱。少数晚期患者,尤其应用多巴胺受体激动剂者,可有视幻觉。

四、诊断与鉴别诊断

1.临床表现

帕金森病多发病于50~60岁,并随着年龄的增加发病率增高,也有少数患者可在年轻时发病。男性多于女性。帕金森病患者具有临床症状以及自然病程的显著异质性,可将帕金森病划分为以下临床亚型:①早发缓慢进展型;②迟发快速进展型;③震颤型;④以运动迟缓和肌强直为主的姿势不稳步态障碍型。临床表现主要为二大类症状,即运动症状和非运动症状。

(1)运动症状

①运动迟缓:运动迟缓是PD最特征性的临床表现,开始表现为日常活动缓慢、运动减慢及反应时间的延长。运动迟缓主要表现为运动幅度以及运动速度的损害,包括吞咽唾液困难导致的流涎、构音障碍、面具脸、行走时的摆臂动作减少等。除全身运动缓慢外,还表现为精细动作受损。但帕金森病患者在情绪激动或应激状态下可完成快速的非常规运动,表明帕金森

患者的运动程序是完整的,但无外界刺激下,患者无法完成该程序。

②震颤:70%～80%的 PD 患者存在震颤。典型的帕金森震颤多为静止性震颤,频率为 4～6Hz,多在肢体的远端,静止状态下出现,随意活动时消失或减轻,情绪紧张激动时加重,睡眠时完全消失。少数患者除肢体震颤外,也有头部及下颌、口唇的震颤。同时,有相当一部分患者存在姿势性震颤,部分患者起始可以表现为单纯的姿势性震颤,随着疾病进展逐渐出现典型帕金森病的表现。帕金森病的姿势性震颤多在维持姿势数秒后出现,而原发性震颤在维持姿势立即出现。如果患者以震颤为首发症状,往往预示病程进展缓慢,预后良好。

③肌强直及屈曲姿势:PD 患者的肌强直表现为运动过程中的阻力增高,通过被动屈曲、伸直、旋转肢体时容易发现。在关节活动时,增高的肌张力始终保持一致而均匀的阻力,称为"铅管样强直"。如果合并有震颤或潜在不可见的震颤时,可在均匀阻力上出现断续停顿,称为"齿轮样肌强直"。值得注意的是,齿轮样肌强直是在铅管样肌强直的基础上合并震颤出现,如果无铅管样肌强直而仅因为震颤出现的阻力停顿改变称为"齿轮样现象"。严重的肌强直可导致颈、躯干、关节的屈曲而出现姿势性畸形。在疾病晚期,肌强直可导致屈曲姿势,一些患者可出现"爪型手""爪型脚"畸形,还有过度的颈部前屈、躯干前屈、脊柱侧弯和躯干倾斜。

④姿势反射消失:姿势反射消失是姿势不稳步态障碍性 PD 患者的一个特征,通常发生在疾病的后期,伴随有冻结步态和跌倒症状。患者和对照者的一个鉴别就是在功能性前伸测试中通常高估自己的平衡能力,患者更愿意为完成任务而不顾其运动表现,从而在复杂性运动和认知任务中出现运动失误。

⑤冻结:是 PD 患者最严重的运动障碍之一,也称为运动阻滞,是运动不能的一种形式。典型表现为开始行走的启动障碍和突然不能移动双脚;转弯、狭窄路面、过街或到达终点时突然不能移步。是 PD 患者跌倒的最常见原因,常导致患者骨折。关期的步态冻结与多巴反应性的异常识别有关,冻结也可能是 PD 患者在开期波动的一种关的现象,而与运动迟缓以及震颤无关。

(2)非运动症状:传统观点认为帕金森病是一种运动障碍疾病,但越来越多的研究表明大部分患者存在有非运动症状。近88%的患者存在非运动症状,甚至非运动症状比运动症状更影响患者的生活。

①自主神经功能障碍:消化系统可以出现顽固性便秘、流涎、腹胀易饱、厌食等症状。心血管系统可以出现心悸不适,更为深远的影响是直立性低血压。还有 PD 患者常有泌尿系统症状,包括尿急、尿频、尿失禁、排尿困难。另外自主神经系统损坏方面,PD 患者可以出现性功能障碍,包括性欲减退以及勃起障碍,而在服用多巴胺药物后,又可以出现性欲的亢进。皮肤方面,PD 患者的汗液分泌存在异常,多表现为多汗及脂溢性皮炎。

②感觉障碍:90%的 PD 患者可以出现嗅觉减退,有研究发现嗅觉减退可发生于 PD 的超早期阶段,至少比其他临床症状早出现 4 年。因此新的诊断标准将嗅觉减退列为支持条件之一。同时 PD 患者还有其他感觉异常,包括痛觉过敏、视觉障碍等。

③认知及精神行为异常:对 PD 患者的日常生活质量影响巨大。有研究发现84%的 PD 患者存在有认知功能衰退,48%达到痴呆诊断标准。近50%～60%的 PD 患者有抑郁、淡漠、焦虑的症状,44%的患者病程中出现过幻觉。原来作为排除标准之一的早期痴呆已在新诊断

标准中剔除。抑郁是 PD 的一个常见症状,但与原发抑郁不同,PD 抑郁主观体现自责、罪恶感、自杀等症状不及抑郁症患者明显,而主要表现为快感缺失,兴趣减退,精神运动迟滞,注意力集中困难、疲乏、烦躁不安等。与 5-HT 系统的相关性少,更多与多巴胺和去甲肾上腺素系统相关。精神症状多表现为视幻觉、错觉、妄想和错误感觉,这与听幻觉和思维混乱为主的精神分裂症明显不同。幻觉与精神症状与 PD 的进程、药物的使用以及睡眠障碍相关。

④睡眠障碍:睡眠障碍是 PD 的公认特征之一。主要表现有日间过度嗜睡、睡眠发作、不宁腿、快动眼期睡眠障碍(RBD)。有研究发现这些睡眠障碍是 PD 的一部分,与年龄相关,用增加夜间睡眠的药物并不能减少日间嗜睡症状的发生。PD 患者不宁腿的发生率为 10%～22%,可能与间脑脊髓多巴胺通路的退变有关。而 RBD 则被认为是包括 PD 在内多种神经退行性疾病的前驱症状。

2.辅助检查

(1)常规的血液、脑脊液对帕金森病的诊断并无价值。但腰穿压力释放试验对脑积水导致的帕金森综合征有重要鉴别意义。血清以及脑脊液的自身免疫抗体可鉴别炎症继发的帕金森综合征。

(2)早期帕金森患者可通过嗅棒检查发现早期的嗅觉减退。脑内超声可以在 PD 患者的中脑发现黑质的高回声区。睡眠脑电图可以发现 PD 患者存在的睡眠障碍。肛周肌电图以及视频眼震电图也可用于帕金森病与帕金森综合征的鉴别诊断。

(3)常规磁共振主要用于帕金森病的鉴别诊断,但也有很多研究提示 DTI、MRS 等功能磁共振在 PD 的诊断中可以发挥更多的作用。

(4)应用 ^{18}F-DOPA PET 或 DAT PET 显像可以发现纹状体的不对称损害。也有使用 SPECT 进行多巴胺转运体显像或纹状体多巴胺再摄取和突触前囊泡显像来鉴别 PD 与其他帕金森综合征。

3.诊断要点

(1)中老年发病,缓慢进展性病程。

(2)运动迟缓,并同时至少伴有静止性震颤、肌强直中的一项。

(3)偏侧起病。

(4)左旋多巴治疗有效。

4.诊断标准

根据 2015 年 MDS 发布的国际帕金森病临床诊断标准以及 2016 年中华医学会神经病学分会帕金森病及运动障碍学组发布的中国第二版帕金森病临床诊断标准进行诊断。按此标准临床确诊帕金森病的特异性超过 90%;临床诊断很可能的帕金森病的特异性和敏感性都达到80%以上。

(1)临床确诊帕金森病:需要有以运动迟缓为主及肌强直和(或)静止性震颤的核心症状。有两条或以上支持标准,无绝对排除标准和警示征象。

(2)很可能帕金森病:需要有以运动迟缓为主及肌强直和(或)静止性震颤的核心症状。无绝对排除标准,不超过两条警示征象,另外需要对应数量以上的支持标准抵消。

(3)核心症状:运动迟缓和肌强直和(或)静止性震颤之一。

(4)支持标准：①患者对多巴胺能药物的治疗明确且显著有效。在初始治疗期间，患者的功能可恢复或接近至正常水平。在没有明确记录的情况下，初始治疗的显著应答可定义为以下两种情况：药物剂量增加时症状显著改善，剂量减少时症状显著加重。以上改变可通过客观评分（治疗后 UPDRS-Ⅲ评分改善超过 30%）或主观描述（由患者或看护者提供的可靠且显著的病情改变）来确定；存在明确且显著的开/关期症状波动，并在某种程度上包括可预测的剂末现象；②出现左旋多巴诱导的异动症；③临床体检观察到单个肢体的静止性震颤（既往或本次检查）；④以下辅助检测阳性有助于鉴别帕金森病与非典型性帕金森综合征：存在嗅觉减退或丧失，或头颅超声显示黑质异常高回声（＞20mm²），或心脏间碘苄胍闪烁显像法显示心脏去交感神经支配。

(5)绝对排除标准：①存在明确的小脑性共济失调，或者小脑性眼动异常（持续的凝视诱发的眼震、巨大方波跳动、超节律扫视）；②出现向下的垂直性核上性凝视麻痹，或者向下的垂直性扫视选择性减慢；③在发病后 5 年内，患者被诊断为高度怀疑的行为变异型额颞叶痴呆或原发性进行性失语；④发病 3 年后仍局限于下肢的帕金森样症状；⑤多巴胺受体阻滞药或多巴胺耗竭剂治疗诱导的帕金森综合征，其剂量和时程与药物性帕金森综合征相一致；⑥尽管病情为中等严重程度（即根据 MDS-UPDRS，评定肌强直或运动迟缓的计分大于 2 分），但患者对高剂量（不少于每天 600mg）左旋多巴治疗缺乏显著的治疗应答；⑦存在明确的皮质复合感觉丧失（如在主要感觉器官完整的情况下出现皮肤书写觉和实体辨别觉损害）以及存在明确的肢体观念运动性失用或进行性失语；⑧分子神经影像学检查突触前多巴胺能系统功能正常；⑨存在明确可导致帕金森综合征或疑似与患者症状相关的其他疾病，或者基于全面诊断评估，由专业医师判断其可能为其他综合征，而非帕金森病。

(6)警示征象：①发病后 5 年内出现快速进展的步态障碍，以至于需要经常使用轮椅。②运动症状或体征在发病后 5 年内或 5 年以上完全不进展，除非这种病情的稳定是与治疗相关；③发病后 5 年内出现球麻痹症状，表现为严重的发音困难、构音障碍或吞咽困难（需进食较软的食物，或通过鼻胃管、胃造瘘进食）；④发病后 5 年内出现吸气性呼吸功能障碍，即在白天或夜间出现吸气性喘鸣或者频繁的吸气性叹息；⑤发病后 5 年内出现严重的自主神经功能障碍，包括：体位性低血压，即在站起后 3 分钟内，收缩压下降至少 30mmHg（1mmHg＝0.133kPa）或舒张压下降至少 20mmHg，并排除脱水、药物或其他可能解释自主神经功能障碍的疾病；发病后 5 年内出现严重的尿潴留或尿失禁（不包括女性长期存在的低容量压力性尿失禁），且不是简单的功能性尿失禁（如不能及时如厕）。对于男性患者，尿潴留必须不是由前列腺疾病所致，且伴发勃起障碍；⑥发病后 3 年内由于平衡障碍导致反复（＞1 次/年）跌倒。⑦发病后 10 年内出现不成比例的颈部前倾或手足挛缩；⑧发病后 5 年内不出现任何一种常见的非运动症状，包括嗅觉减退、睡眠障碍（睡眠维持性失眠、日间过度嗜睡、快动眼期睡眠行为障碍）、自主神经功能障碍（便秘、日间尿急、症状性体位性低血压）、精神障碍（抑郁、焦虑、幻觉）；⑨出现其他原因不能解释的锥体束征；⑩起病或病程中表现为双侧对称性的帕金森综合征症状，没有任何侧别优势，且客观体检亦未观察到明显的侧别性。

5.鉴别诊断

(1)帕金森叠加综合征：此类疾病包括多系统萎缩（MSA）、进行性核上性麻痹（PSP）、皮质基底节变性（CBD）等。往往在疾病的早期即出现言语和步态障碍、姿势不稳，中轴肌张力明显高于四肢,无静止性震颤,突出的自主神经功能障碍,对左旋多巴无反应或疗效不持续。再结合各自的特点进行鉴别,如多系统萎缩常存在体位性低血压或伴有小脑体征;进行性核上性麻痹早期多有易跌倒的表现及垂直注视麻痹(尤其是下视困难)、颈部过伸;皮质基底节变性常表现为不对称性的局限性肌张力增高、肌阵挛、失用、异己肢现象。

(2)继发性帕金森综合征:患者有明确的病因,如药物、感染、中毒、脑卒中、外伤等,通过仔细地询问病史,再结合相应的实验室检查结果,一般容易与原发性帕金森病相鉴别。临床上以药物所致者最常见,特别是治疗精神病类药物。

(3)特发性震颤:患者隐袭起病,进展缓慢,震颤是唯一的临床症状,表现为姿势性震颤和动作性震颤,双侧肢体同时受累,情绪紧张时加重,静止时可减轻,且不伴有运动迟缓,查体肌张力正常,根据上述特点很容易鉴别。

五、治疗

1.常用药物及用法

(1)复方左旋多巴制剂:内含左旋多巴及脱羧酶抑制药,是改善帕金森震颤、强直、运动迟缓等运动症状最有效的药物,但长期使用容易出现症状波动以及肌张力障碍等运动并发症。

①美多巴:每片 0.25mg,含 0.2mg 左旋多巴及 0.05mg 苄丝肼;一般从 0.062 5mg 每日 3 次开始增加,逐渐滴定至运动症状得到满意改善,单次服药后有效改善时间一般在 3～4 小时,故需 3～4 次给药,年轻患者一般早期不应超过每日 0.5mg。

②息宁:每片 0.25mg,含 0.2mg 左旋多巴及 0.05mg 卡比多巴;国内目前仅有控释片,因其释放方式与美多巴不同,一般其生物利用度是美多巴的 2/3,替换时注意调整剂量。一般从 0.125mg 每日 2 次开始使用,由于其为控释片,一般药效可维持 5～6 小时,每次可仅服用 2 次,但注意其药物起效相对缓慢。

(2)多巴胺受体激动药:由于麦角类多巴胺激动药的心脏瓣膜及肺纤维化的不良反应,目前已不用于帕金森病的治疗。临床使用的均为非麦角类多巴胺激动药,主要作用于纹状体神经元的突触后的 D_2、D_3 受体,作用较左旋多巴弱。由于其不依赖多巴胺的作用,同时多为长效制剂,有利于持续多巴胺能刺激,可以预防和减少运动并发症的发生。多巴胺受体激动药共同的不良反应主要是日间嗜睡、精神症状、冲动控制障碍以及心脏的不良事件,因此高龄患者慎用。

①吡贝地尔:每片 50mg,100mg 吡贝地尔等于左旋多巴 100mg 作用强度。对突触后多巴胺 D_2、D_3 激动以及突触前的去甲肾上腺素 α_2 受体拮抗作用,因此除了改善震颤、强直、运动迟缓外,对步态障碍也有一定作用,有研究认为其可以改善患者的抑郁和认知功能障碍。一般从 50mg,每日 1 次开始服用,逐渐至每日 3 次,单药治疗时最大剂量为每日 250mg,联合左旋多巴治疗最大剂量为每日 150mg,其胃肠道反应相对较明显,开始服前可予以多潘立酮等胃肠动力药对症处理。

②普拉克索:常规制剂每片 0.25mg 和每片 1mg,控释片每片 0.75mg,1mg 普拉克索等于左旋多巴 100mg 作用强度。对突触后多巴胺 D_2、D_3、D_4 受体有激动作用,因此除了改善震颤、强直、运动迟缓外,是目前对帕金森病合并抑郁最推荐的药物,一般从每日 0.125mg,每日

3次开始服用,按周逐渐增加剂量,起效剂量为0.25mg每日3次,一般日均推荐治疗剂量为每日1.5~2.25mg,最大剂量为每日4.5mg。

③罗匹尼罗:常规规格:0.25mg,0.5mg,1mg;缓释片每片4mg,5mg罗匹尼罗等于100mg左旋多巴作用强度。对突触后多巴胺D_2、D_3受体有激动作用。常规制剂从0.25mg,每日3次开始逐周滴定,最大剂量为每日24mg,缓释片可每日服用一次。

(3)单胺氧化酶B抑制药:主要抑制突触前和突触旁的单胺氧化酶B受体,减少突触间多巴胺的代谢,同时也提高了突触间包括去甲肾上腺素以及五羟色胺的浓度。可改善帕金森患者较轻的肌强直和运动迟缓,对冻结步态较为有效,有研究认为其有一定神经修饰作用。但其不能与5羟色胺再摄取抑制药等药物合用,同时注意其对血压、睡眠以及认知的影响。超剂量时可抑制单胺氧化酶A受体造成更为严重的不良影响。

①司来吉兰:每片5mg,10mg司来吉兰等于100mg左旋多巴作用强度。一般从2.5mg早午或5mg早上服用开始,最大剂量为5mg早午或10mg早上服用。

②雷沙吉兰:片剂:0.5mg、1.0mg,2mg雷沙吉兰等于100mg左旋多巴作用强度。一般1mg每日1次服用。

(4)儿茶酚胺-氧位-甲基转移酶抑制剂:由于托卡朋的肝损害已退出市场,目前仅有恩他卡朋。

恩他卡朋:每片0.2mg,由于该药不能透过血脑屏障,因此必须与左旋多巴合用,减少左旋多巴在肠道的代谢,左旋多巴合用恩他卡朋等于增加30%的剂量作用强度。同时可以增加曲线下的多巴胺浓度,改善晚期帕金森患者的症状波动。但研究表明,恩他卡朋可能增加异动症,尤其剂峰异动的风险。

(5)促多巴释放剂:金刚烷胺:作用机制来源于NMDA受体拮抗和对GABA能神经元的作用。有弱的促多巴胺分泌作用。每片0.1剂量(0.1剂量=100mg)左旋多巴作用强度。其对运动症状有较弱而全面的改善作用,同时对异动症有较好的改善。但注意其对睡眠、认知、精神症状的加重。一般每次0.1剂量每日2次,最多不超过每日0.4剂量,建议最后服药时间在下午4点前,以减少对睡眠的影响。

(6)抗胆碱药:苯海索(安坦)每片2mg,主要对震颤有改善作用,但对强直以及运动迟缓无明显改善作用,由于其对老年人的认知、精神症状、睡眠、情绪以及青光眼、排尿障碍等不良作用,目前已较少用于一线治疗。

2.早期帕金森病的治疗

(1)神经修饰治疗:一旦诊断帕金森病,就应该开始神经修饰治疗,具体药物主要有:MAO-B抑制药,其中雷沙吉兰1mg有较充足的阳性实验支持。包括多巴胺激动药、抗炎药物、抗氧化药物、清除自由基药物等可能也有一定神经修饰作用。

(2)早发型且不伴智能减退的患者的治疗:①非麦角类DR激动药;②MAO-B抑制药司来吉兰,或加用维生素E;③金刚烷胺;若和(或)抗胆碱能药:震颤明显而其他抗PD药物效果不佳时,可选用抗胆碱能药;④复方左旋多巴+COMT抑制药;⑤复方左旋多巴:一般在①、②、③方案治疗效果不佳时加用。

(3)晚发型和伴智能减退的患者的治疗:首选复方左旋多巴,必要时可加用DR激动药、

MAO-B抑制药或COMT抑制药。

3.中晚期帕金森病的治疗

(1)症状波动的治疗:症状波动包含了剂末恶化、开-关现象。

①剂末现象和突发关期的处理:可以选择左旋多巴与DA受体激动药合用;加用COMT抑制药或MAO-B抑制药;增加服用左旋多巴的次数,减少每次服药剂量;改用控释片(注意服药剂量需要增加20%～30%);减少全天蛋白摄入量或重新分配蛋白饮食;在严重"关期"——皮下注射阿扑吗啡;也可以手术治疗。

②延迟"开"或无"开"反应的处理:加用COMT抑制药;增加左旋多巴剂量(易诱导运动障碍);空腹服用、减少蛋白摄入;提前半小时服用多潘立酮(吗丁啉)或西沙必利。

③冻结:冻结步态是帕金森患者运动不能的一个重要表现。部分患者对MAO-B抑制药或去甲肾上腺素能药物屈昔多巴有一定改善作用,吡贝地尔由于也有去甲肾上腺素α-2受体的拮抗作用,文献中对部分患者也有改善。同时给予非药物(包括视觉引导、步态训练等方法)和抗焦虑药物可以有一定改善。

(2)异动症的治疗:异动症包括有剂峰异动、双相异动、关期肌张力障碍和关期痛性痉挛。

①剂峰异动的处理:首先考虑减少左旋多巴剂量,同时增加服用多巴胺的次数;可以合用DA受体激动药;有文献提示加用COMT抑制药的同时减少左旋多巴的剂量可以减少异动症的发现,但早期帕金森患者的研究却发现COMT抑制药有可能增加异动症发生的风险。停用控释片,避免累积效应。氯氮平由于其对多巴胺受体D_1受体的拮抗作用,也可用于异动症的治疗,但需要注意其对粒细胞的影响。

②双向异动症的处理:部分患者可以采取增加左旋多巴的服药次数或剂量(发病之初可能有效);最好停用控释片;左旋多巴水溶性制剂(剂初异动症);手术治疗包括DBS的治疗可以改善患者的双相异动症状。

③关期肌张力障碍的处理:晨起肌张力障碍可以在睡前加用控释片或长效DA受体激动药;也可以起床前服用左旋多巴标准片或水溶制剂。

4.非运动症状的治疗

帕金森病的非运动症状主要包括感觉障碍、精神障碍、自主神经功能障碍和睡眠障碍等。

(1)抑郁与焦虑的治疗:目前帕金森病伴发抑郁的患者首选多巴胺激动药,如普拉克索。常有的抗抑郁药物中,三环类药物起效迅速,对睡眠改善明显,但有认知功能下降、体位性低血压以及心律失常等不良反应。SSRI类药物中的西酞普兰、舍曲林、帕罗西汀有一定的证据可改善帕金森抑郁,但仍缺乏足够的证据。SNRI药物中,文拉法辛可以改善帕金森病抑郁症状,同时不加重帕金森的运动症状。司来吉兰可以改善帕金森病抑郁症状,但注意该药带来的精神病性症状,同时司来吉兰不能与SSRI类药物合用。焦虑症状目前缺乏足够的循证医学证据,但一般伴随抑郁出现,因此抗抑郁药物治疗可以改善焦虑症状。对于中度焦虑,可以使用苯二氮䓬类药物,但要注意对认知功能的影响和平衡障碍增加跌倒的风险。

(2)精神障碍的治疗:首先需要甄别精神障碍是由抗帕金森药物诱发还是疾病本身导致。因此出现精神障碍后,首先进行药物的调整,根据诱发精神障碍的概率而调整的顺序如下:抗胆碱能药物＞金刚烷胺＞MAO-I(司来吉兰、雷沙吉兰)＞多巴胺受体激动药(普拉克索,罗匹尼罗)＞左旋多巴。如果采取上述方法后,效果不理想。则需要考虑疾病本身导致。针对幻觉与妄想,推荐使用氯氮平和喹硫平,前者作用较后者强,而且锥体外系不良反应出现概率更低,但需要注意粒细胞缺乏的出现,因此需要监测血常规。帕金森病伴发精神障碍,不推荐使用奥氮平以及经典的抗精神病药物。同时精神障碍往往提示认知功能的下降,因此可以予以改善认知药物治疗,具体治疗可以参照痴呆与认知功能减退的治疗。

(3)痴呆与认知减退的治疗:出现 PDD 的患者应停用抗胆碱能药物和金刚烷胺。调整药物方案可以参照精神障碍的药物调整顺序。药物治疗方面,抗胆碱酯酶抑制药的疗效较该类药物治疗 AD 的效果更佳,目前卡巴拉汀在多个临床研究中均有明显疗效,多奈哌齐也有研究认为可以用于 PDD 的治疗。胆碱酯酶抑制药可能会轻至中等程度增加震颤症状,但其他锥体外系症状无明显加重。另外一类改善认知的药物美金刚,目前也认为可以用于PDD 的治疗。

(4)便秘的治疗:摄入足够的液体,纤维素以及适当的运动对减轻便秘有改善。同时使用乳果糖和大便软化剂有一定的作用。也可以使用番泻叶等中药制剂与多潘立酮、莫沙必利等胃肠蠕动药物。

(5)排尿障碍的治疗:治疗前要完善尿动力学检查,老年男性患者注意常被误诊为前列腺增生而行手术治疗。对于排尿障碍,首先应让患者形成定期排尿的习惯,同时尿频、尿急和急迫性尿失禁可以选用:外周抗胆碱能药:奥昔布宁、托特罗定、溴丙胺太林和莨菪碱等,其中前两个药物较少出现中枢抗胆碱作用;而逼尿肌无反射者可以选用胆碱能制剂但需要注意其会加重 PD 运动症状。另外有米拉贝隆-β_3 肾上腺素受体激动药也有报道可以使用。尿潴留可以选择间歇性清洁导尿。夜尿的增多主要和体位性低血压有关,因此改善 PD 患者睡眠以及睡前予以去氨加压素可以有效缓解 PD 患者夜尿,后者需要监测血钠。

(6)体位性低血压:首先确定和去除可能引起低血压的药物。同时增加盐和水的摄入,睡眠时采用头高足低位、弹力袜等。注意左旋多巴以及多巴胺激动药增加剂量的速度应足够缓慢。不增加卧位血压的药物:多潘立酮、嗅吡斯的明。增加卧位高血压的药物:盐酸米多君、氟氢可的松、屈昔多巴。

(7)睡眠障碍:帕金森病的睡眠障碍类型非常多,患病率也非常高,需要根据不同类型进行针对性治疗。

①首先需要选择可逆的原因:与夜间 PD 运动症状相关:加用左旋多巴控释片、长效 DA受体激动药、COMT 抑制药。若由异动症引起:睡前服用抗 PD 药减量;影响睡眠的药物:司来吉兰或金刚烷胺、胆碱能药物的用药时间、减量或停用。

②不宁腿的患者可以首选普拉克索、罗匹尼罗或普瑞巴林、加巴喷丁。另外复方左旋多巴、文拉法辛等抗抑郁药物均有一定疗效,但长期的复方左旋多巴可能会使不宁腿的症状恶化。

③客观性失眠的 PD 患者,夜间复方左旋多巴证明可以有一定的改善,同时认知行为疗法是目前针对失眠的标准疗法;褪黑素和艾司佐匹克隆可以有一定程度的改善;低剂量的多塞平可以利用其抗组胺能的作用,在小型研究中有效,同时无抗胆碱能作用,对认知影响小。

④日间嗜睡与睡眠发作,要排除多巴胺激动药引起的,但相对部分是疾病本身所致,而且

与夜间睡眠质量无关；光线疗法、哌甲酯等药物并无明显作用；组胺 H_3 拮抗药替罗利特可以降低 Epworth 嗜睡量表评分 4 分；莫达非尼可以明显改善患者日间嗜睡，但其药物成本限制了进一步的使用；目前最安全和有效的方法是日间服用咖啡因。

⑤梦魇往往需要减少或停用睡前的抗 PD 药物，也可以小剂量予以氯氮平。

⑥快动眼期睡眠障碍目前最有效的药物是小剂量氯硝西泮，改善率可以达到 90%，但需要注意嗜睡、摔倒和认知功能影响等不良反应；褪黑素有一些小规模研究也提示可以改善 PD 患者的 RBD 症状。

5.PD 的手术治疗

目前手术主要选择 DBS 手术，神经核毁损手术仅能进行单侧的手术。

6.康复治疗

PD 的康复治疗是重要的辅助治疗手段，包括特殊的训练和指导（语言、进食、行走等）、辅助工具的运用。根据患者不同的功能障碍进行健身操、太极拳、慢跑等运动；步态、平衡训练等长期坚持，可以改善运动功能，提高患者生活能力，延长药物的有效性。

第五章 血液系统疾病

第一节 再生障碍性贫血

再生障碍性贫血(AA)即再障,是多种病因引起的造血干细胞数量减少或质的缺陷为主所导致的造血障碍,表现为红骨髓总容量减少,代之以脂肪髓,骨髓中无恶性细胞浸润,无网硬蛋白增生,临床上以全血细胞减少为主要表现的一组综合征。几乎半数发生在 30 岁前,西方年发病率 2/100 万人口,亚洲是其 2～3 倍。

一、病因

大多数获得性再障是免疫介导的造血破坏的结果,约 10％的病例存在编码端粒酶成分 TERC 或 TERT 基因突变。目前认为继发性再障可能和以下因素有关:

1.药物

一种和药物剂量有关,系药物的毒性作用,引起的骨髓抑制是可逆的,如各种抗肿瘤药物,甲氨蝶呤、白消安、雌激素等。还有一种是药物的特异性反应,与剂量无关,常见的有氯霉素、砷、金制剂等。

2.病毒感染

肝炎病毒、微小病毒 B19 等。

3.辐射

长期接触 X 线、放射性核素等。

4.化学毒物

抗肿瘤药物、苯以及其代谢产物、酚类,杀虫剂、农药均可抑制骨髓。

5.免疫因素

再障可继发于胸腺瘤、系统性红斑狼疮和类风湿关节炎等,患者血清中可找到抑制造血干细胞的抗体。

二、发病机制

1.造血干细胞减少或缺陷

许多再障患者用正常人造血干细胞成功地骨髓移植显示出干细胞异常或缺陷是其发病的原因之一。骨髓 CD34$^+$细胞较正常人明显减少,体外长期培养再障的骨髓细胞呈现出造血不良表现。长期培养 AA 的启动细胞(LTC-IC)明显减少或缺乏,CFU-GM,CFU-E 形成能力较正常显著降低。

2.T 细胞功能异常亢进

细胞毒性 T 细胞直接杀伤和淋巴因子介导的造血干细胞过度凋亡引起骨髓衰竭是再障的主要发病机制。

再障存在天然免疫紊乱。再障骨髓 CD4$^+$T 细胞上 TOLL 样受体(TLR)上调,CD8$^+$T 细胞上杀伤细胞免疫球蛋白样受体(KIR)上调。TLR 活化后触发细胞因子的释放,诱导 T 或 B 细胞免疫中共刺激因子的生成,TLR 活化后可诱发 Thl 型 T 细胞免疫亢进。

特异性免疫紊乱。免疫抑制治疗如抗淋巴细胞球蛋白/抗胸腺细胞球蛋白(ALG/ATG)联合环孢霉素 A(CsA)治疗再障的良好临床疗效证实了本病发生的异常免疫损伤理论。介导异常免疫的 T 淋巴细胞分泌可溶性的造血负调控因子 IFN-γ,激活 Thl 型细胞进一步分泌 IFN-γ、IL-2、TNF-α 等细胞因子,这些造血负调控因子通过诱导造血干细胞表面 Fax 表达增高,在促凋亡因子的协同作用下通过 Fas/FasL 途径导致造血干细胞凋亡;IFN-γ 在再障病理生理过程中发挥关键性的作用;CD8$^+$T 细胞内 IFN-γ 水平的变化与免疫抑制治疗的疗效相关,并为再障复发的可靠预测指标之一。

调节性 T 细胞缺陷。调节性 T 细胞(Tregs)是以细胞表面表达 CD4 和 CD25,细胞内表达转录因子 FOXP3 为特征,通过抑制自身反应性 T 细胞而抑制自身免疫的发生和发展。转录因子 NFAT1 与 FOXP3 启动子结合后诱导其表达。再障患者均有 Tregs 的降低,FOXP3 蛋白和 mRNA 水平也明显降低,NFAT1 蛋白水平低至测不出。CD4$^+$CD25$^+$Treg 细胞在诱导和维持自身免疫耐受性和阻止自身免疫中起着重要作用。Tregs 能够抑制和调节 CD4$^+$ 和 CD8$^+$T 细胞的活化和增殖,起到负调节作用。有研究发现再障患者的 Tregs 细胞数量明显减少,Treg 细胞缺乏与自身免疫性骨髓衰竭明显有关。再障治疗后获缓解者,其 Tregs 的输注可改善淋巴细胞输注诱发的全血细胞减少。T 细胞内的 mTOR/S6 信号传导途径活化可能参与难治/复发再障的发病。

T-bet 表达增加。T-bet 选择性地表达于 Th1 细胞,T-bet 在再障中表达上调,T-bet 蛋白与 IFN-γ 启动子区结合,是 IFN-γ 基因强有力的转录激活剂,诱导 IFN-γ 的产生。在 Th1 细胞的分化中起决定性作用。T-bet 还能将分化中的效应性 Th2 和已完全分化的 Th2 细胞逆转为 Th1,产生大量的 IFN-γ,抑制 Th2 型细胞因子(如 IL-4、IL-5 等)的产生。

B 细胞功能紊乱。再障主要与 T 细胞功能紊乱有关,但同样也发现了自身抗体。Hirano 等发现 39% 的再障患者存在抗 kinectin 抗体,正常人及其他自身免疫性疾病中未检出该抗体,可能该抗体为再障所特有。Feng 等发现抗地西泮结合相关蛋白 1(DRS-1)抗体与再障免疫机制关联,携带 DRS-1 抗体的再障患者对 IST 治疗效果较好,在 PNH$^+$ 的再障患者中 DRS-1 抗体检出率为 38%。约 37% 的再障患者可检测到抗膜突蛋白抗体,该抗体可影响造血细胞的功能和活力。有认为,抗膜突蛋白抗体、PNH 克隆和抗 DRS-1 三种指标的联合检测对评估再障的免疫发病机制有帮助。

3.造血微环境支持功能缺陷

造血微环境包括基质细胞及其分泌的细胞因子,起支持造血细胞增殖及促进各种细胞生长发育的作用。已发现再障骨髓成纤维细胞集落形成单位（CFU-F）和基质细胞产生的集落刺激活性（CSA）降低。中国医学科学院血液学研究所观察到再障骨髓基质细胞萎缩、脂肪化、静脉窦壁水肿、出血、毛细血管坏死、CFU-F 减少,急性再障较慢性再障损伤更严重。多数体外试验表明,再障骨髓基质细胞生成造血生长因子（HGF）并无异常,再障患者血及尿中红细胞生成素（EPO）、粒-巨噬细胞集落刺激因子（GM-CSF）、粒细胞集落刺激因子（G-CSF）水平增高;但再障患者 IL-1 生成减少。有研究证实再障患者造血干/祖细胞,尤其是 BFU-E 对 EPO、EPO＋IL-3 及 EPO＋SCF 反应性明显低于正常对照,甚至缺乏反应性。Wodnar-Filipowicz 等检测了 32 例重型再障患者血清可溶性干细胞因子（SCF）水平,发现重型再障患者血 SCF 水平低于正常对照者,理论上 HGF 就可以治愈再障。事实上,大量临床治疗结果表明,HGF（包括 SCF）只能一过性升高患者外周血细胞水平,并不能改变疾病的自然病程。虽然造血微环境不是引起再障的始因,但可加重病情。

4.遗传因素

流行病学资料发现再障也与特定的 HLA 相关。再障患者常有 HLA-DR2 型抗原连锁倾向,儿童再障 HLA-DPW3 型抗原显著增高,患者家属中常有造血祖细胞增殖能力明显降低,并可见家庭再障。HLA-DR2 高表达的再障患者对 CsA 治疗有较高的敏感性。

端粒位于线性染色体的末端,由 5～15kb 的重复序列（前导链 TTAGGG,滞后链 CCCTAA）组成,维持染色体的完整性。端粒长度的维持需要端粒酶,端粒酶主要由 3 种组分构成:端粒酶 RNA 组分（TERC）、逆转录酶组分（TERT）、端粒酶相关蛋白（TP）。约 1/3 获得性再障存在端粒 DNA 长度的缩短,并推测因端粒酶活性降低所致。约 10% 再障患者发现端粒酶基因突变,主要为 TERC 或 TERT 基因突变。TERC 基因突变主要集中于它的假结节区、CR4-CR5 区,突变可能通过影响 TERC 与 TERT 分子之间的结合而降低端粒酶活性。TERT 分子各结构域内均检测到再障发病相关突变基因;如位于逆转录酶区的突变 Y772C（第 772 位半胱氨酸取代酪氨酸）、位于 C 端结构域的突变 V1090m（蛋氨酸取代缬氨酸）等。如 1 例男性 26 岁再障患者,发现 TERT 分子 N 端结构域突变 K570N（天冬酰胺取代赖氨酸）,其外周血粒细胞端粒 DNA 长度 3.8kb（同龄正常人群 8.6kb）,淋巴细胞端粒 DNA 长度 3.1kb（正常人群 7.5kb）,体外转染 K570N 突变的重组细胞端粒酶活性明显降低仅为野生型细胞的 1%。TERT 突变基因携带者体内造血细胞数量较没有基因突变者显著减少。端粒重复结合因子 1（TRF1）与端粒 DNA 结合,抑制端粒与端粒酶结合时端粒酶末端弯曲成襻,Savage 等发现 TRF1 内含子 9 第 36 192 位核苷酸胸腺嘧啶取代胞嘧啶所引起的突变可能是再障发病的危险因素。在一个 183 例免疫抑制剂治疗临床观察中,端粒较短者再障复发的可能性更高,发生 AML 的风险增加,骨髓细胞染色体不稳定性增加。

三、临床表现

由于全血细胞减少,再障的临床表现主要有贫血、出血和感染。根据发病急缓、病情轻重、血常规、骨髓象和预后,分为重型再障（SAA）和非重型再障（NSAA）。

1.重型再障（SAA）

发病急、症状重、进展快、早期出现感染和出血,贫血进行性加重。感染以身体和外界交通的门户部位多见,如口腔、呼吸系统、泌尿系统和肛门,以革兰阴性杆菌、金黄色葡萄球菌和真菌感染多见。多数患者有发热,体温可达 39℃ 以上。出血广泛且严重,除皮肤、黏膜出血外,还常有内脏出血,颅内出血危及生命。病情险恶,疗效不佳。

2.非重型再障(NSAA)

慢性病程、症状相对较轻,常以贫血为首发表现,出血和感染均较轻,出血以皮肤、黏膜出血为主,内脏出血少见;感染以上呼吸道感染常见,常见感染菌种为革兰阴性杆菌和各类球菌。经适当治疗,病情可缓解或长期生存。病程中如病情恶化,临床表现、血常规及骨髓象与重型再障相似。

四、诊断和鉴别诊断

(一)诊断

临床上有顽固性贫血进行性加重、一般抗贫血药物治疗无效,同时伴有出血、感染和全血细胞减少的患者,应想到再障的可能。其诊断标准为:①全血细胞(包括网织红细胞)减少,淋巴细胞比例增高。至少符合以下三项中两项:Hb<100g/L;PLT<50×10^9/L;中性粒细胞绝对值(ANC)<1.5×10^9/L;②一般无肝脾大;③多部位(不同平面)骨髓增生减低或重度减低;小粒空虚,非造血细胞(淋巴细胞、网状细胞、浆细胞、肥大细胞等)比例增高;巨核细胞明显减少或缺如;红系、粒系细胞均明显减少;骨髓活检(髂骨):全切片增生减低,造血组织减少,脂肪组织和(或)非造血细胞增多,网硬蛋白不增加,无异常细胞;④除外先天性和其他获得性引起全血细胞减少的疾病,如阵发性睡眠性血红蛋白尿、低增生性骨髓增生异常综合征、急性造血功能停滞、原发性骨髓纤维化等。

1.再障分型诊断标准

(1)重型再障:除具有典型的急性临床表现(严重感染、出血和贫血)进行性加重外,尚须具备下列 3 项中的 2 项:①骨髓细胞增生程度<正常的 25%;如≥正常的 25%但<50%,则残存的造血细胞应<30%;②血常规需具备下列三项中的两项,ANC<0.5×10^9/L,网织红细胞绝对值<20×10^9/L,PLT<20×10^9/L;③若 ANC<0.2×10^9/L 则为极重型 AA。

(2)非重型再障:除发病缓慢、临床表现较轻及血红蛋白下降较慢外,网织红细胞、白细胞、中性粒细胞及血小板常较重型再障为高。骨髓象显示 3 系或 2 系减少,至少 1 个部位增生不良,如增生良好,常有晚幼红比例升高,巨核细胞明显减少。骨髓小粒中非造血细胞及脂肪细胞增多。

2.辅助检查

(1)血常规:SAA 呈重度全血细胞减少,白细胞分类主要为中性粒细胞减少,血小板计数多<20×10^9/L,中性粒细胞<0.5×10^9/L,而淋巴细胞比例相对增高;网织红细胞减少,常<1%,甚至为零,其绝对值减少,常<20×10^9/L。NSAA 也呈全血细胞减少,但达不到 SAA 的程度。

(2)骨髓象:再障骨髓象的特点为多部位骨髓增生减低,造血细胞减少,淋巴细胞相对增多,网状细胞、浆细胞、组织嗜碱性细胞等非造血细胞比例明显增高,巨核细胞减少甚至缺如。脂肪多,穿刺涂片时可见大量油滴。

(3)骨髓活检:再障骨髓特征性病理改变为造血组织减少,红髓脂肪变,呈向心性损害,先累及髂骨,后波及脊椎和胸骨。骨髓活检与骨髓穿刺涂片检查,两者结合可使再障诊断的正确率提高。

(4)中性粒细胞碱性磷酸酶(N-ALP):再障中性粒细胞生成存在质的异常,致骨髓及外周血中性粒细胞碱性磷酸酶(N-ALP)显著增高,病情改善后 N-AIP 可恢复正常。

(5)其他检查:再障属于造血干细胞异常疾病,骨髓细胞培养结果显示,再障患者的粒-单系集落形成单位(CFU-GM)、红系集落形成单位(CFU-E)和红系爆式集落形成单位(BFU-E)均明显减少甚至为零。免疫功能检测,可有 T 淋巴细胞亚群异常,$CD4^+/CD8^+$ 细胞比值降低,Th1/Th2 型细胞比值增高。造血负调控因子 TNF-α、IFN-γ 水平增高。

(二)鉴别诊断

1.骨髓增生异常综合征(MDS)

临床表现以难治性贫血为多见,可有一系血细胞或全血细胞减少,与再障相似。MDS 和再障虽同属于造血干细胞疾病,但本质和预后都截然不同。MDS 是一组以骨髓增生异常为特征的克隆性、异质性疾病,以病态造血、易转化为急性白血病为特征。早期髓系细胞相关抗原 CD13、CD33、CD34 表达增多,多有染色体核型异常,骨髓象显示增生活跃且有病态造血,骨髓活检有特征性改变易于鉴别。再障、MDS 及 PNH 三者关系十分密切,有时可以互相转变,临床上应严密观察。

2.阵发性睡眠性血红蛋白尿(PNH)

系造血干细胞异质性疾病,属于血管内溶血性贫血。可表现为全血细胞减少,患者常有反复发作的血红蛋白尿、黄疸和(或)脾大。血清酸溶血试验(Ham 试验)、蛇毒因子溶血试验和尿含铁血黄素试验(Rous 试验)可呈阳性。流式细胞仪检测骨髓或外周血细胞膜上的 CD55、CD59 表达明显下降。再障与 PNH 均属造血干细胞发育异常疾病,两者关系密切,少数病例既可互相转化,也可同时存在。临床上有的再障患者出现 PNH 的实验室特征,亦有的 PNH 患者出现再障的表现,或两者先后出现,均称为 AA-PNH 综合征。

3.急性白血病

对于临床不多见的低增生性白血病,由于骨髓增生减低,出现全血细胞减少易误诊为再障。本病多有肝、脾或淋巴结肿大,多合并胸骨压痛及其他浸润表现,骨髓象原始或幼稚细胞明显增多,不难鉴别。

五、治疗

(一)获得性再生障碍性贫血的治疗

1.治疗原则

骨髓移植(BMT)是<40 岁、有完全相合同胞供者的重型再生障碍性贫血、非重型再生障碍性贫血患者的一线治疗;<40 岁无合适供者或>40 岁的重型再生障碍性贫血、非重型再生障碍性贫血患者应采用包含抗胸腺细胞球蛋白/抗淋巴细胞球蛋白(ATG/ALG)和 CsA 的联合免疫抑制治疗。由于无关供者 BMT 或外周血干细胞移植治疗非重型再生障碍性贫血的生存率较低,因此不建议采用这两种移植。非重型再生障碍性贫血(包括极重型再生障碍性贫血)的治疗原则强调"快诊断、严隔离、早治疗、大剂量、足疗程",包括治本治疗(即 BMT 或联合免疫抑制治疗)以及支持治疗。对非重型再生障碍性贫血患者,根据是否依赖血制品输注可分别采用 CsA+促造血治疗(雄激素、HGFs 等)或单用 CsA 治疗。

2.骨髓移植

(1)适应证。

①<40 岁的重型再生障碍性贫血、极重型再生障碍性贫血患者首选完全相合的同胞供者骨髓移植。

②<40 岁的重型再生障碍性贫血、极重型再生障碍性贫血患者在 ATG/ALG 联合 CsA 治疗失败后,也可采用 HLA 相合的同胞供者骨髓移植。

(2)预处理方案:目前国际上主要采用 CTX 加(或不加)其他药物的预处理方案。英国对 30 岁以下患者采用非清髓性高强度预处理方案,包含 CTX[50mg/(kg·d),骨髓移植前第 5 天至第 2 天]、ATG[兔 ATG 3.75mg/(kg·d),骨髓移植前第 5 天至第 3 天]和甲泼尼龙 [2mg/(kg·d),骨髓移植前第 5 天至第 3 天]。移植后以 CsA 和甲氨蝶呤(MTX)预防移植物抗宿主病(GVHD),具体方案如下。①CsA:5mg/(kg·d)分 2 次口服,从移植前第 1 天开始,第 9 个月起减量,持续服 12 个月,预防迟发移植失败;②MTX:15mg/m² ,移植后第 3 天、第 6 天、第 11 天 10mg/m² 。甲泼尼龙通常不用于儿科骨髓移植患者。欧洲血液与骨髓移植组 (EBMT)以低剂量的 CTX(300mg/m² ,连用 4 天)联合氟达拉滨(30mg/m² ,连用 4 天)和 ATG 的预处理方案用于>30 岁的患者。包含照射的方案尽管能降低排斥反应的发生,但与患者生存率呈负相关,而且增加了移植后实体肿瘤发生的危险性,导致不育,影响儿童生长发育,所以在 HLA 相合同胞移植中不推荐使用照射。

(3)输注干细胞数量:回输单个核细胞建议至少 $3×10^8$/kg 体重,CD34$^+$ 细胞至少 $3×10^6$/kg 体重。

3.联合免疫抑制治疗

(1)适应证

①>40 岁的重型再生障碍性贫血、极重型再生障碍性贫血患者。

②依赖于输血的非重型再生障碍性贫血患者。

③<40 岁但无相合供者的重型再生障碍性贫血、极重型再生障碍性贫血患者。

(2)标准治疗方案:ATG/ALG 和 CsA 为主的免疫抑制治疗能抑制或破坏 T 淋巴细胞,降低 T 淋巴细胞产生的造血负调控因子,解除造血负调控因子对造血细胞的抑制、破坏,进而重建造血。

①ATG/ALG:自 20 世纪 70 年代 Mathe 首次将 ATG 用于重型再生障碍性贫血以来,其已成为重型再生障碍性贫血的主要免疫抑制手段(甚至包括 BMT 前的预处理)。ATG/ALG 可识别绝大多数 T 淋巴细胞表面标志,如 CD2、CD3、CD4、CD8、CDlla、CD18、CD25、HLA-DR,抑制 T 淋巴细胞有丝分裂和增殖,使 T 淋巴细胞在补体依赖性溶解作用下从循环中清除。

ATG/ALG 有马、兔、猪等不同来源,不同来源的制剂临床用量不同,如法国产的马 ALG

一般用量为 $10\sim15mg/(kg \cdot d)$，德国、法国产的兔 ATG 为 $3\sim5mg/(kg \cdot d)$，疗程 5 天。国产猪 ATG 用量为 $30mg/(kg \cdot d)$。用药前应做过敏试验，阴性者方可使用。每日量分两次静脉滴注，每次滴注时间应 $6\sim8$ 小时。ATG 静脉滴注同时按 $4mg/(kg \cdot d)$ 滴注氢化可的松 [相当于泼尼松 $1mg/(kg \cdot d)$]，第 5 天后口服泼尼松 $1mg/(kg \cdot d)$，第 15 天后每 5 天减半，第 31 天停用，预防血清病反应。

ATG/ALG 用药过程中应为患者创造无菌环境，严格做好口腔、皮肤、肛周护理，预防真菌感染，进无菌饮食。通过输成分血将患者的血红蛋白提高到 $80g/L$，血小板计数维持在 $20\times10^9/L$ 以上。ATG 的不良反应有发热、寒战、皮疹等过敏反应，以及白细胞和血小板减少引起感染和出血。用药后 1 周左右可出现血清病反应（发热、充血、出血、混合性皮疹、关节酸痛等），可用肾上腺糖皮质激素，处理。

ATG/ALG 起效时间一般在用药后 $6\sim9$ 个月，个别可早或晚，晚者可达 36 个月。首次 ATG/ALG 治疗后 6 个月如无效，或首次联合免疫抑制治疗成功后复发的患者可考虑第 2 次 ATG/ALG 治疗。国外文献报道第 2 次包含 ATG/ALG 的免疫抑制治疗的反应率是 $11\%\sim65\%$。应选用与第 1 次 ATG/ALG 不同种属来源的药物，以免发生急性超敏反应。

②CsA：CsA 主要机制是选择性作用于 T 细胞亚群，抑制产生 IL-2 和 IFNγ，抑制 T 抑制细胞激活和增殖。与 ATG/ALG 联用不仅能提高后者疗效，而且能减少 SAA 复发。

CsA 治疗再生障碍性贫血的常规用量为 $3\sim5mg/(kg \cdot d)$。CsA 治疗的安全血药浓度范围较窄，患者个体间、同一患者不同给药时间对 CsA 的吸收差别较大，1 天内血药浓度的峰值变异也很大，故为了安全、有效地应用 CsA，用药者应常规定时进行 CsA 血药浓度测定，及时调整剂量。CsA 的血药浓度有谷浓度（CO）（清晨服药前的 CsA 浓度）和 C2 浓度（给药后 2 小时的 CsA 浓度），后者要高于前者 $5\sim10$ 倍。CsA 治疗再生障碍性贫血的确切有效血药浓度并不明确，有效血药浓度窗较大，BCSH 推荐目标血药浓度（谷浓度）是成年人 $150\sim250\mu g/L$、儿童 $100\sim150\mu g/L$。CsA 亦可单独或联合雄激素用于非重型再生障碍性贫血的治疗。CsA 的主要不良反应是消化道反应、齿龈增生、色素沉着、肌肉震颤、肝肾功能损害，极少数出现头痛和血压变化，出现毒副反应时应减量甚至停药。

一些患者停药后血象稳定，而少部分患者（$15\%\sim25\%$）存在 CsA 依赖性，过早停药易导致疾病复发。文献报道 CsA 足量 [$5mg/(kg \cdot d)$] 应用 6 个月后停药的复发率高达 $19\%\sim32\%$。意大利一个儿科研究组分析了 42 名儿童患者，其快速减量 [$>0.8mg/(kg \cdot d)$] 者复发率为 60%，而在慢性减量 [$<0.7mg/(kg \cdot d)$] 者复发率仅为 8%。BCSH 的再生障碍性贫血指南建议 CsA 维持治疗至少 6 个月，逐渐减量，总疗程为 2 年。实际应用中，可根据患者骨髓象、血象、免疫功能指标、药物不良反应等方面综合考虑患者的用药疗程，最好血象恢复正常后逐渐减量，小剂量巩固 $1\sim3$ 年。

③其他免疫抑制药：20 世纪 70—80 年代，有学者应用肾上腺糖皮质激素类联合雄激素治疗慢性再生障碍性贫血。肾上腺糖皮质激素可以抑制淋巴细胞（特别是 B 淋巴细胞），但其治疗再生障碍性贫血的疗效甚微，且增加细菌和真菌的感染机会，所以现在不推荐用于治疗再生障碍性贫血，仅与 ATG/ALG 合用，以减少 ATG/ALG 的过敏反应。CTX 虽然具有杀伤淋巴细胞的作用，但有加重骨髓抑制的风险。随机对照研究显示大剂量 CTX 单独或与 ATG 联合

应用,两者的治疗反应无差异,但 CTX 组的病死率更高,因此,多数美国和英国学者不主张应用 CTX 治疗再生障碍性贫血。在 ATG/ALG＋CsA 基础上加用麦考酚酸吗乙酯(MMF)或西罗莫司(雷帕霉素)不能明显提高治疗反应率,也不能降低复发率,故不用于初治患者。

虽然多国学者在不断探索替代 ATG/ALG＋CsA 治疗重型再生障碍性贫血的免疫抑制方案,但没有证据表明这些方案能提高治疗反应率或总生存率。ATG/ALG＋CsA 仍是目前对不能做移植的重型再生障碍性贫血患者的唯一合适的一线治疗。

4.支持对症治疗

(1)护理:重型再生障碍性贫血患者应住无菌病房,对患者进行保护性隔离。患者的衣物、餐具、日用品应高压灭菌或消毒液浸泡、紫外线照射等方法后方可使用。食物也应高压灭菌,水果应消毒液浸泡后再削皮食用。对患者所用的听诊器、血压表、心电图机等采用甲醛熏蒸法消毒,并注意专人专用,防止交叉感染。应做好患者的皮肤、口腔和会阴护理。ATG 治疗期间应预防性应用抗肠源性念珠菌感染的药物。

(2)促造血治疗:包括 HGFs 和雄激素类药物。对伴严重感染的重型再生障碍性贫血患者,静脉抗生素无效时可短期内应用粒细胞集落刺激因子(rhG-CSF)。有文献报道免疫抑制治疗同时常规加用 G-CSF 可降低复发率。雄激素类药物常用的有甲基睾酮、十一酸睾酮、丙酸睾酮以及蛋白同化激素达那唑、司坦唑醇等,具有刺激骨髓造血、促进蛋白质合成的作用。十一酸睾酮是一种天然睾酮分子的脂肪酸酯,口服后经肠道吸收后进入淋巴系统,所以无肝的首关失活。丙酸睾酮常用作女性患者子宫出血时的临时治疗,作用较持久,1 次注射可维持 2～3 天。长期应用雄激素类药物,主要的不良反应是肝损害、水肿、男性化。

(3)纠正贫血:血红蛋白低于 60g/L 或患者出现明显血容量不足、缺血缺氧症状时应给予输血。如年轻患者低于 60g/L 但患者代偿机制良好、无明显缺血缺氧症状时也可暂缓输血。对老年、代偿反应能力低(如伴有心肺疾患)、需氧量增加(如感染、发热、疼痛等)时应放宽输血阈值到 Hb≤80g/L。ATG/ALG 治疗前应将血红蛋白提高到 80g/L。最好选择输注浓缩红细胞,拟行 BMT 者应输注辐照或过滤后的红细胞。

(4)预防与控制出血:一般选用酚磺乙胺(止血敏,止血定)。血小板计数低于 $10×10^9/L$,无论有无出血倾向都应给予血小板输注。如患者存在血小板消耗危险因素(感染、出血、使用抗生素或 ATG/ALG 等),血小板计数低于 $20×10^9/L$ 就应输注血小板以预防出血。发生严重出血者则不受上述标准限制,应积极输注血小板悬液,使血小板计数达到相对较高水平。凝血功能异常时可输新鲜冷冻血浆、凝血酶原复合物、纤维蛋白原等。女性患者子宫出血可肌内注射丙酸睾酮或口服孕激素、雌激素合剂等。其他部位的出血按相应的治疗原则处理。抗凝药枸橼酸钠可以螯合血浆中的钙离子,加重出血,因此大量输抗凝血时应及时补钙。

(5)控制感染:再生障碍性贫血患者由于中性粒细胞减少甚至缺乏、长期应用免疫抑制药,极易发生各类感染,而感染加重骨髓衰竭,因此感染的防治尤为重要。患者出现感染性发热时,应做可疑部位分泌物和血、尿、便细菌培养和药敏实验,检测真菌抗原半乳甘露聚糖(GM试验)和 1,3-b-D 葡聚糖(G 试验),定期胸部 CT 等影像学检查,经验性应用抗感染药。待细菌培养和药敏实验回报后再调整用药。根据 2010 年中国侵袭性真菌感染工作组制定的《血液病/恶性肿瘤患者侵袭性真菌感染的诊断标准与治疗原则(第 3 次修订)》的建议,重型再生障碍性贫血患者应预防性应用抗真菌药,推荐药物是伊曲康唑和氟康唑。重型再生障碍性贫血感染患者应用广谱抗生素治疗 96 小时无效者,或者起初有效但 3～7 天再出现发热者,均应给予经验性抗真菌治疗,一般选择抗菌谱较广的药物,如伊曲康唑、两性霉素 B、卡泊芬净、伏立康唑、米卡芬净。待确诊后,根据检出的真菌菌种、药敏合理选择药物,足量、足疗程应用抗真菌药。重型再生障碍性贫血患者的感染常是混合感染、致命感染,因此,在考虑到细菌、真菌感染的同时,不能忽略病毒、原虫的感染,采用"强效、足量、广覆盖"的治疗原则,有助于在早期控制感染灶。粒细胞缺少伴严重感染危及生命者在联合抗生素与 thG-CSF 疗效欠佳时可以考虑输注粒细胞。

(6)祛铁治疗:再生障碍性贫血患者反复输注红细胞,不可避免出现铁过载。铁过载不仅影响心、肝、肾、内分泌腺体等脏器功能,也会对移植产生不良影响,如增加急性 GVHD、菌血症或感染的发生率,降低总生存率。当血清铁蛋白高于 $1000\mu g/L$ 就应开始祛铁治疗。可皮下注射或静脉滴注去铁胺,应用去铁胺期间有发生耶尔森菌感染的风险。不能耐受去铁胺者也可选用口服地拉罗司,该药不良反应有腹泻、呕吐、头痛、腹痛、发热、皮疹及肾功能损害,当与肾毒性免疫抑制药联用时注意监测肾功能。

5.特殊获得性再生障碍性贫血的处理

(1)肝炎相关再生障碍性贫血的处理:肝炎相关再生障碍性贫血的治疗原则是抑制亢进的细胞免疫,同时加强促造血治疗和保肝治疗,随时监测肝功能和病毒复制情况(尽管大多数病例病毒血清学阴性)。雄激素类药物因对肝功能的影响,故剂量不宜过大。可应用静脉丙种球蛋白或胸腺素,有助于增强患者的抗病毒能力。

(2)妊娠期获得性再生障碍性贫血的处理:妊娠会加重再生障碍性贫血病情,或以往对免疫抑制治疗有反应的病例出现复发。再生障碍性贫血合并早期妊娠应尽早终止妊娠,同时加强支持治疗。再生障碍性贫血合并中、晚期妊娠主要是给予支持治疗,避免应用损害胎儿的药物,输血使 Hb＞80g/L,输血小板使其＞$20\times10^9/L$,可适量应用静脉丙种球蛋白支持到分娩后再治疗再生障碍性贫血。妊娠不是使用 CsA 的禁忌证,而且也没有证据显示 CsA 能导致胎儿畸形,但不推荐对妊娠期患者使用 ATG/ALG。

(3)出现异常克隆的获得性再生障碍性贫血的处理:少部分再生障碍性贫血患者在诊断时存在细胞遗传学克隆异常,常见的有:＋8、＋6、5q 和 7 号、13 号染色体异常。一般异常克隆仅占总分裂象的很小部分,对免疫抑制治疗的反应与无遗传学异常者相似,但这些有异常核型的再生障碍性贫血患者应该每隔 3～6 个月做 1 次骨髓细胞遗传学分析,异常分裂象增多提示疾病转化。

(4)伴有明显 PNH 克隆的获得性再生障碍性贫血:在再生障碍性贫血患者可检测到 PNH 小克隆,患者骨髓细胞减少但并不出现溶血。通常仅单核细胞和中性粒细胞单独受累,并且仅占很小部分。推荐对这些患者的处理同无 PNH 克隆的再生障碍性贫血患者。伴有明显 PNH 克隆(＞50%)的再生障碍性贫血患者慎用 ATG/ALG 治疗,可暂按 PNH 处理。

6.疗效标准

中国疗效标准如下:

(1)基本治愈:贫血和出血症状消失。血红蛋白达 120g/L(男)或 110g/L(女),白细胞计

数达 $4 \times 10^9/L$,血小板计数达 $100 \times 10^9/L$,随访 1 年以上未复发。

(2)缓解:贫血和出血症状消失。血红蛋白男达 120g/L、女达 100g/L,白细胞计数达 $3.5 \times 10^9/L$ 左右,血小板也有一定程度增加,随访 3 个月病情稳定或继续进步。

(3)明显进步:贫血和出血症状明显好转,不输血,血红蛋白较治疗前 1 个月内常见值增长 30g/L 以上,并能维持 3 个月。

判定以上 3 项疗效标准者,均应在 3 个月内不输血。

(4)无效:经充分治疗后,症状、血象未达明显进步。

(二)遗传性再生障碍性贫血的治疗

当患者血红蛋白 $<80g/L$、血小板计数 $<30 \times 10^9/L$、中性粒细胞计数 $<0.5 \times 10^9/L$ 或有贫血、出血、感染症状时即应开始治疗。异基因造血干细胞移植(HSCT)适于该病。雄激素和 HGFs 能改善血象,免疫抑制治疗对此病无效。

1.异基因 HSCT

首选 HLA 相合同胞供者 HSCT,其次考虑无关供者或不相合供者。同胞供者必须严格明确不携带范科尼贫血基因,甚至做皮肤成纤维细胞的染色体断裂试验以除外体细胞镶嵌现象。移植时机的选择尚无确切定论。一般而言,在感染、大量输注血制品前移植的预后相对较好,病情稳定、轻症的患者不需要立即移植。因为遗传性再生障碍性贫血患者对放化疗或免疫抑制药的毒副作用很敏感,移植相关并发症的发生率和病死率很高,因此 HSCT 只适用于重度骨髓衰竭或继发白血病者。也有报道移植后发生实体瘤的危险度增高,且发病的中位年龄也较未移植者提前。美国第 3 版《范科尼贫血诊断与治疗指南》建议每 3~4 个月监测血细胞计数,至少每年一次评价骨髓,并做肿瘤筛查,以便尽早发现并发症。

范科尼贫血患者对 CTX、白消安等具有遗传毒性的药物和射线高度敏感,也高倾向发生 GVHD,因此,范科尼贫血患者移植前应使用降低强度的预处理方案,并选择无遗传毒性的方案预防 GVHD。

文献报道,相合供者移植无病生存率在 $64\%\sim89\%$,移植失败的比例 $5\%\sim10\%$。无关供者移植生存率较低。HSCT 只能纠正范科尼贫血患者的血液学改变,而对实体瘤的预防与治疗无效。

2.雄激素

雄激素能改善范科尼贫血患者血象,对红细胞、粒细胞和血小板均有升高作用,起效时间一般在 2 个月左右,但也有患者起始用药有效而后出现耐药,甚至有的患者对雄激素无反应。

3.HGFs

范科尼贫血患者发生严重的中性粒细胞减少症特别是出现危及生命的严重感染时,在使用广谱高效的抗感染药物的同时,可同时应用 rhG-CSF。

4.支持治疗

贫血者应以浓缩红细胞输注,反复大量输血造成铁过载者应予以祛铁治疗。血小板减少或有出血者应以血小板输注,抗纤溶药对控制出血也有一定益处。

六、预后

获得性再生障碍性贫血的预后与病情、年龄以及治疗是否及时、得当有关。重型再生障碍性贫血预后较非重型再生障碍性贫血预后差；≥65 岁的患者预后差。近年的完全相合相关供者 BMT 的有效率为 70%～80%，儿童高达 91%。基于 ATG/ALG＋CsA 的联合免疫抑制治疗的有效率为 50%～80%，年龄越大治疗反应率和 5 年生存率越低。重型再生障碍性贫血的首位死亡原因为感染，其次为出血。

免疫抑制治疗有效的再生障碍性贫血患者有发生克隆性疾病的危险，10 年内的累计发生率在 8%～10%（包括急性髓系细胞白血病、骨髓增生异常综合征、阵发性睡眠性血红蛋白尿症和实体瘤），而相合供者骨髓移植之后的发生率较低。

范科尼贫血预后不良，约 10% 患者发生骨髓增生异常综合征和急性髓系细胞白血病，也有部分患者发生其他系统的实体肿瘤。文献报道，患儿在 7 岁以前发生重度骨髓衰竭的年危险率达 4%，而在成年人不足 1%。急性髓系细胞白血病在青少年和年轻患者的年危险率达 1%，而 45 岁时发生实体瘤的年危险率超过 10%。骨髓增生异常综合征、急性髓系细胞白血病和实体瘤的累积发生率分别约 50%、25% 和 10%。美国文献报道范科尼贫血的中位生存年龄是 23 岁，死亡的主要原因为骨髓衰竭、HSCT 并发症和恶性肿瘤。

第二节 急性髓系细胞白血病

一、定义

急性髓系细胞白血病（AML）是一类起源于造血干细胞的髓系造血系统恶性肿瘤。白血病细胞分化阻滞于不同髓系发育的早期阶段，表现为髓系发育的形态和免疫表型特征。

二、流行病学

AML 年发病率 2～4/100 000，中位发病年龄为 64～70 岁，为老年性疾病。发病随年龄增大而增加。AML 约占急性白血病的 70%，分别占婴儿、儿童和成年人 AL 的 55%～70%、17%～20% 和 80%～90%。婴儿发病以女婴多见，儿童无明显性别差异，成年人男性稍多于女性（3:2）。成年人以北美、西欧和大洋洲发病最高，亚洲和拉美最低；儿童发病则以亚洲最高，北美和南亚次大陆最低。美国 AML 年死亡率约为 2.2/100 000；我国缺乏相关统计数据，估计高于西方发达国家。

环境因素、化学品和药品以及放射线等与 AML 致病有关，某些有前趋血液病史和遗传病史的患者易患 AML。离子射线、烷化剂可诱导 DNA 双链断裂，引起点突变、遗传物质丢失或染色体易位等。烷化剂治疗相关的 AML 发病与患者年龄和药物累积剂量有关，一般潜伏期为 4～8 年，常先有 MDS 表现，具有-7/7q-、-5/5q-等染色体核型改变，疗效差。拓扑异构酶Ⅱ（TopoⅡ）抑制药可稳定 TopoⅡ与 DNA 的结合，使 DNA 断裂。TopoⅡ抑制药治疗相关的 AML 潜伏期一般仅 1～3 年，主要为 M4、M5，也可为 M3 或 M4Eo，常无 MDS 前趋病史，主要遗传学改变为 11q23/MLL 基因易位，也可为 AML1 基因易位或 inv(16)、t(15;17)等，预后相对较好。某些血液系统疾病,如 MDS、CML、PV、ET 和 PNH 等,可继发 AML。MDS 病程中 10%～50%继发 AML。CML 急性变占 70%～85%,AML 或髓、淋双表型 AL 占 75%。约 26%的 SAA 经 ATG 治疗 8 年继发 AML/MDS;CSA、G-CSF 治疗的 AA 也有 22%继发 AML/MDS。PNH 继发的 AML,恶性细胞来源于 PNH 克隆。遗传因素对 AL 发病有重要影响。体质性 8-三体综合征和 Down 综合征(21-三体)可发生家族性白血病。Down 综合征白血病患病率增加 10～18 倍,其中 AML-M7 发病率是正常人群的 500 倍;3 岁以下多为 AML, 3 岁以上则以 ALL 为主。Down 综合征继发 AML 与 21q22.3/AML1 基因异常和造血转录因子基因 GATA-1 缺失突变有关。DNA 损伤修复缺陷的遗传病如 Bloom 综合征、Fanconi 贫血等,AML 患病率明显增高。多发性神经纤维瘤位于 17q11.2 上的 NF1 抑癌基因突变失活, 继发 AML/MDS 的机会增加。常染色体显性遗传病 Li-Fraumeni 综合征有抑癌基因 p53 突变失活,X-连锁免疫缺陷病 Wiskott-Aldrich 综合征存在 WASP 基因突变,常染色体隐性遗传病 Kostmann 婴儿遗传性粒细胞缺乏症有 G-CSF 受体基因突变,这些患者以及 Blackfan-Diamond 综合征的 AML 患病率均有增加。

三、发病机制

细胞、分子遗传异常是 AML 的致病基础。AML 约 60%有克隆性染色体数量、结构异常,更多的患者存在与细胞增殖、生存或分化调节有关的基因突变或表达异常。遗传学变异主要表现为抑癌基因丢失或突变失活、癌基因表达增高或突变激活等。AML 中常见 Ras、KIT 和 Flt3 等原癌基因激活突变,与细胞获得增殖、生存优势有关。Tp53、Rb 和 Myc 等抑癌基因失活突变将使细胞周期停滞,凋亡受抑。与实体肿瘤不同,AML 还常伴有特异的染色体易位或基因重排。易位基因包括转录因子基因、造血发育必需基因、造血分化基因、同源功能基因及凋亡相关基因等,以转录因子基因易位最为多见。易位形成融合基因,编码融合蛋白,使基因表达异常,或表达产物的稳定性、定位和功能异常,引起造血干/祖细胞恶性转化和增殖、分化或凋亡障碍。AML 染色体易位和基因突变类型多达 200 多种,常见的有 t(8;21)(q22; q22);AML1-ETO、t(15;17)(q23;q21);PML-RARα 及其变异易位、inv(16)或 t(16;16)(p13; q22);CBFb-MYH11 和 11q23 易位/MLL 基因重排等;与 11q23/MLL 基因易位相关的伴侣基因则多达 80 余种。AML 中以 t(9;11)(p22;q23);MLL-AF9、t(11;19)(q23;p13.1);MLL-ELL 和 t(6;11)(q27;q23);MLL-AF6 等最为多见,MLL 基因的内部部分串联重复(MLL-PTD)也与 AL 发病有关。不同细胞、分子遗传特征的 AML 在致病机制、临床表现和预后等方面各有特点。

1.核心结合因子(CBF)异常

CBF 是由 CBFβ 和 CBFα2(也称为 AML1)组成的异二聚体化的转录调节因子,通过 AML1 的 runt 结构域结合 DNA,在其他转录因子或转录辅助因子的协同下,激活或抑制 IL-3、T-细胞受体 α、GM-CSF、M-CSF 受体、髓过氧化酶等靶基因的转录,促进造血干/祖细胞的分化成熟。AML1 能与核共激活复合物结合,募集组蛋白乙酰基转移酶,使组蛋白赖氨酸乙酰化,激活靶基因转录。累及 CBF 的融合基因在功能上多通过表现为 CBF 的负显性作用导致白血病的发生。非随机染色体异常 t(8;21)(q22;q22)累及 21 号染色体的 AML1 和 8 号染色体的 ETO 基因形成 AML1-ETO 融合基因。AML1-ETO 中保留了 AML1 的 Runt 结构域,仍能与 DNA 结合,并能与 CBFb 形成异二聚体,而 ETO 蛋白在 AML1-ETO 中几乎保持完整。由于 ETO 部分可以通过核共抑制复合物募集组蛋白脱乙酰化酶(HDAC),AML1-ETO 结合 AML1 的靶基因序列后,许多由 AMIL1 激活的基因被 AML1-ETO 所抑制,并呈显著负性作用。AML1-ETO 还可干扰 C/EBPα、PU.1、E 蛋白、GATA1 和 Sp1 的功能。最近发现 AML1-ETO 可以抑制 miR-223 的表达,而 miR-223 可促进造血细胞分化。此外,AML1-ETO 还可促进造血干细胞的自我更新促进白血病的发生。但单独的 AML1-ETO 并不能导致白血病的发生,这可能是由于 AML1-ETO 也具有抑制细胞增殖和诱导细胞凋亡的作用,AML1-ETO 在导致白血病发生时需要其他突变协同,克服 AML1-ETO 抑制增殖和诱导凋亡的作用才能导致白血病的发生。

t(3;21)(q26;q22)多见于治疗相关的 MDS 和 AML,以及 CML 的急变期。易位形成 AML1-EAP、AML1-MDS1、AML1-EVI1、AML1-MDS1/EVI1 融合基因转录本。AML1-EAP 融合基因中 EAP 读码框架易位,导致该融合基因 mRNA 编码 AML1 的 1~241aa,这种短 AML1 对全长野生型 AML1 发挥负性作用。AML1-MDS1 及 AML1-MDS1/EVI1 可抑制 AML1 对靶基因的转录激活作用。AML1-MDS1/EVI1 一方面可以抑制 AML1 活性,另一方面与 EVI1 相似,均可与 Smad3 作用,从而抑制 TGF-β 的信号传递,解除 TGF-β 对细胞生长的抑制作用。

AML-M4Eo 最常见的染色体异常是 inv(16)(p13;q22),在 AML 的染色体异常中占 12%,少数为 t(16;16)(p13;q22)。inv(16)与 t(16;16)均形成 CBFb-SMMHC 融合基因。CBFb 基因定位于 16q22,是 CBF 的亚单位,与 AML1 构成异二聚体。CBFβ 在胞质内表达,呈弥散样分布。AML1 可以将 CBFβ 自胞质带至胞核。CBFβ 本身不具备 DNA 结合能力,但与 AML1 形成异二聚体后,能增强 AML1 对 DNA 的结合力,从而增强 AML1 的转录激活作用。平滑肌肌凝蛋白重链(SMMHC)也称之为 MYH11,是一种很大的分子。SMMHC 中的 α 螺旋可以介导其形成二聚体和多聚体。CBFβ-SMMHC 融合蛋白定位于细胞质。由于 CBFβ-SMMHC 仍能与 AML1 形成异二,聚体,这样就可以将 AML1 扣留于细胞质内。由此可干扰 AML1 激活转录作用以及 AML1 与 CBFβ 的协同激活作用。CBFβ-SMMHC 以显著负性作用抑制 CBFβ 的作用,抑制造血细胞分化。CBFβ-SMMHC 还减低 p53 的表达,抑制细胞凋亡;也能抑制细胞由 G1 期进入 S 期,减低细胞增殖;提示有其他突变或"第二次打击"事件绕过 CBFb-SMMHC 的生长抑制作用,导致 AML1-M4Eo 的发生。

2.MLL 基因异常

MLL 蛋白有 3 个区域与果蝇三胸蛋白同源。累及 MLL 基因的白血病既可见于 ALL,也可见于 AML。MLL 蛋白包括氨基端的 AT 吊钩、SNL1 和 SNL2 基序、CxxC 结构域,这些结构域通常保留在融合蛋白中。AT 吊钩可以特异地结合于 AT 富集的 DNA 小沟。MLL 羧基端包括 PHD、转录激活和 SET 结构域,通常被伙伴蛋白取代。其中的 SET 结构域具有组蛋白甲基化活性,可以使组蛋白 H3K4 甲基化,从而激活包括 Hox 基因家族等靶基因的转录。MLL 作用于造血干细胞向定向祖细胞发育和扩增的早期造血阶段。MLL 对 Hox 基因家族中的许多基因都有调控作用,其中 Hoxa9 和 Hoxa10 在造血调节中发挥作用。MLL 调节有造血调节作用的 Hox 基因,也是 MLL 融合蛋白导致白血病的重要机制。

目前已经发现 80 多种 MLL 易位的伙伴基因。t(4;11)(q21;q23);MLL-AF4、t(9;11)(p22;q23);MLL-AF9,t(11;19)(q23;p13.3);MLL-ENL、t(10;11)(p12;q23);MLL-AF10 和 t(6;11)(q27;q23);MLL-AF6 等是 5 种最常见的融合基因,占所有 MLL 基因易位的 80%。仅一部分 MLL 的伙伴基因可以分类,大致可分为 5 类。第一类是 AF4、AF9 和 AF10 等核蛋白;第二类是带有螺旋-螺旋寡聚化结构域的胞浆蛋白,这些寡聚化结构域对于转化很重要;第三类是 septin 蛋白家族的蛋白;第四类是组蛋白乙酰化酶 p300 和 CBP,在形成融合蛋白时保留了乙酰化酶活性;第五类是 MLL 的部分串联重复(MLL-PTD)。所有的 MLL 伙伴基因保持原有的读码框架,提示伙伴基因对相应融合蛋白的转化活性是必需的。所有 MLL 融合蛋白的共同特点是都保留了 AT 吊钩和锌指 CxxC 基序,这两个结构域对于融合蛋白的转化能力是必需的。除 MLL-PTD 外,所有的融合蛋白都缺失了甲基化组蛋白 H3K4 的 SET 结构域,但绝大多数融合蛋白还是能够上调 Hox 等 MLL 靶基因的表达。Hox 等基因表达的上调对于 MLL 融合蛋白转化细胞是非常重要的。MLL 融合蛋白不仅能够将造血干细胞转化为白血病干细胞,还可以将造血祖细胞 CMP 和 GMP 重编程为白血病干细胞,导致白血病的发生。苏氨酸天门冬氨酸酶 1 是一种内肽酶,能切割 MLL,切割后的 MLL 片段对调节 Hox 基因的表达具有不同的作用。MLL 融合蛋白中缺失了 taspase1 切割位点,提示 MLL 融合蛋白可以模仿未切割的 MLL,在造血细胞中不能适当调节造血细胞中 Hox 基因的表达,在白血病发生中发挥作用。这可以部分地解释 MLL 的伙伴蛋白缺少相似性,而且提示 HOX 基因的异常是融合蛋白转化细胞的重要机制。

3.RARα 基因易位及其变异易位

APL 最常见的染色体易位为 t(15;17)(q22;q12),其他几种少见的染色体易位有 t(11;17)(q23;q12)、t(5;17)(q35;q12)、t(11;17)(q13;q12)、der(17)、t(4;17)(q12;q12) 和 PRKARIA-RARα。野生型 RARα 是核受体型转录因子,它与视黄醛受体(RXR)形成异二聚体后,可以与许多基因启动子中的维 A 酸反应元件(RAREs)结合。RARα 对靶基因转录的调节是双重性的,当 RARα 不与配体结合时,其配体结合区与核共抑制复合物结合,从而募集 HDAC,HDAC 使组蛋白的赖氨酸脱去乙酰基,抑制靶基因的转录。当 RARα 结合配体后构象发,生改变,就与核共抑制复合物解离,转而与核共激活复合物结合,募集组蛋白乙酰基转移酶,使靶基因组蛋白赖氨酸乙酰化,激活靶基因转录。RARα 的靶基因中许多都与髓系分化密切相关,包括粒细胞集落刺激因子(G-CSF)、G-CSF 受体(G-CSFR)、CD11b、Hox 基因等。

t(15;17)(q22;q12)使 PML 与 RARα 形成融合基因,编码蛋白后,PML-RARα 与 RARα 竞争结合 RXR 形成异二聚体,与正常的 RXR/RARα 竞争结合 RAREs,并处于优势地位。PML-RARα 抑制转录的程度大于 RARα,生理水平的全反式维 A 酸(ATRA)可以使 RXR/RARα 与核共抑制复合物解离,而 PML-RARα 仍能与之结合,导致 RARα 靶基因启动子组蛋白的异常去乙酰化。最近发现 PML-RARα 还可以募集甲基化酶(Dnmt1 和 Dnmt3a)导致 RARα 靶基因 DNA 的异常甲基化。因此 PML-RARα 通过组蛋白修饰和 DNA 甲基化表观遗传学机制抑制 RARα 靶基因的转录,阻断髓系分化的某些关键基因的表达。在药理剂量水平

ATRA 刺激下,PMI;RARα 可与核共抑制复合物解离,而与核共激活复合物结合,诱导髓细胞分化基因的表达和 APL 细胞的分化。ATRA 与 DNA 甲基化抑制药联合具有协同作用诱导 APL 细胞分化。

PML 正常分布在细胞核内的核小体结构中,正常的 PML 具有抑制细胞生长、转化和促进凋亡的作用。APL 细胞中 PML-RARα 与 PML 形成异二聚体,正常的核小体遭到破坏,PML 抑制细胞生长,促进凋亡的功能便会丧失。经维 A 酸治疗后 APL 细胞的 PML 又重新定位于核小体中,PML 抑制生长和促进凋亡的功能可能得到恢复。

t(11;17)(q23;q12)累及早幼粒细胞白血病锌指(PLZF)基因,形成 PLZF-RARα 融合基因,仅占 APL 的 0.8%。PLZF-RARα 可以结合于 RARE,还可与 RARa 竞争结合 RARE、RXR 及辅助激活因子。PLZF-RARα 中除 RARα 部分可以对 RARα 靶基因的表达有调节作用外,PLZF 部分也可通过核共抑制复合物募集 HDAC,即使药理剂量水平的 ATRA 也不能使之与复合物解离。由此可以解释 ATRA 治疗 t(11;17)APL 无效的原因。

PLZF-RARα 转基因小鼠发生慢性髓系白血病,而非急性白血病。RARα-PLZF 的转基因小鼠不发生白血病,只产生髓系造血异常。RARα-PLZF 可结合 PLZF 的 DNA 结合位点,激活转录。同时转染 PLZF-RARα 和 RARα-PLZF 的转基因小鼠发生 APL,证实 t(11;17)APL 的发病需要 PLZF-RARα 和 RARα-PLZF 两者的共同参与。可能是前者以显著负性作用抑制 RARa 靶基因转录,阻断髓细胞分化。而后者以显著负性作用抑制 PLZF 的功能,激活细胞周期素 A 的表达,使细胞生长能力增强。两种作用共同导致 APL 表型的产生。

t(5;17)(q35;q12)累及 NPM 基因形成 NPM-RARα 融合基因,NPM-RARα 可以结合 RARE,与 ATRA 结合后激活靶基因的转录,因此,t(5;17)APL 病例对 ATRA 敏感,白血病细胞可被诱导分化。t(11;17)(q13;q12)累及核基质有丝分裂器蛋白(NuMA)基因形成 NuMA-RARα 融合基因,NuMA-RARα 可能与野生型 NuMA 竞争 caspase,干扰细胞凋亡。也可如其他 RARα 融合蛋白一样,显著负性作用抑制 RARα 靶基因转录。ATRA 可以诱导 t(11;17)(q13;q12)APL 细胞分化,推测药理剂量水平的 ATRA 可以使 NuMA-RARα 变成转录激活作用。Arnould 等在一例 AML-M1 的患者发现了 STAT5b-RARα 融合基因。STAT5b-RARα 可以结合于 RARE 上,抑制 RARα/RXRα 对转录的激活作用。药理剂量水平 ATRA 可以调控 STAT5b-RARα 的转录调节作用。

4.NPM1 突变

位于人类染色体 5q35 的 NPM1 基因包含 12 个外显子。NPM1 是高度保守的磷酸化蛋白,可以在胞核和胞质之间穿梭,绝大部分分布在胞核。NPM1 主要生理功能包括:①作为伴侣蛋白和输出信号在核糖体的合成中发挥重要作用;②通过调控中心体的复制维持基因组的稳定性;③NPM1 可以通过与 p53 和 p19ARF 相互作用调控细胞的增殖和凋亡。基因敲除实验发现 NPM1 在造血,尤其是红系造血中发挥了作用。而 NPM1 半倍体不足则会导致基因组的不稳定,产生类似 MDS 的血液系统异常。

大约 1/3 的 AML 患者存在 NPM1 的 12 外显子突变。这一突变使 NPM1 结合核仁所需的色氨酸缺失,同时产生了出核信号基序,导致正常本应定位于胞核的 NPM1 异常定位到胞质。NPM1 突变主要见于核型正常的 AML。NPM1 突变也主要是见于原发 AML,很少见于 MDS 患者。突变的 NPM1 抑制抑癌基因 p19ARF 可能是其导致白血病发生的机制之一。此外,NPM1 还可以被募集到维 A 酸的靶基因,作为共抑制因子使组蛋白去乙酰化抑制基因转录。NPM1 异常定位在胞质后,这些转录抑制作用被解除,这也是突变 NPM1致白血病的机制之一,因此使用药物恢复这些异常的转录可能是靶向治疗这些疾病的策略之一。

5.FLT3 突变

FLT3 基因位于染色体 13q12,属于Ⅲ型受体酪氨酸激酶亚家族成员,与其配体(FL)在造血干/祖细胞的增殖和分化中起重要的调节作用。近年来发现,FLT3 突变与急性白血病的发生密切相关,是 AML 中最常见的分子异常。现在所知的 FLT3 突变主要包括两种:内部串联重复突变(ITD)和酪氨酸激酶结构域(TKD)点突变。FLT3-ITD 见于 25%～35% 成年人AML 和 12% 的儿童 AML。正常时,FLT3 与其配体 FL 结合后,激活 PI3K 和 Ras 途径,导致细胞增殖加快,细胞凋亡受抑。ITD 突变导致 FLT3 受体组成性激活,FLT3-ITD 除了可以激活 PI3K/Akt 和 RAS/MAPK 外,还可激活 STAT5。突变型 FLT3 和野生型 FLT3 的抗凋亡途径也不同,野生型 FLT3 通过保持 Bad 的磷酸化状态抗凋亡,而 FLT3-ITD 除保持 Bad 的磷酸化状态,还使 Bcl-XL 低表达抗凋亡。FLT3-ITD 不仅存在抗凋亡和促增殖信号传导通路,而且还可以通过抑制 C/EBPα 和 PU.1 导致细胞分化阻滞。FLT3 还可以使 b-catenin 磷酸化,有助于细胞转化,增加活性氧的产生导致基因组 DNA 的不稳定。FLT3-ITD 转基因鼠能产生慢性骨髓增殖表型,却不能引起以造血干/祖细胞分化受损为特征的急性白血病。一系列的证据显示在急性白血病的发生过程中尚需其他"打击"共同参与,最近就发现 FLT3-ITD可协同 AML1-ETO 或 CBFb-SMMHC 导致白血病的发生。FLT3-TKD 可见于 5%～10% 的AML,这些突变主要为 D835 和 I836,较少见的突变有 Y842C、K663Q 和 V592A。现已发现点突变也能使 FLT3 组成性激活,与 FLT3-ITD 不同,FLT3-TKD 不能激活 STAT5,也不能抑制 C/EBPα 和 PU.1。FLT3-TKD 只能产生寡克隆性的淋巴增殖性疾病。和 FLT3-ITD 突变不同的是,FLT3-TKD 的临床相关性还有一些争议。

白血病细胞有不同的年龄层次,仅一小群白血病细胞具有自我更新能力,可重建白血病,称为白血病干细胞(LSC)。LSC 多处于静止期,对化疗不敏感,是耐药的重要机制。除 APL外,LSC 和正常造血干细胞(HSC)的免疫表型特点均为 CD34$^+$ CD38$^-$;LSC 表达 CD96 和IL3R,而 HSC 则表达 CD90 和 c-kit。不同的白血病可能具有不同的白血病干细胞,其免疫标志可能也是不同的。HSC 生命周期长,有足够的时间获得多次打击而转化为 LSC。没有自我更新能力的定向造血祖细胞表达某些白血病癌基因后,也可重新获得自我更新能力,成为白血病干细胞,可在体外连续培养,也可在小鼠连续移植重建白血病。现在认为,AML 发病是个多步骤的过程,是多种不同致病机制相互协同作用的结果。Gilliland 等提出 AML 的二类突变致病假说。所谓Ⅰ类突变是指 FLT3、RAS、c-KIT 或 BCR-ABL 和 TEL-PDGFBR 等遗传变异,能引起细胞内固有信号传导通路的蛋白质激酶活性发生改变,使造血干/祖细胞获得生存、增殖优势;而 AML1-ETO、CBFb-MYH11、PML-RARα、NUP98-HOXA9、MOZ-TIF2 和MLL 基因重排等称为Ⅱ类突变,改变了与发育、分化有关的转录因子功能,使细胞获得自我更新能力或分化阻滞。两类突变共同作用最终形成显性白血病。

四、临床表现

AML 临床表现主要是骨髓正常造血受抑和白血病髓外浸润。起病前可先有感冒样症状，或局部皮肤破损后难愈、感染扩散，或骨、关节肿痛，有时也可先表现为 Sweet 综合征（正常中性粒细胞浸润引起的皮肤红斑、结节）。Sweet 综合征可先 AML 数月出现，与白细胞多少无关，皮质激素治疗有效。继而出现头晕、乏力、苍白、心悸等贫血表现。血小板减少或合并凝血障碍（DIC 或原发性纤维蛋白溶解症）时可有皮肤、黏膜自发出血或创伤后出血不止。感染以口咽、呼吸系统、胃肠道或肛周等最多见，少数表现为阑尾炎、急性坏死性结肠炎或肠梗阻，尤其是强化治疗期间。也有相当多的患者找不到明确感染病灶。一般以细菌感染最为多见。白细胞低、中性粒细胞功能异常、长期使用广谱抗生素等也可导致真菌和其他机会性感染。真菌感染以念珠菌和曲霉菌最多见。念珠菌感染常发生于舌、软腭、硬腭等处，有时也发生肺、食管念珠菌病，甚至念珠菌血症。曲霉菌感染多在肺部和鼻窦。也可发生疱疹病毒或巨细胞病毒（CMV）感染。AML 可有轻、中度脾或肝大。脾大一般不超过肋下 5cm。巨脾提示可能继发于 MPD。与 ALL 不同，AML 一般无淋巴结和胸腺浸润表现。牙龈增生、皮肤浸润性结节或斑块多见于 AML-M4、AML-M5。粒细胞瘤常为孤立性的皮下包块，以颅骨、眼眶、硬脊膜等处多见。原始细胞含较多髓过氧化物酶颗粒，瘤体切片在遇空气时易氧化成绿色，故称绿色瘤。粒细胞瘤在 t(8;21)、inv(16) 和白细胞显著增多的 AML 较多见。AML 初诊时中枢神经系统白血病（CNSL）少见，脑脊液检查仅发现 5%～7% 初诊患者存在 CNSL，多为外周血原始细胞数过高、血清 LDH 增高以及 M4、M5 的患者。软脑膜或脑实质可见原始细胞浸润性瘤灶。脑神经根麻痹较罕见，一般见于 WBC>$50×10^9$/L 者，与白血病浸润神经根鞘有关，以第Ⅴ（三叉神经）、Ⅶ（面神经）脑神经损害较多见。脑神经根浸润可见于无 CNSL 的患者，脑脊液可找不到白血病细胞，MRI 或 CT 检查可见神经鞘增厚。白血病细胞浸润眼部视盘、视神经浸润可致突然失明，也可浸润脉络丛、视网膜等其他组织。眼底镜检查时如发现视盘水肿和视盘苍白即应考虑白血病眼部浸润。而眼部浸润高度提示脑膜白血病；患者的复发率高，生存期较短。外周血原始细胞超过 $50×10^9$/L 时易发生颅内和肺内白血病细胞淤滞。颅内白血病细胞淤滞与白血病细胞黏附、浸润和颅内局部解剖结构有关，表现为弥漫性头痛、疲乏，可迅速出现精神错乱、昏迷。肺内白血病细胞淤滞在单核细胞白血病和 M3v 较为多见。此时肺内微血管栓塞、麻痹，体液渗漏，患者可突然出现气短、进行性呼吸窘迫，或有发热，双肺广泛水泡音；胸片见弥漫性肺间质渗漏。有高碳酸血症、低氧血症和进行性酸中毒时，即使迅速降低白细胞数、机械辅助通气，预后也差。心功能改变通常是肺功能障碍和代谢、电解质紊乱的结果。化疗毒性是心功能改变的主要原因。蒽环类药物可致急、慢性心脏毒性，且与其他药物有协同作用。应于开始化疗前评估心脏功能及左心室、右心室射血分数。

五、实验室检查

AML 常有代谢紊乱、电解质异常。高尿酸症最为多见。低血钾症主要见于 AML-M4、

AML-M5。单核细胞内溶菌酶浓度较高,大量溶菌酶释放可损伤近端肾小管,使钾离子经肾丢失过多;白血病细胞合成肾素样因子及抗生素、化疗药物、腹泻、呕吐和低镁血症等也与低血钾症形成有关。白血病细胞迅速杀灭也可致高血钾症。高钙血症与骨质浸润、破骨细胞活化和继发性溶骨有关,也可能与白血病细胞释放甲状旁腺素或甲状旁腺素样物质有关。血钙水平与疾病严重程度正相关。低钙血症可能与白血病细胞释放加快骨形成的因子有关,或与肾损害后血中磷酸盐过多有关,表现为手足抽搐,甚至致命性心律失常。乳酸酸中毒可能与白血病细胞无氧糖酵解有关,主要见于原始细胞数极高和髓外浸润、白血病细胞淤滞表现的患者。外周血大量原始细胞时也可出现假性低血糖和动脉血氧饱和度降低,可能与白血病细胞代谢时消耗氧和血糖有关。原始细胞数极高或增殖快的 AML 易发生肿瘤溶解综合征,尤其是接触化疗药物之后,表现为高尿酸血症、高钾血症、高磷酸盐血症和低钙血症、代谢性酸中毒等,病情快速进展,可出现急性肾损害、致死性心律失常和手足抽搐、肌痉挛等。

AML 常有 RBC、PLT 减少,WBC 可高可低,多为$(5000 \sim 30\,000) \times 10^9/L$。外周血涂片可见原始和幼稚髓系细胞,有时也可见有核红细胞。根据典型症状、体征和外周血象,多数患者能确定 AL 诊断意向。骨髓和外周血细胞形态、免疫表型、细胞遗传学检查能进一步明确诊断、分型。AML 骨髓增生多明显至极度活跃,也可减低,少数甚至骨髓"干抽",主要见于白血病显著增高或合并骨髓纤维化的患者,需骨髓活检明确诊断。细胞形态是 AL 诊断、分型的基础。AL 骨髓或外周血中原始细胞应≥20%。AML 原始细胞包括原始粒细胞(Ⅰ型和Ⅱ型)、M3 中的异常早幼粒细胞、M4/M5 中的原始和幼稚单核细胞以及 M7 中的原始巨核细胞,但不包括原始红细胞。细胞化学染色是形态诊断的重要组成部分。AML 原始细胞髓过氧化物酶(POX)、苏丹黑(SBB)、特异性酯酶(CE)或非特异性酯酶(AE)等染色阳性;单核细胞白血病的 AE 染色可被氟化钠抑制。电镜下原始细胞的 MPO 阳性率≥3%,M7 的原始巨核细胞 PPO 染色阳性。原始细胞表达 CD117、cMPO、CD33、CD13、CDllb、CD14、CD15、CD64、血型糖蛋白 A 和 CD41、CD42b、CD61 等髓系抗原标记,以及 CD34、HLA-DR 等早期造血细胞抗原;也可跨系表达淋系相关抗原。某些特殊类型的 AML 诊断需依赖细胞免疫表型。如 MO 在形态上不能辨认,MPO 和 SBB 染色阴性,只能通过免疫表型加以确认,需至少表达一个髓系特异抗原(cMPO、CD13/Cy-CD13 和 CD33/CyCD33 等);M7 诊断需有 CD41、CD42b、CD61 抗原表达或通过电镜证实 PPO 阳性。细胞遗传学检查可确定克隆性特征,对 AML 诊断有重要意义,也是判断预后、确定治疗选择的最重要的因素之一。常规染色体核型通常分析 20～25 个分裂中期细胞,需至少 2 个分裂中期细胞具有相同的染色体增加或结构异常或至少 3 个细胞有一致的染色体缺失方能定义为异常克隆。某些特殊易位如 t(8;21)和 inv(16)或 t(16;16)等,只要在一个分裂中期细胞发现就能确定为异常克隆。荧光原位杂交(FISH)、Southern 印迹杂交、RT-PCR 和基因芯片等分子遗传学检测方法敏感性高,特异性强,是染色体核型分析的重要补充。敏感的分子检测方法可用于对有特殊遗传标记的 AML 治疗后微小残留白血病检测。

六、鉴别诊断

1.类白血病反应

表现为外周血白血病增高,可见幼稚细胞或有核红细胞。骨髓增生,原始、幼稚细胞比例可增高,可有核左移。但患者一般有感染、中毒、肿瘤或应激等病理基础;一般无贫血、血小板减少,无髓外白血病浸润表现;骨髓、外周血中原始细胞比例低于 20%,无 Auer 小体;无克隆性细胞遗传学异常;粒细胞胞质内中毒颗粒多,中性粒细胞碱性磷酸酶不低;去除原发病后血象、骨髓象可恢复正常。

2.再生障碍性贫血

急性再障以感染、出血为主要表现,进行性贫血,病情进展快;慢性再障以贫血为主,可有反复感染、出血,病情迁延。一般无脾大,无白血病髓外浸润表现。外周血象示"全血细胞减少",无幼稚粒、单核细胞,网织红细胞比例和绝对计数减少。骨髓增生低下,造血细胞减少,原始、幼稚细胞比例不高,而非造血细胞比例相对增多,小粒空虚,巨核细胞绝对减少。

3.骨髓增生异常综合征

表现为贫血、出血,反复感染;起病缓慢,病史较长。外周血象示 1~2 种或全血细胞减少,可见幼稚粒细胞、有核红细胞,可见巨大红细胞或巨大血小板。骨髓增生程度不一,有一系、二系或三系病态造血的形态特点;原始和幼稚粒细胞比例增高,原始细胞达不到急性白血病的诊断标准;可有 Auer 小体。可有+8、-7/7q-、-5/5q-、+11 等克隆性染色体异常。高风险发展为 AML。

4.慢性粒细胞性白血病

一般慢性起病,进展缓慢。初期可无贫血、血小板少。骨髓和外周血中粒系比例显著增多,以中幼粒、晚幼粒和杆状核粒细胞为主。脾显著增大。骨髓增生极度活跃,原始粒细胞比例在慢性期、加速期不超过 20%,嗜酸性、嗜碱性粒细胞可增多。中性粒细胞碱性磷酸酶减低。具有特征性 Ph 染色体,或 BCR-ABL 融合基因阳性。

5.淋巴瘤

一般表现为淋巴结、脾(肝)、胸腺或结外淋巴组织、器官肿大,可伴发热、骨痛、皮疹、瘙痒等表现,可有贫血、血小板减少,外周血可见幼粒、幼红细胞。淋巴组织或骨髓病理检查可见淋巴瘤细胞增生、浸润,淋巴组织正常结构破坏。有淋巴细胞克隆性增殖的证据(异常染色体核型,异常淋巴细胞免疫表型,TCR 或 IgH 基因重排等)。

6.其他

如乳腺癌、肺癌、胃癌或肝癌等实体肿瘤骨转移所致的骨髓结核性贫血可依据相应病史和检查除外。

七、诊断、分型

AML 的诊断分型从最初的形态诊断逐渐过渡到结合形态、细胞免疫表型和遗传特征的 MIC(M)诊断分型体系,国际卫生组织(WHO)又借鉴淋巴瘤 REAL 的分型原则,综合现已认知的各种疾病要素来精确定义疾病,制订了包括急性白血病在内的造血与淋巴组织恶性肿瘤新的诊断分型标准。这一开放性的诊断分型系统更为科学、客观地反映了疾病的本质,现已为广大血液学工作者所接受。

1976 年法-美-英协作组首先提出了 AL 的诊断分类标准,沿用至今。FAB 标准将原始细胞≥30%作为 AL 的诊断门槛。按细胞形态和细胞化,学染色将 AML 分为 M1-M6 型,后来又增加了 M0 和 M72 个亚型。为与 MDS 相区分,修订的 FAB 标准要求分别计数原始细胞占骨髓全部有核细胞(ANC)的百分数和占骨髓除外有核红细胞的有核细胞百分数(NEC)。当有核红细胞≥50%(ANC)时,如原始细胞≥30%(NEC),即使原始细胞<30%(ANC),也可诊断为 AML(即 M6)。NEC 计数是指不包括浆细胞、淋巴细胞、组织细胞、巨噬细胞及有核红细胞的骨髓有核细胞计数。

FAB-AML 各亚型的形态特点。

1.M0(急性髓系白血病微分化型)

骨髓原始细胞胞质透亮或中度嗜碱性,无嗜天青颗粒及 Auer 小体,核仁明显;原始细胞 POX 和 SBB 染色阳性率<3%;免疫表型 CD33 及 CD13 髓系标志可阳性,淋系抗原阴性,但可有 CD7、TdT 表达;免疫电镜 MPO 阳性。

2.M1(急性粒细胞白血病未分化型)

骨髓原始粒细胞(Ⅰ+Ⅱ型)≥90%(NEC),原始细胞 POX 和 SBB 染色阳性率≥3%;早幼粒以下各阶段粒细胞或单核细胞<10%。

3.M2(急性粒细胞白血病部分分化型)

骨髓原始粒细胞(Ⅰ+Ⅱ型)占 30%~90%(NEC),早幼粒以下至中性分叶核粒细胞>10%,单核细胞<20%;如有的早期粒细胞形态特点不像原始粒细胞Ⅰ和Ⅱ型,也不像正常或多颗粒的早幼粒细胞,核染色质很细,核仁1~2个,胞质丰富,嗜碱性,有不等量的颗粒,有时颗粒聚集,这类细胞>10%时,也属此型。

4.M3(急性早幼粒细胞白血病)

骨髓中以异常的多颗粒早幼粒细胞为主,>30%(NEC),多数>50%,且细胞形态较为一致,原始粒细胞和中幼粒以下各阶段细胞均较少;其胞核大小不一,胞质内有大量嗜苯胺蓝颗粒。分为两个亚型:M3a 为粗颗粒型,胞质内的嗜苯胺蓝颗粒粗大,密集甚至融合;M3v 为细颗粒型,胞质内嗜苯胺蓝颗粒细小而密集。

5.M4(急性粒-单细胞白血病)

有以下多种情况。

(1)骨髓原始细胞>30%(NEC),原粒加早幼、中性中幼及其他中性粒细胞占 30%~<80%,原、幼及成熟单核细胞>20%。

(2)骨髓同上,外周血中原、幼及成熟单核细胞≥5×10^9/L。

(3)骨髓同上,外周血中原、幼及成熟单核细胞<5×10^9/L,但血清溶菌酶及细胞化学染色支持单核系细胞数量显著者。

(4)骨髓象类似 M2,但骨髓原、幼及成熟单核细胞>20%,或外周血中原、幼及成熟单核细胞≥5×10^9/L,或血清溶菌酶超过正常(11.5 ± 4mg/L)3 倍,或尿溶菌酶超过正常(2.5mg/L)3 倍。

M4Eo(急性粒单细胞白血病伴嗜酸性粒细胞增多):除具有上述 M4 各型特点外,骨髓嗜酸性粒细胞>5%(NEC),其形态除有典型嗜酸性颗粒外,还有大而不成熟的嗜碱性颗粒,核常不分叶,CE 及 PAS 染色明显阳性。

6.M5(急性单核细胞白血病)

分为两个亚型。

(1)M5a(未分化型):骨髓原始单核细胞≥80%(NEC)。

(2)M5b(部分分化型):骨髓原始单核细胞<80%(NEC),其余为幼稚及成熟单核细胞等。

7.M6(急性红白血病)

骨髓原始粒细胞/及原始单核细胞≥30%(NEC),有核红细胞≥50%(ANC)。

8.M7(急性巨核细胞白血病)

骨髓原始巨核细胞≥30%,如原始细胞形态不能确认,应做免疫电镜 PPO 染色检查或 CD41、CD61 单抗检查;如因骨髓纤维化而骨髓干抽,需行骨髓活检及免疫化学染色证实有原始巨核细胞增多。

FAB 标准统一了 AL 在诊断、分型上的混乱,使各家的白血病资料具有可比性,极大地促进了 AL 的诊断、治疗,至今仍是 AL 诊断分型的工作基础。但 FAB 标准诊断的可重复性仅 60%~70%,将原始细胞≥30%(NEC)定义为 AL 太武断,根据胞浆中嗜天青颗粒多少将原始粒细胞分为原粒Ⅰ型和Ⅱ型在实际工作中不易掌握,易有歧义;除 t(8;21)主要见于 AML-M2,t(15;17)见于 AML-M3,inv(16)或 t(16;16)主要见于 M4Eo 外,多数形态学分型与细胞遗传学改变无关;除 M3 临床出血重、早期死亡率高,M7 伴有骨髓纤维化,M4 和 M5 常有牙龈增生和脾浸润外,多数形态学分型与临床特点无关,也不能反映预后。国际上提出了白血病 MIC(形态、免疫、细胞遗传学)分型,明确了 AML 亚型与免疫表型、染色体核型之间的密切关系。国际卫生组织(WHO)又借鉴淋巴瘤的 REAL 分型原则,结合病因、发病机制,细胞系列归属、临床、治疗和预后特点,提出了 AML 新的诊断分型标准,把 AML 分为"伴重现性染色体异常的 AML""伴多系增生异常的 AML""治疗相关的 AML 和 MDS"和"不另分类的 AML"等 4 类,以下又分若干亚类。具体诊断、分型参见附录。因 MDS-RAEBt 的临床转归和治疗、预后与 AML 一致,WHO 分型建议将骨髓或外周血中原始细胞≥20%作为 AML 的诊断标准,摒弃了 MDS-RAEBt 的诊断。对于 t(8;21)(q22;q22)、inv(16)(p13q22)或 t(16;16)(p13;q22)等特殊染色体易位,即使原始细胞比例达不到 20%也可诊断。WHO 分型标准更为科学、准确、可靠,已逐渐为国内外广大血液学工作者接受。

八、治疗

随着医学科学进展,AML 再也不是不治之症。现代化疗可使 AML 60%~80%达到 CR,5 年无病生存(DFS)可达 20%~60%。个别类型尤以 t(15;17)/PML-RARα 的 APL,单用化疗 CR 可达 90%以上,甚可治愈。有的 AML 取得 CR 后作异基因造血干细胞移植(Allo-HSCT)更可取得长期 CR 而治愈。化疗仍是治疗 AML 最主要手段。整体化疗包括诱导缓解治疗(初始治疗)和缓解后治疗(巩固、维持),其他支持治疗、并发症治疗亦不能忽视。APL 治疗较特殊将另文讨论,此处仅讨论非 APL 的 AML 的治疗。

1.诱导缓解治疗

诱导缓解治疗是 AML 整体治疗关键,但要个体化。目的在最短时间(1~2 个疗程)达到

CR。化疗要使 BM 完全抑制类似 AA,此时 BM 有核细胞增生减低或极度减低,白血病细胞为 0 或<5%,PB 全血细胞重度减少。待 BM 恢复正常造血功能才能取得质量好的 CR。不能单凭 PB 全血细胞重度减少而认为 BM 抑制,必须有 BM 象证实。多年来,国内外治疗 AML 的标准(一线首选)方案可取得 CR 60%～80%的有以下几种,已为熟知并广泛使用。

(1)DA 方案:柔红霉素(DNR)60～90mg/(m²·d),静脉注射,3 天,或第 1、3、5 天,阿糖胞苷(Ara-C)150～200mg/(m²·d),静脉注射,7～10 天。CR 可 60%～80%,1 个疗程 CR 可50%。DNR 90mg/(m²·d)者,CR 质量较好,CR 期长,复发少,但毒性大。

(2)HA 方案:为贵阳全国白血病学术会议以我国研发的高三尖杉酯碱(HHT)与 Ara-C 组成。HHT 4～6mg/d,静脉注射,7 天,Ara-C 150～200mg/(m²·d),静脉注射,7 天。CR 与 DA 方案无明显差异。

(3)IA 方案:DNR 同类的去甲氧柔红霉素(IDA,伊达比星)比 DNR 的心脏毒性轻,活性较强,半衰期较长(其醇类代谢产物也有细胞毒性),可通过血脑屏障,受多药耐药(MDR,P170)影响小等。与 Ara-C 组成 IA 方案。IDA 12mg/(m²·d),静脉注射,3 天,Ara-C 150～200mg/(m²·d),静脉注射,7 天。CR 可达 80%。

国内 AML 诱导方案众多,为各医疗单位特色方案,多于上述一线方案加米托蒽醌(MIT)或依托泊苷(VP-16)、拓扑替康(TOP)或以多柔比星、吡柔比星、表柔比星取代 DNR,组成各具特色的方案,取得不错疗效。第 2 个疗程多为第 1 个疗程方案或换用其他方案。有重现遗传学异常/分子学异常者最好在 CR 时也达到遗传学和分子学 CR。至于 APL 虽也可用上述方案,但有更特异性药物请见后文特殊 AML 治疗。

2.缓解后治疗

(1)巩固治疗:取得 CR 后用原方案巩固 2 个疗程或以中剂量 Ara-C(500～1000mg/m²,ID)或大剂量 Ara-C(2000～6000mg/m²,HD)作巩固。ID/HD Ara-C 作巩固 5 年生存优于SDAra-C(标量 150～200mg/m²),分别为 35%～51%和 23%～35%。但不良反应明显。ID/HD Ara-C 优点在于血药浓度较 SDAra-C 高 200 倍,易弥散入 CNS 和睾丸,防止髓外白血病复发。在诱导缓解取得血液学 CR,未达到遗传学/分子学 CR,在巩固治疗后应达到。巩固治疗目的在于消灭残留的白血病细胞(MRD),使 CR 期延长减少复发。ID/HD Ara-C 一般用3～6 天。

(2)维持治疗:目的也是进一步消灭 MRD,延长 CR 期减少复发。至于维持治疗是否需要尚有分歧。以往认为 CR 后经巩固治疗特别 HD Ara-C 6～8 个疗程(BM 抑制恢复后再用下个疗程,其间歇期约 30 天),复查 MRD 阴性后不再治疗。近年来多主张最好维持治疗≥2 年。用多组联合化疗方案序贯交替以减少耐药的发生。通常 CR 第 1 年每月 1 个疗程,第 2 年每 2个月 1 个疗程,第 3 年每 3 个月 1 个疗程,第 4 年停药。也应监测 MRD,如阴性应停药,如仍阳性继续治疗。总之维持治疗无模式,可根据个人经验、药源情况、患者具体状况设计方案行个体化治疗。

(3)中枢神经系统白血病(CNSL)的防治:白血病细胞经血液或直接播散进入 CNS。化疗药物大都不能通过血脑屏障致 CSF 中药物达不到有效浓度,侵入 CNS 的白血病细胞逐渐增殖而发生 CNSL。

CNSL 分类有：①脑膜白血病（白血病脑膜炎）：表现为头痛、恶心、呕吐等颅内压增高症状，亦可出现嗜睡、癫痫发作；②脑实质浸润形成肿物或发生脑神经麻痹，以第Ⅶ对脑神经受损最为常见，其次为第Ⅲ对和第Ⅵ对脑神经受损，表现为面瘫、眼球突出，视力障碍、耳鸣，如侵及垂体后叶发生尿崩症，少数可因脑白质受累出现视觉、运动、言语功能障碍；③脊髓白血病：表现为神经根刺激症状，躯干和肢体放射痛，偏瘫或截瘫，马尾浸润则会阴、骶部及下肢麻木、疼痛及排便困难等。CNSL 可发生在白血病各阶段。在 CR 期出现为白血病髓外复发，可为 BM 复发的先兆，也可为复发的唯一场所。

CNSL 的诊断：①有 CNS 症状和体征；②CSF 压力升高（＞200mm 水柱或 0.02kPa）或＞60 滴/分；③CSF 白细胞数＞0.01×10g/L；④CSF 中蛋白＞450mg/L 或潘氏试验阳性；⑤CSF 涂片（含离心沉淀标本）有白血病细胞；⑥排除其他原因引起 CNS 症状和 CSF 变化。

诊断时应注意：①具备上述 CNSL 诊断条件第 1～4 条和第 6 条为可疑 CNSL，按 CNSL 治疗好转仍诊为 CNSL；②仅具备第 5 条仍可确诊为 CNSL；③具备第 1、6 条而无第 2、5 条，于鞘注三联治疗后症状体征明显改善仍为 CNSL；④无第 1 条只有第 2、6 条暂不能确定 CNSL，CSF 压力持续增高，经鞘注治疗后压力下降恢复正常亦为 CNSL；⑤一般 CNSL 发生缓慢，如发生快要考虑脑出血或白血病浸润加出血或感染。不要忽略有的白血病浸润可暴发性所谓疯狂性扩增；⑥CSF 中 β_2-微球蛋白/血清 β_2-微球蛋白比值增加对早期诊断 CNSL 有意义。其他 CSF 中铁蛋白、LDH、TdT、腺苷脱氨酶及脑电图对诊断 CNSL 也有价值；⑦CSF 中红细胞≥10/μl，白细胞＜5/μl，则为损伤性 CSF，对 CNSL 的 CSF 为血性时有鉴别意义。⑧PB 中有原始细胞则损伤性 CSF 也会有原始细胞，如 CSF 中白细胞/红细胞比值＞PB 白细胞/红细胞比值亦可是 CNSL。

一般 AML 于治疗前做腰穿检查随即注入甲氨蝶呤 10mg、Ara-C 25～50mg 和地塞米松 2mg 三联。若 CSF 无 CNSL，则于 CR 后行预防性注射后，每次巩固强化时再做。如有 CNSL，则每周 2～3 次直至神经症状消失，CSF 恢复正常，改为每周 1 次，共 4 次改为每 2 周 1 次，共 2 次改为每月 1 次，原则上维持时间长复发少。鞘注疗效不佳可加颅脑放疗。

有时发生急性上行性运动性多神经根病，表现为吉兰-巴雷综合征，双下肢痛，不能站立、行动困难，随之上肢无力，CSF 示白细胞数正常，无白血病细胞，蛋白增高，可能与白血病免疫功能失调有关，静脉给予人血免疫球蛋白（IVIG）2g/d 和地塞米松 20mg/d，5 天，有效。

3.并发症治疗

AML 并发症多种，可因疾病本身或治疗相关，常见有以下几种：

（1）感染：为 AML 主要死因之一。发生于 AML 病程任何阶段，尤在治疗 BM 抑制期。病原体以细菌、真菌为主，但培养阳性率不高，很难按药物敏感来选用相应抗感染药物。最好用强力广谱抗生素一步到位，不主张阶梯升级。用 3 天不能控制即加抗真菌药物，并加强支持治疗。

（2）免疫相关性并发症：与白血病浸润无关，病变处无白血病细胞，可能与免疫失调有关，皮质激素治疗有良效。

①Sweet 综合征（SS）：亦称隆起性红斑，急性发热性嗜中性皮病或急性嗜中性粒细胞增多性皮病。10%～20% SS 有恶性肿瘤，其中 85% 为恶性血液病。可在血液病前、后或同时出

现。确切发病机制不清,可能由自身免疫及恶性血液病引起免疫反应异常所致。临床表现有发热、疼痛性皮肤红斑或结节,主要分布于头、颈、上下肢、口腔,且可形成水疱和溃疡,伴关节、肌肉疼痛,结膜炎、虹膜炎、蛋白尿、血尿等。皮损活检显示大量成熟中性粒细胞及其碎片,无白血病细胞浸润,无血管炎,培养无细菌和真菌生长。抗感染治疗无效。治疗首选泼尼松 $1mg/(kg \cdot d)$,数小时内症状可缓解,数日内皮损好转,一般用 4 周左右减量至停。其他药物消炎痛、秋水仙碱、氯苯吩嗪、碘化钾、雷公藤、复方丹参片治疗亦有效;②坏疽性脓皮病:常发生在注射处或 BM 穿刺处,其他部位有下肢、胫前、腹部、会阴、躯干等处,头、颈部少见。可单发或多发。初发为红色丘疹,继而成水疱向外扩展,边缘处发紫,可融合,组织学为表皮、真皮坏死,溃疡形成,有炎症细胞浸润,病变中央为慢性炎症细胞,无白血病细胞,无细菌等生长。治疗首选泼尼松(与 SS 同),其他可用氨苯砜、CsA;③血管炎:一种为皮肤血管炎,局限于皮肤,有红斑、丘疹、结节性紫癜,无内脏损害。多见于 AML-M4/M5,皮质激素治疗可消失,化疗无效。另一类为系统性结节性多动脉炎样表现为发热、无力、关节痛、腹痛、高血压、肾脏病变。受累动脉有压痛。常无自身抗体和免疫复合物。皮质激素治疗有效。

(3)急性肿瘤溶解综合征(ATLS):放、化疗敏感或肿瘤负荷重的肿瘤,经治疗大量肿瘤细胞破坏,释出内容物引起的一组代谢异常。白血病也不例外,尤其是高白细胞者,有的甚至未治疗也能引起实验室 TLS 改变而无临床症状。

①临床表现:多于治疗后 1~7 天发生,所谓三高一低,症状多因此而起。高尿酸血症:恶心、呕吐、嗜睡、尿酸性肾病、少尿、肾衰竭、痛风等。血和尿酸增高。高钾血症:疲乏、无力、肌肉酸痛、心动过缓、心律失常、心电图 Q-T 间期缩短、T 波高尖。高磷血症和低钙血症:畏光、手足抽搐、皮肤瘙痒等。

②实验室检查:血尿酸、钾、磷较基础水平高>25%或>正常上限,血钙低于正常低限。此 4 项≥2 项。血肌酐>1.4mg/dL 或≥1 次>正常上限。

③根据临床三高一低症状,实验室改变,ATLS 诊断一般不难。如无临床表现,仅有实验室改变,可认为实验室 TLS。

④预测 TLS 发生概率积分:可按白细胞数、血尿酸、肌酐、LDH 来预测。

白细胞数>$75×10^9$/L,血尿酸>7.5mg/dL,肌酐>1.4mg/dL,LDH>正常上限 4 倍,各为 2 分。

白细胞数>$25×10^9$/L、≤$75×10^9$/L,LDH>正常上限 1 倍、≤4 倍,各为 1 分。

总积分≥6 分,ATLS 发生率 25%,4~5 分为 9%,0~3 分仅 1%可发生。

⑤治疗:暂停放、化疗。如尿量正常应补充水分,每日入液量不少于 3000mL,同时加强利尿,加快尿酸排泄降低血尿酸水平。给碱性药物(5%碳酸氢钠液)使尿 pH 维持在 6.7~7.5,加强尿酸溶解减少其沉积。加别嘌醇减少尿酸生成。葡萄糖胰岛素液纠治高血钾。如血尿素氮、肌酐明显升高,少尿或无尿,严重高钾血症应及早行血液透析。对实验室 TLS 可按尿量正常的 TLS 处理,个体化治疗,可防止临床 TLS 发生。对高白细胞性 AML 可先低强度化疗降低白细胞或行白细胞单采。

(4)弥散性血管内凝血(DIC):DIC 为多种病因引起的弥散性微血栓形成和继发性纤溶亢进为主要特征的临床出血综合征。AML 作为病因之一,特别是 APL。

①临床表现：除 AML 相关性临床表现外，发生 DIC 时 84%～95%有出血。多为自发性、持续性皮肤、黏膜出血，出血部位广泛，皮肤出血很少为紫癜样，多为瘀斑，亦可为内脏出血，脑出血多致命。出血常不凝固或凝固后很快溶解。30%～80%发生微循环衰竭致休克，早期出现多脏器功能障碍。12%～80%有微血栓形成，常无定位体征。发生于体表浅层栓塞多表现为皮肤、黏膜灶性缺血性坏死及溃疡。发生于深部器官引起器官功能衰竭。25%发生贫血加重。PB 破碎红细胞增多属于微血管病性溶血，但多无典型血管内溶血表现。

②实验室检查：AML 多有血小板减少，并发 DIC 后血小板进行性下降。凝血象检查 PT、APTT 延长，纤维蛋白原减低或进行性减低，FDP 和 D-二聚体增高，3P 试验阳性，PB 中红细胞碎片增多>2%。

③诊断和鉴别诊断：AML 患者突然病情加重，如出血，器官功能障碍，并有纤维蛋白原降低、FDP 和 D-二聚体增高，即可考虑有 DIC。由于个体差异，DIC 发生急或慢使 DIC 实验室变化不明显，又高度疑有 DIC 可能，应加强监测动态变化。鉴别主要与原发性纤溶、血栓性血小板减少性紫癜（TTP）和抗磷脂综合征（APS）区别。原发性纤溶以纤维蛋白原明显降低、其他凝血因子下降趋势不明显、FDP 增高、D-二聚体不增高、PB 红细胞碎片不多等有别于 DIC。TTP 以明显微血管病性溶血、多变性神经精神症状、肾脏损害、PT 正常、$3P$ 试验阴性、D-二聚体不高、抗 ADAMTS13 抗体阳性等与 DIC 不同。APS 特别是灾难性 APS 与 DIC 酷似，但抗磷脂抗体（常为狼疮抗凝物、抗心磷脂抗体）阳性，可与 DIC 区别。

④治疗：按 DIC 病理生理变化有高凝期、消耗性低凝期和继发性纤溶期，但此三期有交叉很难截然分开。治疗主要在阻断 DIC 病理过程。AML 治疗很重要。

抗凝治疗：以抑制凝血活酶和凝血酶引发的凝血链。常用为普通肝素 50～100U/kg，静脉注射，以后每 6～8 小时，SC 或低分子肝素（LMWH）。肝素治疗疗效不佳时，应考虑下列因素并加以纠治，如酸中毒加快肝素灭活；凝血因子和血小板消耗过多不能有效止血；血小板破坏并释出血小板第 4 因子（PF4）中和肝素；肝素相关性血小板减少和血栓形成；对肝素特别敏感即便小量也过量等。其他抗凝药复方丹参注射液（30～60ml＋5% GS 100～200mL，静脉注射，每日 2～3 次，7～10 天）、水蛭素[5μg/(kg·h)，CIV，4～8 天]、抗凝血酶[40～80U/(kg·d)，静脉注射，逐日减量，使 AT 活性维持在 80%～160%，5～7 天]、活化蛋白 C[200～3000U/(kg·d)，静脉注射，2～3 天]亦可应用。于 DIC 停止后（PT、APTT、纤维蛋白原正常，D-二聚体不高）继续用 2～3 天停。

补充血小板和凝血因子：DIC 出血主要因血小板及凝血因子消耗过多，补充血小板和凝血因子至关重要。血小板数≥(20～50)×10⁹/L、纤维蛋白原>1g/L、FⅪ≥50%、FⅧ30%～50%，才能有效止血。可输注血小板悬液、新鲜血浆、纤维蛋白原，有条件也可输重组 FⅧ、FⅦ等非血制品。尽可能不用冷沉淀，因不含所有全部的凝血因子，而且在加工中可能有的凝血因子被活化，输后反加重 DIC。最好在应用抗凝治疗时进行补充。

抗纤溶治疗：一般用于纤溶亢进期，药物有氨基苯酸（50～100mg，静脉注射）、氨基环酸（10mg/kg，后 100～200mg/d，静脉注射）、氨基己酸（4～6g/d，静脉注射）或抑肽酶（8 万～10 万 U/d，分 2～3 次静脉注射）。前三种只能抑制纤溶酶生成，对纤溶酶活性无影响；而后者也能抑制纤溶酶活性。DIC 高凝、低凝和纤溶期常交叉重叠，与肝素合用为宜。

(5)高血氨综合征:在化疗或 HSCT 骨髓抑制期发病的神志改变呼吸性碱中毒。表现为眩晕、意识蒙眬、烦躁、肌肉震颤、运动失调、换气过度、嗜睡、昏迷、CSF 示颅压升高,脑水肿,无白血病细胞,血氨增高与肝功能损害不成比例。治疗应输精氨酸 10g/d,清洁肠道及少食蛋白类食物减少氨的吸收,重者可血液透析。

(6)呼吸窘迫综合征:高白细胞 AML 可淤滞肺毛细血管,HDAra-C(>1000mg/d)用后 1~19 天发病。表现胸痛、呼吸困难、发绀、低氧血症,X 线胸片示散在片状浸润,胸膜及心包可有渗液。治疗用白细胞单采快速将白细胞,药物相关性即刻停药,吸氧、呼吸机辅助呼吸及大剂量皮质激素。

4.特殊 AML 的治疗

所谓特殊 AML 包括 APL、高细胞性 AML、低增生性 AML、Ph⁺/BCR-ABL1⁺ AML 和难治性 AML。

(1)APL:上海交通大学瑞金医院首创用全反式维 A 酸(ATRA)诱导分化治疗 APL,可缓解 DIC,不抑制 BM,促异常早幼粒细胞分化成熟,CR 可高达 95%,其后国内外广为应用,ATRA 已成为治疗 APL 的一线药物,使 APL 成为仅用药物可治愈的 AML 之一。哈尔滨医科大学第一医院又首创用三氧化二砷(砒霜、亚砷酸、As_2O_3、ATO)治疗初治、难治及复发 APL,也有较高 CR 率,分别为 87.9%、48.7% 和 60%。北京大学人民医院血液学研究所用高纯度四硫化四砷(As_4S_4、雄黄)治疗初治、复发 APL 也取得骄人的疗效。这些具有我国特色的足以自豪的创举是对世界医学的贡献。

①确诊 APL 除形态学外,必须有细胞遗传学和(或)分子学的依据:细胞形态学似 APL 不一定是 APL,可能是 M2、M4、M5b、CD56⁺-AML、t(4;11)(q11;q13)⁺ AML,对 ATRA 不敏感。即便细胞遗传学/分子学证实,由于遗传学和 RARa(17q21 上)融合伙伴基因不同,对 ATRA 的敏感亦不相同。>90% APL 是经典型,即是 t(15;17)(q22;q21)/PML-RARα 阳性,对 ATRA 敏感。变异型 APL 则不然。t(11;17)(q23;q21)/ZBTBlb(PLZF)-RARα 和 del(17q)/STAT5B-RARα 对 ATRA 不敏感。t(11;17)(q13;q21)/NuMA-RARα、t(5;17)(q23;q21)/NPM-RARa、t(4;17)(q12;q21)/FIPILl-RARα 对 ATRA 敏感。细胞遗传学/分子学检查应同时进行,不但可以确诊 APL 尚可指导用药。所幸 APL 绝大多数为经典 APL。由于 APL 多凶险,凡形态学似 APL 可先给予 ATRA±联合化疗,待细胞遗传学/分子学结果进行调整,方为上策。

②按危度个体化诱导缓解治疗:我院按初诊白细胞(WBC)数和血小板(PLT)数将 APL 分为低危、中危和高危。低危 APL:WBC<10×10⁹/L,PLT>40×10⁹/L,如 WBC<5×10⁹/L,用 ATRA[45mg/(m² · d)]±ATO(10mg/d,或每周用 5 天停 2 天)直至 CR。治疗过程中 WBC>5×10⁹/L,加 LDAra-C±LD 高三尖杉酯碱以免发生分化综合征。如 WBC 于初治时>5×10⁹/L,<10×10⁹/L 则 ATRA±ATO±LD 化疗或标量蒽环类药±Ara-C。中危 APL:WBC<10×10⁹/L,PLT<40×10⁹/L,治疗同低危。高危 APL:WBC>10×10⁹/L,一般用 ATRA±ATO+蒽环类±Ara-C(均为标量)联合化疗。如 WBC>50×10g/L,则先用羟基脲(HU)或温和化疗甚至白细胞单采,使 WBC 数降至(10~20)×10⁹/L,再治以 ATRA±标量蒽环类±Ara-C。经分级诱导低危 APL 几乎 100% 可 HCR,中危 APL 95% 左右,高危 APL

90％左右可 HCR。疗程约 30 天。少数 APL 经诱导缓解后可同时取得 HCR 和分子学 CR（MCR）。

③缓解后治疗：包括巩固治疗、维持治疗和 CNSL 的预防。

巩固治疗：经诱导治疗取得 HCR 未达到 MCR 者，于巩固治疗后必须达到 MCR，减少分子学复发的可能。

APL 的巩固治疗：取得 HCR±MCR 后，不再按危度分级，均以标量蒽环类或 MIT（10mg/d）×3～4d＋中剂量 Ara-C（500～1000mg/d，3～5 天）＋ATRA（40～60mg/d×15d）或 ATO（10mg/d×15d），每月 1 次，共 2～3 次巩固。诱导缓解取得 HCR 但未 MCR 者亦能达到 MCR，后转入维持治疗。

低危 APL 第 1 巩固方案：IDA（每天 5mg/m² ×4d）＋ATRA（每天 45mg/m²×15d），而 LPA99 方案不加 ATRA。第 2 巩固方案：MIT（每天 10mg/m² × 3d）＋ATRA（每天 45mg/m²×15d），LPA99 方案中 MIT 用 5 天，不加 ATRA。第 3 巩固方案：IDA（每天 12mg/m²×1d）＋ATRA（每天 45mg/m²×15d），LPA99 方案只用 IDA。

中危 APL 第 1 巩固方案：IDA（每天 7mg/m²×4d）＋ATRA（每天 45mg/m²×15d）。第 2 巩固方案：MIT（每天 10mg/m²×3d）＋ATRA（每天 45mg/m²×15d），LPA99 方案中 MIT 用 5 天，也加 ATRA。第 3 巩固方案：IDA（每天 12mg/m²×2d）＋AT-RA（每天 45mg/m²×15d）。

高危 APL 第 1 巩固方案：IDA（每天 5mg/m² × 4d）＋ATRA（每天 45mg/m²×15d），＋Ara-C（每天 1000mg/m²×4d）。LPA99 方案则为 IDA（每天 7mg/m²×4d）＋ATRA（每天 45mg/m²×15d），第 2 巩固方案：MIT（每天 10mg/m²×5d）＋ATRA（每天 45mg/m²×15d），与 LPA99 方案相同。第 3 巩固方案：IDA（每天 12mg/m²×1d）＋ATRA（每天 45mg/m²×15d）＋Ara-C（150mg/m²，每 8h×4d），LPA99 方案则为 IDA（每天 12mg/m²×2d）＋ATRA（每天 45mg/m²×15d）。

北美 C9710 方案以 ATRA 为基础方案取得 CR 后，以 ATO 0.15mg/（kg·d），每周用 5 天，共 5 周停 2 周再用 5 周为 2 个疗程巩固。

欧洲 APL 组巩固治疗：CR 后以 DNR＋Ara-C 巩固 2 个疗程，第 1 个疗程剂量与诱导方案同，第 2 个疗程 DNR 每天 45mg/m²×3d，Ara-C 1g/m²，q12h×4d。老年人仅用第 1 次巩固。

维持治疗：APL 在 HCR 和 MCR 后转入维持治疗。一般不立即施行 Allo-HSCT。如复发，再次取得 HCR 和 MCR，有条件最好做 HSCT。维持治疗常持续 2 年，也有 1 年甚至长达 5 年者。国外多每 3 个月用 ATRA 每天 45mg/m²×15d，巯嘌呤（6-MP）每天 50～90mg/m²，甲氨蝶呤（MTX）每周 15mg/m²×2 周，持续 2 年，并按 WBC 和 PLT 数调整剂量为＞3.5×10⁹/L 和＞150×10g/L 则 6-MP 和 MTX 用全量。分别为（2.5～3.5）×10⁹/L 和（100～150）×10⁹/L则 6MP 和 MTX 用半量。如分别＜2.5×10⁹/L 和＜100×10⁹/L 则暂停治疗。如肝酶升高＞正常上限 5 倍或胆红素＞正常上限 2 倍也暂停用药。

间断 ATRA＋连续 6MP＋MTX 维持 2 年，其 10 年无病生存和总生存均较单 DA 或单 ATRA 维持好，分别为 79.7％和 94.4％比 72.6％和 93.4％，比 62.2％和 85％，10 年复发率分别为 13.4%、23.4%和 33%,以单 ATRA 维持者最差。ATO 多用于治疗难治复发 APL。每半年或更长时间查 PML-RARa,如转为阳性仍 HCR 则为 MCR 复发,应再行巩固治疗。我们的维持治疗基本同国外,但加 ATO 10mg/d×28d。卓家才等以 ATO 和化疗交替做维持治疗,ATO 用药天数逐年减少共维持 5 年。总之,带有 ATO 的治疗方案无论诱导、巩固、维持应用均可使缓解时间、无事件生存时间和总生存时间延长,复发减少。遗憾的是国内尚无共识的维持治疗方案。当务之急应规范具有我国特色的 APL 维持治疗方案。

CNSL 的预防:APL 初治时很少有 CNSL。APL 可以 CNSL 为复发的首发表现。为此,缓解后治疗要包括 CNSL 预防,以 MTX(10mg)＋Ara-C(30mg)＋地塞米松(5mg)三联随巩固治疗做鞘内注射。

④关于 DIC 的防治:APL 极易伴 DIC 病情危重。自进入 ATRA 治疗时代后,DIC 发生减少,即使发生也较轻。已证实 ATRA 可下调 APL 细胞组织因子和癌性促凝物,抑制纤维蛋白溶解,对 DIC 和继发性纤溶有防治作用。APL 发生 DIC 时多不主张用抗凝肝素治疗,强调输血小板悬液、新鲜冷冻血浆(FFP)、纤维蛋白原或全血使 PLT 数＞30×10⁹/L,纤维蛋白原＞1g/L。我们的经验是不常规应用肝素,尽量补充 PLT 和凝血因子,在下列情况下加肝素:DIC 并脑出血;用 ATRA 一周,DIC 无改善;输血小板悬液,补充凝血因子后 DIC 无改善或加重;高危 APL;合并严重感染。关于抗纤溶药也不常规应用。APL 除并发 DIC 继发纤溶外,APL 细胞释放纤溶酶原活化素(组织型和尿激酶型)灭活 α₂ 纤溶酶抑制素,还可引起原发纤溶而无 DIC 发生。为此,APL 出血为原发纤溶者(外周血红细胞碎片不增多,3P 试验阴性,D-二聚体不高),虽 ATRA 和 ATO 有抗纤溶作用,但活性弱,且较抗凝活性早出现,可加用氨基环酸等抗纤溶药物。即使高 WBC 的 APL 以 ATRA＋联合化疗也不用肝素来预防 DIC 的发生,以 DIC 筛查试验监控。

⑤ATRA 的不良反应:ATRA 有多种不良反应,除药物热、皮损、高钙血症、高脂血症、高肝酶血症、骨关节肌肉疼痛外,还可引起较严重危及生命的不良反应,有以下几种:

分化综合征(DS):ATRA 治疗 APL 过程中可发生 DS,重则致死。DS 昔称维甲酸综合征(RAS)、早幼粒细胞分化综合征,由于单用 ATO 治疗 APL 亦可发生 RAS,遂改称 DS。众所周知,DS 多在应用 ATRA2 周内发生,WBC 数增高者较易发生。DS 临床表现有发热、气短(呼吸困难)、胸腔/心包积液、心律失常/心力衰竭、肺浸润、肾功能减退或衰竭、水肿、低血压等。≥4 项表现为重度,2～3 项为中度,重度 DS 可危及生命。治疗 DS,应用地塞米松 20mg/d,3～5 天。发生 DS 最好停用 ATRA/ATO,恢复后再用时宜从小量开始,并密切监控。在我们的治疗过程中 DS 很少复发。至于是否要预防 DS,尚无一致意见。我们认为用 ATRA/ATO 时如 WBC 数升高＞5×10⁹/L 或高危 APL 者可考虑加用泼尼松 0.5mg/(kg·d)×7～15d 或地塞米松 2～4mg/d×7～15d 以预防。

高颅压综合征:用 ATRA 2～22 天发病,表现为头痛、恶心、呕吐、畏光、流泪、脑膜刺激、视盘水肿、CSF 压力升高等所谓假脑瘤综合征。应暂停药并对症治疗(镇痛药、甘露醇、地塞米松等)可缓解。

高组胺综合征:ATRA 治疗 10～20 天,随 APL 细胞分化可有嗜碱粒细胞增高,分泌组胺入血使之升高引起症状。H₁ 受体症状有腹泻、潮红、荨麻疹、哮喘。H₂ 受体症状有胃酸过多、溃疡病、消化道出血、心动过速。治疗应暂停 ATRA,用抗组胺药 H_1 受体拮抗药氯苯吡胺 12mg/d;H_2 受体拮抗药西咪替丁(300mg/d)、法莫替丁(40mg/d)或 H_1/H_2 受体拮抗药色氨酸二钠(400mg/d)、CsA(300mg/d)。

横纹肌坏死综合征:用 ATRA 9～24 天出现发热、肌痛尤以腓肠肌,背、臀部肌痛明显,无力、呕吐、恶心,重者尿色浓茶样、甚可少尿、肾衰竭,肌酸激酶、肌酐和 LDH 升高。应停 ATRA、碱化尿液、皮质激素治疗,于数日内好转,恢复后再用 ATRA 不复发。

血栓栓塞综合征:ATRA 抗纤溶活性较抗凝活性出现早,致有高凝状态,可发生血栓栓塞,表现为静脉血栓、巴德-吉亚利综合征、肺梗死、心肌梗死、骨髓坏死、股骨头坏死、脑血管病等。应暂停 AT-RA,用肝素抗凝治疗。

高钙血症:ATRA 增强破骨细胞活性,致骨小梁、骨皮质吸收引起高钙血症,表现为恶心、疲乏、嗜睡、心律失常、心动过缓、心电图 PR 延长、QT 缩短、T 波宽、烦渴、多尿、便秘,重则谵妄、癫痫样发作、意识模糊、昏迷、肾病。无溶骨改变。血钙>2.9mmol/L(11mg/dL),可伴低血钾、低血镁。治疗暂停 ATRA,用二磷酸盐、降钙素、皮质激素等可恢复。再用 ATRA 应减量。

⑥难治性 APL:即使经典 APL 对 ATRA 敏感,亦有 20%左右对 ATRA 耐药难治。一般以为 ATRA 治疗>30 天不能 CR,BM 中异常早幼粒细胞>50%,无明显形态分化成熟,减少的血细胞无回升,异常凝血象无明显改善,或 ATRA 加化疗一个疗程>30 天不能 CR,或 ATRA 缓解后复发均为难治。此时如未用过 ATO 可用,在 ATO 前给予维生素 C 1g,静脉注射,或口服西罗莫司(雷帕霉素)3mg/d,可增强 ATO 的作用。或改用以蒽环类为基础的联合化疗,或加以下药物维生素 E、维生素 B_2、维生素 K_2、酮康唑、长春新碱、干扰素、G-CSF、组蛋白去乙酰化酶抑制药,以增强 APL 细胞对 ATRA 的敏感。实在难治则考虑 HSCT。

⑦关于 APL 的表观遗传治疗:所谓表观遗传指 DNA 序列无变化,通过基因修饰,DNA 与蛋白质相互作用,影响和调节 DNA 功能和特性,并通过细胞分裂增殖影响遗传。表观遗传修饰包括 DNA 甲基化、乙酰化、磷酸化、泛素化、RNA 相关性沉默和组蛋白翻译后修饰等。这些调节不是孤立的,而是相互作用,且多是可逆的。因此有所谓表观遗传治疗,其中研究较多的为 DNA 甲基化和组蛋白乙酰化状态。过甲基化和低乙酰化均可引起与细胞增殖分化有关的特异性调控区转录静默在致癌及白血病上有重要作用。PML-RARα 和 AML1-ETO 融合基因阳性的 AML 均有组蛋白去乙酰化酶活性增高,使 DNA 低乙酰化。白血病融合基因:PML-RARα 或 AMLl-ETO 与组蛋白去乙酰化酶形成复合物亲和力强,抑制细胞分化和生长调控基因表达,使造血祖细胞转化而发病。Ph^+-ALL 对组蛋白去乙酰化酶抑制药丙戊酸钠和 ATRA 高度敏感,且可逆转对伊马替尼耐药。丙戊酸钠＋ATRA 可治疗这三种急性白血病。对有 FLT3-ITD 和 Akt/mTOR 信号途径激活的 AML 耐 VPA/ATRA 加 mTOR 抑制药可逆转此耐药。

DNA 低甲基化和高乙酰化有上调 $P21^{waf1}$、$P27^{kip1}$ 介导恶性细胞细胞周期阻滞在 G_0/G_1 而凋亡。药理剂量 ATRA 可恢复组蛋白乙酰转移酶活性,激活转录使 APL 细胞分化成熟,而丙戊酸钠抑制组蛋白去乙酰化酶活性,亦可使组蛋白乙酰转移酶活性增高乙酰化,还可抑制 VEGF 和血管生长,逆转多药耐药治疗 APL。丙戊酸剂量 5～10mg/(kg·d),28 天为 1 个疗程或 30～50mg/(kg·d),7～10 天为 1 个疗程。组蛋白去乙酰化酶抑制药(HDACi)有多种,除丙戊酸(VPA)外,还有伏林司他(SAHA)、LBH589、romidepsin 等,研究较多为 VPA,已用于治疗难治复发 MDS、AML、CML、MM 等均有低乙酰化的恶性血液病,如 HDACi 与去甲基化药物(地西他滨,5 氮杂胞苷)合用疗效当更好。VPA 为常用抗癫痫药,不良反应轻耐受良好,又经济适合我国国情,值得推广应用。

(2)低增生性 AML:多见于>50 岁男性。无肝脾淋巴结肿大,PB 全血细胞减少,偶见白血病细胞。BM 象增生减低,原始细胞≥20%,活检虽增生减低符合 AML,无骨髓纤维化。缓解后 BM 增生正常,复发时增生又减低。治疗策略:①先以 G-CSF 150~300μg/d,白细胞上升至≥2×10⁹/L,进行 LD 化疗,如≥4×10⁹/L 则行标量化疗;②大剂量皮质激素可刺激白细胞上升,介导白血病细胞分化。可用甲泼尼龙 500~1000mg/d,静脉注射,3~5 天,或地塞米松 20~40mg/d,静脉注射,4 天;③ATO 10mg/d+维生素 C 1g/d,静脉注射,20 天;④VPA 200mg,3/d±ATRA 40mg/d,28 天。

(3)高白细胞性 AML:指 PB 白细胞数明显升高≥(50~100)×10⁹/L。此型 AML 很容易发生白细胞淤滞综合征,化疗中易发生 ATLS 和 DIC。治疗策略:有条件可先行白细胞单采,无条件者可先温和化疗,如羟基脲 2~3g/d 或 LD 化疗,使白细胞降至<30×10⁹/L,再行标量联合化疗。同时碱化尿液,补液利尿,别嘌醇,以减少尿酸沉积和生成并增加排泄。

(4)Ph⁺/BCR-ABL1⁺ AML:多见于混合型急性白血病。治疗除一般标准方案应加伊马替尼 600~800mg/d,或达沙替尼 100mg/d 或 70mg/d,2 次/天,或尼罗替尼 400mg/d,2 次/天。如经济困难,可用标准方案加 VPA[10mg/(kg·d)]±ATRA 40mg/d 或 ATO 10mg/d,静脉注射,或硼替佐米[1~1.3mg/(m²·d)],静脉注射,第 1、4、8、11 天]为基础的化疗方案。

(5)难治性 AML:难治与否在治疗后方能确定。一般指标准化疗方案 2 个疗程不能取得 CR;或第 1 次 CR 后 1 年内复发及多次复发;或 Allo-HSCT 后复发。不够全面。有的 AML 多方治疗,PB 血细胞可很低,但 BM 无论增生减低或活跃,原始细胞虽减低但仍是白血病性(≥20%),甚至较治前更多称为原发耐药。也有的 AML 对化疗敏感,经治疗 PB 和 BM 均达到抑制,但恢复期 BM 原始细胞快速增长至白血病>20%,多种方案均如此,称为再生耐药。这些也应为难治性 AML,当无疑义。在诊断难治 AML,如能事先预期其可能难治,加强诱导及缓解后治疗,提高疗效减少复发,较证实为难治再采取措施可事半功倍。为此,将高危 AML 作为难治对待是合理的。对难治 AML 应分析其难治原因,个体化处理。对高细胞性 AML、MDS/MPN 相关性 AML、治疗相关性 AML、低增生性 AML、老年 AML、混合性白血病、髓外白血病、预后不良染色体(Ph、5/7 号、11 号及复杂染色体)AML、高表达耐药基因及抗凋亡基因或血管内皮生长因子的 AML 作为难治。对难治 AML 无标准方案可循,应根据药源、患者情况区别对待。可以采取的策略有:

①加强诱导缓解:多药联合,未用过的药物联合,双诱导,大剂量化疗,延长用药时间,缩短疗程间歇期,单克隆抗体,脂质体药。

②逆转多药耐药:加 CsA、维拉帕米、奎宁、他莫昔芬、西罗莫司,或换用抗耐药药物如伊达比星、阿柔比星、吡柔比星。

③抗凋亡基因抑制:寡核苷酸、ATRA、西罗莫司、降脂药、ATO。

④抑制血管生成:沙利度胺、雷利度胺、IFN-α、ATRA、CsA。

⑤干扰增殖信号传导通路：组蛋白去乙酰化酶抑制药、低甲基化药、法尼基转移酶抑制药、NFKB 抑制药、PI3K/Ak6/mTOR 抑制药等。

以上综合治疗仍无明显疗效可 HSCT 或带病生存。

以下方案供参考：

①FAIP-G 方案：无 P 可代以 VPA（丙戊酸钠）30mg/（kg·d），7 天，或 600mg/d，21～28 天。

F（氟达拉滨）25mg/（m² · d），静脉注射，3 天。

A（阿糖胞苷）1000mg/（m² · d），静脉注射，3 天。

I（伊达比星）5mg/（m² · d），静脉注射，3 天。

P（panobinostat，一种组蛋白去乙酰化酶抑制药）20～60mg/d，第 1、3、5、8、10、12 天。

GO（抗 CD33 单抗）：3mg/m²，d4。

②PAM 方案：Panobinostat 用法同上。

Ara-C 1000mg/m²，静脉注射，d1～6。

M（米托蒽醌）5mg/m²，静脉注射，d1～5。

③VIL 方案

V（硼替佐米）1.3mg/（m² · d），静脉注射，d1、4、8、11。

I（伊达比星）12mg/（m² · d），静脉注射，d1～3。

L（雷利度胺）20mg/d，10 天。

L 较贵，可代以沙利度胺 100～200mg/d。

难治性 AML 是当前 AML 治疗中一大难题。如能加强基础研究，对白血病细胞生物行为更全能深入了解，进行大协作，大创新，设计具有我国特色的治疗方案，为最终攻克白血病做出应有的贡献。

第三节　急性淋巴细胞白血病

一、定义

急性淋巴细胞白血病（ALL）简称"急淋"是起源于造血干、祖细胞的以原始、幼稚淋巴细胞增殖积聚为特征的一种恶性疾病。以儿童患病多见，成年人 AL 仅占 25%。成年人 ALL 的 CR 率可达 75%～89%，3～5 年 OS 率为 28%～39%，多数预后不佳。

二、流行病学

据美国国家肿瘤研究所资料显示，美国白种人中 ALL 的年龄调整总发病率为 1.5/100 000，而黑种人中为 0.8/100 000，男女比例为 1.4/1.0。此病约占全部白血病的 12%，多见于儿童，发病率在 2～5 岁达到高峰（5.3/100 000），随后逐渐下降，35 岁左右再次升高，80～84 岁达到发病小高峰(2.3/100 000)。研究发现,ALL 的发病率存在地区差异。北欧、西欧、北美洲、大洋洲人群中发病率较高,而亚洲及非洲人群发病率则较低。有学者进行的调查显示,国人中急性淋巴细胞白血病的年发病率为 0.69/100 000,占所有白血病的 25%。

三、病因与发病机制

一般认为以下因素与 ALL 致病有关。

1.遗传易感性

先天性染色体异常患者发生包括 ALL 在内的白血病风险增加。Down 综合征患者患急性白血病(多为急性髓系白血病,少数为前体 B 细胞 ALL)的危险较预期值高 20 倍左右。某些遗传性疾病如共济失调-毛细血管扩张症、Klinefelter 综合征、Fanconi 贫血、Bloom 综合征、多发性神经纤维瘤等发生 ALL 的风险增加。在共济失调一毛细血管扩张症患者的淋巴细胞和白血病细胞中常常发现染色体重组,包括 7p13-p14,7q32-q35,14q11 和 14q32 等,这些区带分别是编码 T 细胞受体(TCR)γ、β、α/δ 及免疫球蛋白重链(IgH)的基因位点。这些突变使得 V(D)J 重排时染色体易位的产生大大增加,从而易患 ALL。其他先天性或获得性免疫缺陷病患者,如先天性 X 连锁丙种球蛋白缺陷症,免疫球蛋白 A 缺陷和易变性免疫缺陷患者也是 ALL 易患人群。同卵双生者可同时或先后发生 ALL,提示遗传易感性在 ALL 致病中的作用,同时也提示子宫内发生的某种可能同时影响到孪生胎儿的事件或许与这种现象有关。

2.辐射

核辐射与白血病致病有关。日本原子弹爆炸后幸存者中受到辐射剂量大于 lGy 者发生白血病的风险增加近 20 倍,发病高峰期为受到辐射后 6~7 年,主要为 AML,也包括 ALL。核电站辐射也可能是致病危险因素。

3.化学制剂

苯及其他能引起骨髓抑制的化学制剂,包括化疗药物可以导致 ALL 的发生。继发性 ALL 可见于少数接受化疗或放疗的患者。

4.病毒

没有直接证据表明病毒能造成人类 ALL,但有证据提示某些病毒在淋巴系统肿瘤的病理过程中起作用。日本与加勒比海地区人类 T 细胞白血病病毒 I(HTLV-I)的流行感染被认为是成人 T 细胞白血病/淋巴瘤的病因,EB 病毒是一种非洲地方性 Burkitt 淋巴瘤的强致病因素。

肿瘤的发生是多重因素共同作用的结果。在对 ALL 的发病机制的研究中,学者发现多种体细胞获得性遗传学改变与白血病细胞的生长、分化异常以及恶性转化密切相关。这些改变所累及基因多为转录因子或转录调节因子的编码基因,这些基因的改变可能导致基因转录紊乱,从而使淋巴系祖细胞发生分化阻滞及生长异常,最终发生白血病。

(一)B 系 ALL 常见的染色体易位

t(1;19)(q23;p13)使位于 19 号染色体的 E2A 基因与 1 号染色体上的 PBX2 基因发生融合,产生 E2A-PBX1 融合基因,该基因翻译产生几种不同形式的嵌合蛋白。正常的 E2A 基因编码一种 bHLH 转录因子,而 PBX1 基因与果蝇的 EXD 基因相关,为一种同源盒基因,两种基因与各自的靶基因结合,通过各自的效应区对基因转录进行调节。两种基因发生融合后,E2A 蛋白的 DNA 结合结构域,即 bHLH 结构域被 PBX1 的同源盒结构域所取代,这种嵌合蛋白仍能与 PBX1 的靶基因结合,但由于反式激活结构域的改变,其对靶基因的转录调节紊乱,可能参与 ALL 的进展。最早的实验证实,给接受致死量照射的小鼠输注经含有 E2A-PBX1 融合基因的逆转录病毒感染过的骨髓干细胞后,小鼠很快发展为 AML。此后发现这种融合基因可以转化 NIH3T3 细胞,并能诱导转基因小鼠发生 T 细胞淋巴瘤。转基因小鼠模型表现为 B 细胞和 T 细胞均减少,提示在表达融合基因的 T 细胞发生恶性转化之前细胞凋亡增加。对融合基因产物的进一步研究显示,E2A 激活结构域的缺失将导致嵌合蛋白转化活性丧失,但 PBX1 同源盒结构域的缺失不影响蛋白的转化活性。不过同源盒结构域及其旁侧结构是 E2A-PBXl 与其他同源盒蛋白相互作用以及与特异靶基因序列结合所必需的。

t(17;19)易位形成 E2A-HLF 融合基因,见于 Pro-BALL。HLF 基因属于基本亮氨酸拉链转录因子(bZIP)的 PAR 亚家族成员,其蛋白的正常功能仍未完全明了,但它与线虫发育过程中调节特定神经细胞死亡的 CES-2 蛋白相似,推测与细胞生存有关。E2A-HLF 嵌合蛋白中两个 E2A 反式激活结构域与 HLF 的 DNA 结合/蛋白-蛋白相互作用结构域。推测嵌合蛋白以同源二聚体形式和 DNA 结合。近来的实验结果提示 E2A-HLF 嵌合蛋白可能通过抑制细胞凋亡发挥致白血病作用。在具有 t(17;19)易位的细胞中以显性负性方式封闭 E2A-HLF 基因表达,细胞即出现凋亡,而正常的 B 祖细胞中表达 E2A-HLF 基因,此细胞可以拮抗 IL-3 依赖的和 p53 诱导的细胞凋亡。以上结果提示 E2A-HLF 蛋白可能激活正常情况下被 CES-2 样蛋白所抑制的靶基因表达,造成细胞生存异常以及白血病转化。

11q23/MLL 基因异常见于约 80% 婴儿 ALL、5% AML 及 85% 拓扑异构酶Ⅱ抑制药治疗相关的继发性 AML 患者,也可见于少数治疗相关急 ALL 患者,成年人 ALL 中约占 7%。位于 11q23 的 MLL 基因由于染色体易位等可与 80 余种基因发生融合,ALL 中最常见的是 t(4;11),部分可见 t(11;19)。

t(12;21)/TEL-AML1 融合基因在儿童 ALL 中最为多见,约占 B 细胞急淋的 1/4,成人急淋中罕见,文献报道发生率仅为 1%～4.5%。TEL 基因的生理功能仍未完全明了,在嵌合蛋白中,TEL 的 HLH 结构与几乎全长的 AML1 蛋白发生融合,包括反式激活结构域和 runt 同源结构域。TELAML1 融合蛋白仍能与 AML1 的靶基因序列,即核增强序列结合,但不同的是这种融合蛋白所募集的是组蛋白去乙酰化酶而不是辘激活因子,因而使 AML1 的靶基因转录活性受抑。这种改变影响了造血干细胞的自我更新与分化能力,可能在白血病的发病中发挥重要的作用。

t(9;22)(q34;q11)/BCR-ABL 融合基因见于 95% CML、1%～2% AML、5% 儿童 ALL 和 15%～30% 成年人 ALL。易位致使 9 号染色体长臂上的 ABL 基因与 22 号染色体上的 BCR(BCR)基因融合。BCR 基因由 23 外显子构成,在各种组织中广泛表达。从氨基到羧基端可以划分为几个结构域:①二聚体区(DD)介导了 BCR 之间二聚体的形成;②SH2 结合区,可以结合 ABL 的 SH2 区;③丝氨酸/苏氨酸激酶激活区;④Rho 鸟苷酸交换因子(RhoGEF)同源区,该区加速 Ras-GTP 的转换,使 Ras 的活性提高;⑤Ras 相关蛋白 p21 和 p21rac 的 GTP 酶激活蛋白(GAP)同源区,可使 Ras 结合的 GTP 加速水解成 GDP,而使 Ras 失活。ABL 基因由 12 个外显子组成,在脾脏、胸腺、睾丸高表达。由于转录后不同剪切,产生两种 mRNA,长度分别为 6kb 与 7kb,编码蛋白均为 145kd,是细胞生长负性调节因子。B 型蛋白氨基末端的甘氨酸可以被肉豆蔻酰化,引导蛋白定位于细胞膜上。而 a 型蛋白则无肉豆蔻酰化信号,主要定位于细胞核内。

从氨基端到羧基端可以划分以下几个结构域:①SH3 区,参与蛋白间的相互作用,ABL 失去 SH3 后,则可激活转化细胞的能力;②SH2 区,可以结合蛋白中磷酸化的酪氨酸残基;③SH1 区,也称之为酪氨酸激酶区,可以使酪氨酸残基磷酸化;④ABL 结合位点;⑤核定位信号(NLS);⑥DNA 结合区;⑦肌动蛋白结合区。

形成 BCR-ABL 融合基因时,ABL 断裂点主要位于第 1 或第 2 内含子上,而 BCR 的断裂点有 3 个区域。①主要断裂点聚集区(M-bcr),在绝大部分 CML 及 50% 以上成人 ALL 的 t(9;22)BCR 断裂于此区,早期认为 BCR 断裂于第 2、3 内含子上,产生的融合基因转录本有 2 种,分别为 b2a2、b3a2,以 b3a2 多见。随着 BCR 基因结构清楚之后,发现上述断裂点实际位于第 13、14 内含子上,b2a2 与 b3a2 分别包含了 BCR 第 1~13 与 1~14 外显子。目前仍然用 b2a2、b3a2 描述上述两种 BCR-ABL 融合基因,两者均编码 210KD 蛋白(p210$^{BCR-ABL}$);②次要断裂点聚集区,(m-bcr)位于 BCR 的第 1 内含子,见于 50% 的 Ph+ 的成人 ALL,80% Ph+ 的儿童 ALL。这样 BCR 的第 1 外显子与 ABL 融合(ela2),翻译产生 190KD 蛋白(p190$^{BCR-ABL}$);③微小断点聚集区(μ-bcr),位于 BCR 第 19 内含子。BCR 的 1~19 外显子与 ABL 融合(e19a2,前称为 c3a2),编码 230KD 蛋白,(p230$^{BCR-ABL}$)。p190,p210 和 p230 蛋白中的 ABL 蛋白结构几乎保持完整。BCR-ABL 定位于细胞浆内,依靠 BCR 的双聚体区形成二聚体,使 BCR-ABL 酪氨酸激酶活性明显提高,并且可以相互使酪氨酸磷酸化。BCR-ABL 致白血病的机制是 BCR-ABL 可使细胞恶性转化、增殖;可以诱导造血细胞脱离对造血生长因子的依赖性,抑制造血细胞凋亡;抑制髓系祖细胞对骨髓基质细胞的黏附。BCR-ABL 本身有多个功能结构域,与多种下游信号传递途径有关联,而导致上述现象的发生。

C-Myc 基因重排见于所有的 Burkitt 淋巴瘤和 FAB-L3 型 ALL。其中 80% 的 Burkitt 淋巴瘤为 t(8;14)(q24;q32)导致 C-Myc 与免疫球蛋白重链基因调节区域并置,其余的为 t(2;8)(p11;q24)导致与免疫球蛋白 κ 链基因调区域并置,而 t(8;22)(q24;q11)导致与免疫球蛋白 λ 链基因调区域并置。C-Myc 基因定位于 8q24,是调控细胞增殖、分化和凋亡的转录因子。C-Myc 在细胞由静止期进入增殖的细胞周期时发挥作用,除促进增殖外,C-Myc 还有阻碍分化的作用。C-Myc 可与 MAX 形成异源二聚体,另外 MAX 也可形成同源二聚体,或与 MAD、MXI1 形成异源二聚体。由于在整个细胞周期 MAX 的表达量恒定,C-Myc/MAX 二聚体的比例是由 C-Myc、MAD 和 MXI1 的相对量决定的。当 MAD 和 MXI1 相对表达多时,对靶基因的转录起负调控作用,抑制细胞增殖。当 C-Myc 表达多时,如同恶性血液病时 C-Myc 的组成性表达时,C-Myc/MAX 二聚体占主导,对靶基因的转录起正调控作用,促进细胞增殖。C-Myc/MAX 可能也是通过募集具有组蛋白乙酰化酶活性的蛋白而上调基因转录,而 MAX/MXI1 则通过募集 HDAC 抑制基因转录。染色体易位导致 C-Myc 过表达。C-Myc 基因自身 5'端抑制其表达的调节区域在一部分 t(8;14)易位中该区域缺失了,而在所有的 t(2;8)、t(8;

22)和另一部分 t(8;14)易位中,C-Myc 基因虽然带有该区域,但易位的 C-Myc 基因的该区域都有突变,阻碍了能抑制 C-Myc 转录的转录因子与之结合。上述 2 种机制均与 Myc 相关 ALL 致病有关。C-Myc 的致转化能力得到了实验证实。体外强制表达 C-Myc 可使静止期细胞进入细胞周期。用 EB 病毒转染 B 淋巴细胞使其表达 C-Myc 可使 B 淋巴细胞永生,提示 C-Myc 是 EB 病毒阳性淋巴瘤导致肿瘤的可能靶基因。C-Myc 的转基因小鼠经过一个潜伏期很多都发生 B 细胞肿瘤。由于肿瘤的存在需要 C-Myc 的持续表达,抑制 C-Myc 的表达可使肿瘤失去肿瘤表型,因此 C-Myc 也是一个潜在的肿瘤治疗靶点。

(二)T 系 ALL 中常见的染色体易位

T 细胞肿瘤的染色体断裂点常会累及染色体 14q11 的 TCRα 位点或 7q35 的 TCRb 位点,使 TCR 基因的增强子与其他转录因子并置,导致这些转录因子过表达而使细胞转化。

t(11;14)(p14;q11)和 t(11;14)(p15;q11)分别引起 RBTN1 和 RBTN2 基因与 TCRα 易位,导致 RBTN1 和 RBTN2 异常表达。RBTN1 和 RBTN2 高度同源,并且具有称为 LIM 结构域的蛋白质相互作用基序。RBTN1 和 RBTN2 能与 TAL1,TAL2,LYL1 相互作用,通过这些蛋白复合物促进转录的激活,在造血发育中起重要作用。在转基因小鼠过表达 RBTN1 或 RBTN2 能导致 T 细胞肿瘤。

t(1;14)(p32;q11)引起 TAL1(也称 SCL)异常表达,TAL 基因编码一种碱性螺旋-襻-螺旋(bHLH)转录因子,是各系造血细胞发生所必需的转录因子。它能与其他的 bHLH 蛋白 E47/E12[196]形成转录复合物。TAL1 也能与 RBTN1 和 RBTN2 相互作用,提示这些不同染色体易位在致细胞转化机制中的联系。虽然累及 TAL1 的 t(1;14)易位只发生于 3% 的 T-ALL,但 TAL1 重排和异常表达可在 65% 的 T-ALL 检测到。提示 TAL1 过度表达在许多 TALL 的发病机制中起关键作用。

t(10;14)(q24;q11)引起 HOX11 基因易位到 TCRδ 位点,在 T 系-ALL 或淋巴瘤中都有发生。HOX11 是一种有转录活性的蛋白,具有 DNA 结合活性的同源异型盒结构域,这种蛋白正常情况下不在 T 细胞表达。在 T-ALL 还存在 t(7;19)(q35;p13)易位导致 LYL1 基因与 TCRβ 位点并置,使 LYL1 基因过度表达。其中 HOX11、TAL1 和 LYL1 在 T-ALL 中的异常表达是互斥的。

(三)二类突变基因

染色体重组所激活的癌基因多数不足以引发白血病的产生。上述基因主要损害细胞的分化能力,多数都需要具有改变造血干、祖细胞增殖与生存能力的第 2 类突变才能导致急性白血病的发生,动物实验以及对慢粒急变的细胞遗传学改变的研究为这一假说提供了佐证。单纯转染一种融合基因后动物仅表现为骨髓增殖性疾病样改变而非急性白血病,导入第 2 类基因突变后动物才产生白血病。以下的 ALL 常见 2 类突变基因在白血病致病中起重要作用。

1.FLT3 受体

FLT3 主要表达于不成熟造血干祖细胞,靶向破坏 FLT3 后骨髓定向 B 祖细胞缺陷,而且移植后 T 细胞和髓系细胞造血重建缺乏提示 FLT3 基因在多能造血干细胞的发育中发挥重要的作用。在造血系统恶性疾病中,包括 AML、ALL 以及 CML 急淋变中能检测到 FLT3 的高水平表达。据文献报道,ALL 中 FLT3 的组成性激活突变,包括内部串联复制(FLT3-ITD)和"活化环"点突变在急淋中也可发现,其发生率分别为 3% 以及 3%~22%。FLT3 过度表达也可造成受体自我激活,另外 FLT3 配体自分泌刺激也参与了受体的激活。持续性受体活化可能参与白血病的发生。

2.RB 蛋白途径

RB 蛋白途径改变在 ALL 发生中也发挥着重要的作用。RB 蛋白在细胞周期调控中起着关键作用。低磷酸化状态的 RB 蛋白抑制细胞自 G1 期进入 S 期。RB 的磷酸化状态是由细胞周期素依赖的激酶(CDK)调控的,而 INK4 蛋白,包括 $p16^{INK4a}$、$p15^{INK4b}$ 等通过抑制 CDK 而阻止 RB 蛋白磷酸化,从而使细胞阻滞在 G1 期。在急淋中虽然 RB 自身改变不多见,但 $p16^{INK4a}$ 和 $p15^{INK4b}$ 失活在 B 急淋中很常见,可能在白血病的发生中发挥作用。

3.p53 途径

Tp53 是 p53 的编码基因,其自身突变在急淋中很少见。但 p53 途径中的其他成员的突变却很常见。Tp53 是一种抑癌基因,其产物 p53 在细胞异常增殖、DNA 损伤以及低氧等条件下被激活,调节细胞发生细胞周期阻滞而修复 DNA 或诱导细胞发生凋亡而清除异常细胞。p53 可被 HDM2 结合后降解,而后者活性受到 $p14^{ARF}$ 的抑制,以上各环节维持 p53 的稳态,确保细胞群体的正常。在急淋中 $p14^{ARF}$ 的缺失、转录沉寂以及 HDM2 的过度表达极为常见,提示这一途径在白血病发生中的重要作用。

四、临床表现

成人 ALL 多起病急骤,白血病细胞在骨髓中累积导致骨髓造血衰竭而致红细胞、粒细胞及血小板减少而出现贫血、感染及出血等非特异性表现,白血病细胞在淋巴器官及髓外浸润,因累及不同组织而出现相应症状及体征,如纵隔、肝、脾及淋巴结肿大,神经精神症状等,体重减轻者偶见。T、B 细胞急淋患者临床表现既有共性,又各有特点。

1.贫血

患者多在就诊前数天至 1~2 个月内出现进行性加重的面色苍白、乏力、活动后头晕、心悸等症状,颜面、口唇、甲床及结膜苍白,心率增快等体征。德国的一个多中心临床观察显示,近半数患者就诊时表现为中到重度贫血,约 1/5 患者可无贫血症状,可能与患者就诊及时与否、疾病进展程度有关。但绝大多数患者有不明原因的疲乏的主诉。

2.感染

由于粒细胞减少甚至缺乏,约 1/3 急淋患者就诊时出现感染及发热等症状。感染部位主要为呼吸道、口腔及肠道。发热多为中到高热,部分为低热,虽然白血病本身因代谢等原因可出现发热,但一般温度不超过 38℃。较高的发热几乎均为感染所致。化疗后骨髓抑制期患者大多出现感染,常见部位为呼吸道及胃肠道,部分出现皮肤、软组织感染。

3.出血

骨髓正常造血功能衰竭所致的血小板减少是急淋患者出血的主要原因,DIC 所致出血在初诊患者中很少见。约 1/3 患者就诊时有出血表现,多数表现为皮肤出血点及紫癜,个别见牙龈出血,口腔黏膜血泡,个别患者出现深部脏器出血如颅脑出血等。

4.髓外浸润

成人 ALL 中 CNS 受累较为多见。初诊时有 CNS 浸润者在儿童急淋患者中不到 5％,而成人患者中达到 15％以上。如果不进行有效的 CNS 预防,大多数急淋患者在病程中会出现 CNSL。有人推测是由循环中白血病细胞"种植"在脑膜,或是颅骨骨髓中的白血病细胞直接浸润而致。脑膜是最常见的受累部位,但随着疾病的进展,白血病细胞也会累及脑实质和脊髓。临床上常出现颅内压增高的表现如头痛、恶心、呕吐、淡漠或易怒;查体可见颈项强直、视神经盘水肿。脑神经受累后可出现上睑下垂、面瘫等表现,常受累及的脑神经包括第Ⅲ、Ⅳ、Ⅵ、Ⅶ对脑神经。有时脑神经受累可为 CNS 复发的唯一表现。成熟 B 细胞急淋患者常见中枢神经及脑神经受累,T 细胞急淋患者 CNSL 也较为常见。少数 CNSL 患者由于下丘脑受累而出现下丘脑-肥胖综合征,出现食欲旺盛及体重增加。个别患者出现外周神经麻痹的症状。

淋巴结肿大是 ALL 特征性表现之一。半数以上患者发病时可以检查到淋巴结肿大,典型临床表现为无触痛性、与周围组织无粘连性淋巴结肿大。病理活检示淋巴结的正常结构消失。淋巴结肿大可间接反映肿瘤负荷,与疾病预后有关。广泛淋巴结肿大和纵隔肿大常是 T 细胞急淋的特征性改变,与不良预后相关。

成年患者中 50％初诊时有肝脾大。显著肝脾肿大多提示不良预后。白血病细胞浸润所致肝脾肿大多为弥漫性大,病理活检示脾的红髓与白髓界线消失,其间见原始淋巴细胞浸润。受累的肝中,原始淋巴细胞浸润多见于门脉区。尽管肝明显大,肝功能多数正常活仅有轻度异常。

其他器官浸润如睾丸浸润在成人急淋中很少见,发生率约为 0.3％,表现为无痛性单侧睾丸肿大。

五、实验室检查

1.血常规及外周血细胞分类

患者多表现为红细胞、血红蛋白减少及白细胞增高,外周血涂片分类可见原始淋巴细胞。据统计,成人急淋中外周血白细胞增高患者约占 59％,14％患者白细胞计数在正常范围,27％患者出现白细胞减少。16％左右患者白细胞计数＞100 000×10^9/L,通常高白细胞更多见于 T 细胞急淋。92％患者外周血涂片中可以见到不同程度的白血病细胞。23％患者表现为中性粒细胞缺乏,30％患者血小板明显减少(＜5×10^9/L)绝大多数患者就诊时有血红蛋白减少。部分患者就诊时外周血白细胞不增高甚至减少,因此对怀疑急性白血病患者应行光镜下白细胞分类检查以免误诊。

2.骨髓细胞形态学

骨髓增生程度多为明显活跃至极度活跃,少数患者增生减低,骨髓小粒及油滴少见,细胞有成簇分布的趋势。骨髓中原始淋巴细胞比例明显增高,红系、粒系及巨核细胞减少。白血病细胞形态各异,美英法(FAB)协作组根据细胞形态不同将其分为三型,即 L1、L2 和 L3 型。其中 L1 型细胞以小细胞为主,核型规则,核染色质均一,核仁小或不可见,胞质轻、中度嗜碱,量少,空泡少见。L2 型细胞大小不一,大细胞为主,核染色质不均一,核型不规则,常见核裂,可见一个或多个大核仁,胞质量不等,常较丰富,嗜碱性程度不一,空泡少见。L3 型细胞体大而均一,染色质细致均一,核规则,呈圆形或卵圆形,核仁明显,为一个或多个,胞质丰富,深度嗜碱,空泡明显。WHO 对于造血系统及淋巴组织肿瘤的诊断标准建议不做形态学区分,因为 L1、L2 型细胞的免疫表型、细胞遗传学改变以及临床特征无明显差异,而 L3 型多为成熟 B 细胞表型,预后以及治疗策略与前两者不同。

3.细胞组织化学染色

细胞组化检查有助于区分白血病细胞是淋系抑或髓系起源。50％以上 ALL 细胞的过碘酸-雪夫染色(PAS),即糖原染色呈阳性反应,胞浆内组化染色阳性物质呈颗粒状、珠状或块状分布,提示糖原代谢紊乱。AML 细胞中除 M6 的原红细胞外,多数为 PAS 染色阴性或弱阳性,阳性物质多呈弥漫性细颗粒状分布。末端脱氧核苷转移酶(TdT)常见于 T 细胞或 B 系前体细胞,成熟 B 细胞急淋或急性髓系白血病细胞中少见。过氧化物酶(POX)、苏丹黑 B(SBB)等在淋巴系-白血病细胞多为阴性。α-醋酸萘酚酯酶(ANAE)、α-丁酸萘酚酯酶、萘酚-AS-D 氯代醋酸酯酶等多表达于粒系及单核系,淋巴系少见。由于细胞组织化学染色在白血病细胞中表达差异较大,因此组化检查对疾病的诊断仅为辅助诊断,仍需要结合免疫表型等其他手段来明确诊断。

4.免疫表型

免疫表型检查在目前的白血病诊断中占有重要地位。根据正常细胞发育过程中所表达的表面标志,临床医生可以判断白血病细胞的起源,因此能对白血病进行更为精确的分类,以便采取更适合的治疗方案,同时也有利于监测微小残留病,判断治疗的效果。ALL 的免疫学分型是根据细胞发育不同阶段的分子表面特异性受体或抗原特征为标准进行的,以下按照细胞系别对其免疫表型分别进行说明。

(1)B 系急性淋巴细胞白血病:按照细胞分化不同阶段,B 急淋可分为早期前 B、Common 急淋、前 B(pre-B)和成熟 B 细胞急淋(B-ALL)。早期前 B 又称为前前 B(pre-preB)或 B 祖细胞(pro-B)急淋,细胞表面仅表达人类白细胞抗原 CD34、HLA-DR、末端脱氧核苷转移酶(TdT)和 B 系特征型抗原 CD19,不表达 CD10、胞浆免疫球蛋白(CyIg)及细胞膜表面免疫球蛋白(SmIg)等,此型占成年人急淋的 11％左右。Common 急淋是急性淋巴细胞白血病中的主要亚型,占成年人急淋的 51％,细胞除表达 CD34、HLA-DR、TdT 及 CD19 外,还表达 CD10 及糖蛋白(gp100/CD10),而 CyIg 与 SmIg 为阴性;Pre-B 以 CyIg 表达为特征,CD10 表达减低或缺如,无 SmIg 表达,此型占成年人急淋的 10％;B 细胞急淋以表达 SmIg 为标志,也可表达 CD10 及 CyIg,此型在 WHO 分类中被划分为 Burkitt 细胞白血病。

(2)T 系急性淋巴细胞白血病:T 急淋的分类方法不一。四分法根据 T 细胞发育过程将之分为 T 祖(pro-T)、前 T(pre-T)、皮质 T(ticalT)和髓质 T(matureT)细胞急淋,TdT、cyCD3 和 CD7 为共同表达抗原,pro-T 表达造血干祖细胞标志如 CD34 及 HLA-DR,不表达 CD2、CD5、膜表面 CD3(sCD3)及 CD4、CD8 等抗原;pre-T 除 CD2 和 CD5 表达阳性外,其他标志同 pro-T;皮质 T 急淋 CD34 和 HLA-DR 不表达,CD4 和 CD8 同时表达,CD1a 阳性,其他同 pre-T;髓质 T 细胞 sCD3 表达,CD4 或 CD8 表达,CD1a 阴性,其他同皮质 T。一般认为,CD3,特别是 cyCD3 是 T 急淋的特征性抗原,而 CD7、CD2 等与 AML 或 B 急淋有交叉反应。

某些非系特异性抗原表达在 ALL 中也有一定意义。如在 70%~80%B 系急淋中表达 CD34,而 T 系急淋中仅有 20%~30%患者表达。CD34 表达与 Ph1 染色体或 bcr-ab1 融合基因表达密切相关,其预后意义仍未明了,有人认为 T 急淋中 CD34 与多药耐药蛋白共同表达与不良预后有关。

5.细胞遗传学

成年人急性淋巴细胞白血病中有 60%~70%出现染色体异常,包括染色体的倍体和结构异常。其中最常见的是 t(9;22)(q22;q11),即 Ph 染色体,约占所有成年人急淋的 25%。其次为 9q21 染色体异常,见于约 15%患者;11q23 异常见于 8%~11%患者,其中最常见的是 t(4;11)(q21;q23)。t(1;19)(q23;p13)与前 B 表型密切相关,占成年人急淋的 5%~7%。儿童急淋中多见的染色体改变如高二倍体及 t(12;21)(p11;q22)在成年人急淋中很少见到,发生率均在 5%以下。成年人急淋中还可见到 8q24、7q35、14q11 等异常。

6.分子生物学

聚合酶链反应(PCR)、基因特异探针的荧光原位杂交(FISH)等分子生物学技术的应用使临床医生能对急淋进行更为精确的分类,将其用于微小残留病检测能更为精确地判断疗效。成年人急淋中的分子生物学标记有 BCR-ABL、MLL-AF4 融合基因以及 TCR、IgH 重排等。目前有学者认为免疫球蛋白 κ 轻链的重排较重链重排更为稳定,更适用于微小残留病的检测。

7.脑脊液检查

对于确诊为 ALL 的患者,行脑脊液常规及生化检查以明确患者有否 CNSL。急淋患者 CNSL 常见的脑脊液改变包括脑脊液压力升高,白细胞计数增高,涂片中见白血病细胞。脑脊液生化检查显示蛋白升高,葡萄糖水平降低。

8.血液生化检查

血尿酸水平增高见于近半数成年人急淋患者,其升高水平与肿瘤负荷呈正相关,高白细胞以及显著肝脾淋巴结肿大患者易见尿酸水平增高。血清乳酸脱氢酶水平也与白血病负荷相关,明显增高见于 B 细胞急淋。少数患者就诊时出现纤维蛋白原减低,但初诊时 DIC 极其罕见。患者在接受左旋门冬酰胺酶治疗后容易出现出凝血功能异常及低蛋白血症,应密切监视,及时处理。部分患者在接受诱导缓解治疗时因白血病细胞短期内被大量破坏溶解而出现"肿瘤溶解综合征"血液生化检查显示血清钾、磷显著升高,血气检查显示以代谢性酸中毒为主的酸碱平衡紊乱。

六、诊断与鉴别诊断

患者短期内出现贫血、感染、出血、肝脾及淋巴结肿大等临床表现,外周血及骨髓中原始淋巴细胞>20%即可诊断为急性淋巴细胞白血病。急性淋巴细胞白血病亚型的区分有助于进一步掌握疾病的基本特征,从而对不同的亚型进行个体化治疗。FAB 协作组根据细胞的形态将急淋区分为 L1、L2、L3 三型(具体标准见实验室检查部分),即所谓 FAB 分型。由于形态学的主观性较强.导致不同检测者之间对部分疾病分型不一致,另外急淋的原始细胞与急性髓系白血病 M0、M1 等亚型的白血病细胞形态极为相似,光镜下很难区分。而细胞免疫表型检查不但可以大大提高诊断的符合率,还能将疾病进一步区分为不同亚型,从而对疾病的治疗和预后有指导意义。细胞形态学检查同样能揭示疾病的预后。上述三种检查的结合可以相互弥补各自不足。WHO关于淋系肿瘤的诊断分型标准认为,ALL与淋巴母细胞淋巴瘤是同一疾病的两种不同临床表现,应并入淋巴母细胞淋巴瘤,但仍可保留白血病名称;ALL诊断需满足骨髓原始、幼稚淋巴细胞≥25%,否则诊断为淋巴瘤;摒弃L1、L2、L3的形态诊断,改称为前体T淋巴细胞白血病/淋巴母细胞淋巴瘤(PreT-ALL/LBL)、前体B淋巴细胞白血病/淋巴母细胞淋巴瘤(PreB-ALL/LBL)和Burkitt白血病/淋巴瘤,分型中应注明如t(9;22)(q34;q11);BCR-ABL、t(12;21)(p12;q22);TEL-AML1、11q23异常/MLL易位、t(1;19)(q23;p13);E2A-PBX1及8q24/Myc易位等特征性的细胞遗传学异常。

根据典型的临床表现、血液及骨髓检查,急性淋巴细胞白血病不难诊断,但临床上应与以下疾病进行鉴别。

1.传染性单核细胞增多症

它是一种由EB病毒感染所致的疾病,临床表现为发热、咽峡炎、浅表淋巴结肿大(颈部淋巴结多见)、肝脾大、部分有皮疹。外周血淋巴细胞增高,异型淋巴细胞增高>10%,此种细胞分为三型,其中Ⅲ型细胞胞体较大,核形态较幼稚,见1~2个核仁,胞浆嗜碱,有多数空泡,易与原始淋巴细胞混淆。但此种患者骨髓不见原始淋巴细胞,偶可见吞噬血细胞现象,血液检查示嗜异凝集试验阳性,血清检查EB病毒抗体阳性,可与急性淋巴细胞白血病鉴别。

2.急性髓系白血病M0、M1型及双表型急性杂合细胞白血病

此类白血病的临床表现与急性淋巴细胞白血病无明显区别,而且细胞形态学也很难区分,可检测细胞表面抗原及MPO等。

3.慢粒淋巴细胞急性变

Ph染色体阳性急性淋巴细胞白血病有时很难与慢性髓系白血病淋巴细胞急性变区分。一般来说,前者的融合产物多为p190,而后者多为p210。对于难以诊断的病例可以通过治疗反应来判断。Ph染色体阳性急性淋巴细胞白血病治疗后获得完全缓解,外周血象可恢复正常,而慢性髓系白血病急变者治疗后仅能转至慢性期。

4.非霍奇金淋巴瘤(NHL)

既往以骨髓中原始细胞比例>25%为急性淋巴细胞白血病,以此与NHL区分,但近来WHO的分型标准不将此二者进行区分。

5.急性再生障碍性贫血

少数急淋患者发病时表现为全血细胞减少而且外周血不能见到原始细胞,此类患者应与急性再生障碍性贫血鉴别。后者无肝脾及淋巴结肿大,骨髓增生低下甚至极度低下,骨髓小粒空虚,油滴增多,淋巴细胞为成熟细胞,借此一般可与急淋区分。但少数急淋患者尤其是儿童在出现急淋典型表现前骨髓可表现为急性造血停滞表现,对此类患者应进行随访观察以免误诊。

6.慢性淋巴细胞白血病及幼淋巴细胞白血病

此两种白血病均表现为淋巴细胞明显增高,可有肝脾大、淋巴结肿大,但多临床进展较为缓和,骨髓及外周血中为成熟淋巴细胞为主,后者可见幼稚淋巴细胞为主,大多于55%以上。细胞免疫表型检查可作鉴别。

七、治疗

近十年来，多项研究正在改变我们关于成年人 ALL 治疗的观念。儿童 ALL 目前的治愈率已达 80%～90%，成年人 ALL 经化疗获得第一次 CR 也达 90%，但多数患者终将复发。导致成年人 ALL 不良转归的多种因素包括：对强烈化疗的耐受性差，不良预后亚型，如 Ph 染色体阳性发生率高，而良好预后亚型如 t(12；21)、HOX11 等发生率低。为了改善成年人 ALL 的预后，建立和发展了一些新的治疗模式。如在青少年和年轻成年人(AYAs)ALL 中采用儿童方案化疗；进一步认同移植物抗白血病(GVL)效应在治愈 ALL 上的重要作用；识别和鉴定新的分子异常作为治疗靶点如针对 T-ALL 的 NOTCH1 突变和 B-ALL 的 CD22 正在进行临床试验；建立 MRD 检测方法，用于对患者进一步分层，并根据危险分层施行个体化治疗等。这些新模式有望改善预后，给我们带来希望。和 AML 一样，ALL 治疗中辅助支持治疗、并发症防治、髓外白血病特别是中枢神经系统白血病防治。

ALL 联合化疗也分诱导缓解治疗和缓解后治疗。诱导缓解治疗的目的是减轻骨髓中原始淋巴细胞的负担和恢复正常造血功能；巩固强化治疗的目的是清除那些在诱导治疗中存活下来的耐药白血病细胞和消灭 MRD；维持化疗由 2～3 年低剂量的抗肿瘤药物组成，主要是在经诱导化疗和巩固治疗后缓解的最关键的几年内预防白血病复发；由于血脑屏障的作用，中枢神经系统预防治疗是非常重要的。

1. 诱导缓解治疗

诱导缓解治疗的目的是达到缓解的同时没有严重的毒性，并且造血系统能够较快恢复便于接着下一步治疗。多数方案包括泼尼松(Pred)或地塞米松(DEX)、长春新碱(VCR)、柔红霉素(DNR)及左旋门冬酰胺酶(L-ASP)，后来包含环磷酰胺(CTX)或阿糖胞苷(Ara-C)。HyperCVAD(环磷酰胺、长春新碱、多柔比星、地塞米松)方案不包含左旋门冬酰胺酶，在初诊患者中 CR 率高，也是合理的诱导治疗替代方案，但并没有发现它优于传统诱导方案。一般优先选择地塞米松而不是泼尼松，因为前者淋巴细胞毒性较大，中枢神经系统穿透性好，血栓事件发生率低。

国内提出治疗 ALL 的标准诱导方案为 VCDP：即长春新碱(VCR)1.5mg/m²，最大 2mg，静脉注射，第 1、8、15、21 天；环磷酰胺(CTX)600mg/m²，静脉注射，第 1、15 天或第 1、8、15 天；柔红霉素(DNR)40mg/m²，静脉注射，第 1～3 天，第 15～17 天；泼尼松(P)40mg/m²，口服，第 1～15 天，以后逐渐减量。CR 70%。亦可以 VCR 2mg，静脉注射，第 1、8 天，CTX 750mg/m²，静脉注射，第 1 天，DNR 50mg/m²，静脉注射，第 1～3 天，P 60mg/m²，静脉注射，第 1～14 天，可加 L-ASP 10 000U/m²，静脉注射第 5～10 天。于第 8 天或第 10 天复查骨髓，如原始细胞＜0.05(5%)，外周血中无原始细胞，则对化疗敏感。随化疗可加 mTOR 抑制药雷帕霉素，可增强对 ALL 细胞生长抑制及促凋亡。

VP 方案：为最简单、对骨髓抑制最轻的方案适用于低增生性，血细胞过低及老年、感染的病例，VCR 2mg，静脉注射，第 1、8、15、21 天；P 40～60mg/d，至少 3～4 周。CR 50%。

VAD 方案：VCR 2mg，静脉注射，第 1、8 天；多柔吡星(ADR)10mg/m²，静脉注射，第 1～

4 天,第 8~11 天;DEX 40mg,静脉注射,第 1~4 天,第 8~11 天。疗程较短,CR 可达 85%。

EOAP 方案:VCR 2mg,静脉注射,第 1、8 天;ADR 10~20mg 隔日静脉注射,连用 7~10 次;依托泊苷(E 或 VP 16)100mg,静脉注射,第 1~7 天或 1~10 天;P 40mg/d,第 1~7 天或 1~10 天,CR 82%。

VLDP 方案:VCR 2mg,静脉注射,第 1、8、15、22 天;DNR 45mg/(m² · d),静脉注射,第 1~3 天,第 8~10 天,第 15~17 天,第 22~24;L-ASP 5 000~10 000U,静脉注射,第 16~20 天;P 40~60mg/d,第 1~35 天。CR 78%。

VAMCP 方案:VCR 2mg,静脉注射,第 1、8、15、22、29 天;ADR 20mg/(m² · d),静脉注射,第 17~19、34~36 天;米托蒽醌(MIT)10mg/m²,静脉注射,第 1~3、15~17 天,或 5mg/m²,静脉注射,第 1~5、21~25 天;CTX 600mg/m²,静脉注射,第 36;P 60mg/m²,第 1~28 天;甲氨蝶呤(MTX)6mg/m²,iT,第 3、5、15、17、34、36 天。CR 可达 92%。

VADP 方案:VCR 2mg,静脉注射,每周 1 次;Ara-C 200mg,静脉注射,1/12h,6 天;DNR 40~60mg/d,静脉注射,第 1~3 天或第 1~5 天;P 40~60mg/d,第 2~6 天。CR 80%。

拓扑替康为 Topo I 抑制药,可通过血脑屏障,对有 CNSL 的 ALL 选用较好,1.5mg/m²,静脉注射,第 1~3 天或第 1~5 天。

有人在诱导缓解前了解 ALL 对皮质激素的敏感性,或减少肿瘤溶解综合征的发生,预先用药 1 周,做缓解前治疗。Arico 等用泼尼松 60mg/m²,7 天,鞘内注射 MTX 10mg,1 次,于第 8 天查血象,如原始细胞≥$1×10^9$/L,提示对皮质激素反应差,用常规方案治疗长期无病生存<35%,应加强诱导缓解治疗,采用多药诱导。VCR 1.5mg/m²,第 8、15、22、29 天;P 60mg/m²,第 1~28 天;DNR 30mg/m²,第 8、15、22、29 天;L-ASP 10 000U/m²,第 19、22、26、28、31、34、37、40 天;CTX 1000mg/m²,第 43、71 天;6-巯嘌呤(6-MP)60mg/m²,第 43~70 天;Ara-C 75mg/m²,第 45~48、52~55、59~62、66~69 天。治疗 198 例儿童 ALL,184 例(92.9%)CR。Lee 等对 FAB-L3 型 ALL 先以 CTX 200mg/(m² · d),静脉注射,第 1~5 天;P 60mg/(m² · d),第 1~7 天,作为疗程 1 以减少肿瘤溶解综合征的发生与严重度,于第 8 天以 2 种多药方案每 2 周交替使用。疗程第 2、4、6 用异环磷酰胺(IFO)800mg/(m² · d),静脉注射,1 小时,第 1~5 天;mesna 200mg/(m² · d),于 IFO 后 0、4 和 8 小时;MTX 150mg/m²,静脉注射,30 分钟,然后 MTX 1.35g/m²,静脉注射,23.5 小时,每周 1 次,总量 1.5g/m²;VCR 2mg,静脉注射,冲注,第 1 天,Ara-C 150mg/(m² · d),静脉注射,第 4、5 天;VP 1680mg/m²,静脉注射,1 小时,第 4、5 天;DEX 10mg/m²,第 1~5 天。需用亚叶酸以减轻 MTX 毒性反应(50mg/m²,静脉注射,于 MTX 开始后 36 小时,然后 15mg/m²,1/6 小时,直至 MTX 血浓度低于 10-BM)。此外,鞘注 MTX 15mg、Ara-C 40mg 和氢化可的松 50mg 三联第 1~5 天。疗程第 3、5、7 用,CTX 200mg/(m² · d),静脉注射,第 1~5 天,MTX 和亚叶酸挽救(用法剂量同上),VCR 2mg,静脉注射,冲注,ADR 25mg,静脉注射,冲注,第 4、5 天和 DEX 10mg/m²,第 4、5 天。鞘注药物与用法同上。于疗程 3,第 5 天后,疗程 4,第 1 天前做头颅放疗,24Gy,12 次。虽用药繁多,复杂,治疗 24 例 L3,18 例(75%)CR,3 例(12%)PR。

德国 GMALL 诱导缓解方案:对高白细胞 ALL 有 7 天先期治疗用 VCR 2mg,静脉注射,P 20mg/m²,每日 3 次,第 1~7 天,白细胞不高者直接接受诱导:VCR 2mg,静脉注射,第 1、8、

15、22 天；P 20mg/m²，每日 3 次，第 1～28 天；DNR 45mg/m²，静脉注射，30 分钟，第 1、8、15、22 天；ASP 5 000U/m²，静脉注射，30 分钟，第 15～28 天；MTX 15mg，鞘内注射，第 1 天；CTX 1000mg/m²，静脉注射，第 29、43、57 天；Ara-C 75mg/m²，静脉注射，1 小时或皮下注射，第 31～34、38～41、45～48、52～55 天；6-MP 60mg/(m² · d)，第 29～57 天；MTX 15mg，鞘内注射，第 31、38、45、52 天。

2.缓解后治疗

ALL 缓解后治疗和 AML 一样包括巩固和维持化疗。如条件许可，在第一次 CR 后应行造血干细胞移植方是上策。巩固维持治疗至少坚持 3 年或更久，目前尚无巩固治疗周期的最佳数量和药物组成的标准方案。原则上多药联合，甚至含大剂量甲氨蝶呤。

Arico 等对高危 B-ALL(诱导 6 周不 CR、有 Ph 染色体、<1 岁、CD10⁻、11q23 异常)于 CR 后以下三种方案进行巩固，待血液学恢复后再行下一方案。

(1)VCR 1.5mg/m²，第 1、8 天；DEX 20mg/m²，第 1～5 天；6MP 100mg/m²，第 1～5 天；MTX 5000mg/m²，第 1 天，亚叶酸 7.5mg/m² 于 MTX 后 36 小时、42 小时和 48 小时；Ara-C 2000mg/m²，1/12 小时，第 5 天；ASP 25 000U/m²，静脉注射，第 6 天；三联鞘内注射(MTX<2 岁 8mg，<3 岁 10mg，>3 岁 12mg；Ara-C 分别为 20mg、26mg 和 30mg；泼尼龙分别为 6mg、8mg 和 10mg)。

(2)长春地辛(VDS)3mg/m²，静脉注射，第 1 天；DEX 20mg/m²，第 1～5 天；6-鸟嘌呤 100mg/m²，第 1～5 天；MTX 5000mg/m²，第 1 天；亚叶酸挽救 7.5mg/m² 于 MTX 后 36 小时、42 小时和 48 小时；DNR 50mg/m²，第 5 天；ASP 25 000U/m²，第 5 天；CTX 150mg/m²，第 5 天；三联鞘内同前。

(3)DEX 20mg/m²，第 1～5 天；Ara-C 2000mg/m²，1/12 小时，第 1～2 天；ASP 25 000U/m²，第 6 天；VP-16(150mg/m²)，第 3～5 天；三联鞘内同前。

维持治疗方案：6MP 50mg/(m² · d)，第 1～21 天；MTX 20mg/m²，肌内注射，第 1、8、15 天；VCR 1.5mg/m²，第 22 天；P 40mg/m²，第 22～26 天。维持治疗后 6 周，再次诱导：DEX 10mg/m²，第 1～21 天；VCR 1.5mg/m²，第 8、15、22、29 天；ADR 30mg/m²，第 8、15、22、29 天；ASP 随意；6-TG 60mg/m²，第 36～49 天；CTX 1000mg/m²，第 36 天；Ara-C 75mg/m²，静脉注射，第 38～41、45～48 天。三联鞘注同前，第 38、45 天(仅在第 1 次再诱导)和头颅放疗，1～2 岁，12Gy(若有 CNSL,18Gy)，≥2 岁，18Gy(若有 CNSL,24Gy)。治疗 184 例 CR 者 55 例(29.8%)于中数 12 个月(1～63 个月)复发,46 例为 BM 复发,4 例单纯 CNS 复发,5 例混合复发,4 年无病生存 56.5%。

国内贵阳全国血液学学术会曾建议巩固治疗自 CR 后第 2 周开始，6 个疗程的强化治疗，第 1、4 疗程用原诱导缓解方案；第 2、5 疗程用 VP 1675mg/m²，静脉注射，第 1 天，Ara-C 100～150mg/m²，静脉注射，第 1～7 天；第 3、6 疗程用大剂量 MTX 1～1.5g/m²，静脉注射,24 小时,停药后 12 小时以亚叶酸解救 15mg/m²，1/6 小时，共 8 次。每疗程间隔一般 2～3 周，但应视血液学恢复状态而异。

最近一项关于自体移植和维持治疗的随机比较研究说明了维持治疗的价值，维持治疗比自体移植的生存率高 15%。故多主张 ALL 无条件进行异基因造血干细胞移植者仍需维持治疗。如以 MTX 20～30mg 每周 1 次，6MP 100mg/d，2 个月为 1 个疗程，每 3 个月为 1 个疗程，在用药间歇期也可以联合化疗强化，需坚持 30 个月或更久。同时要注意 CNSL 的防治。也有以多种诱导缓解方案第 1 年每月交替使用 1 疗程，第 2 年隔 2 个月 1 次，第 3 年隔 3 个月 1 次，第 4 年隔 4 个月或半年 1 次。总之，缓解后治疗没有一定模式，若不进行异基因造血干细胞移植，巩固维持治疗时间较长为好。

3.AYAs ALL 的治疗

ALL 是一种在婴儿、儿童、青少年和成年人时期均可发病的疾病。就目前的治疗而言，大部分儿童 ALL 患者能长期生存；不幸的是，成年人 ALL 患者没有如此好的效果。当前青少年和年轻成人 ALL 患者(AYAs)疾病生物学、预后因素和治疗结果有其独自特点，导致这样一群处于治疗方案从"儿童"向"成年人"转变的独特患者治疗上存在争议。一系列临床试验提供了 AYAs 患者临床、心理学和生物学新观点，以期进一步改善这群独特患者的生存状态。全世界范围内一些大型协作组进行的回顾性比较研究显示，儿童协作组治疗的 YAYs 患者比成年人协作组有显著的生存优势。

美国癌症和白血病 B 组(CALGB，成人方案)和儿童肿瘤组(CCG，儿童方案)对在连续临床试验中治疗的年龄为 16～20 岁的 321 例 AYAs 患者临床结果进行总结。两组患者有包括免疫表型和细胞遗传学在内的相匹配的生物学特征，尽管两组人群年龄范围相同，但是在 CALGB 组平均年龄为 19 岁，而 CCG 组平均年龄 16 岁。CALGB 和 CCG 两组研究中 AYAs 患者的 CR 率一致，均是 90%。CCG 组 AYAs 患者的 7 年无事件生存(EFS)率为 63%、总生存(OS)率为 67%，相比之下，CALGB 组 AYAs 患者 7 年 EFS 仅为 34%[$P<0.001$；相对危险比(RHR)=2.2]、OS 为 46%($P<0.001$；RHR=1.9)。CALGB 组中 16～17 岁患者的疗效与 CCG 组全部患者的疗效近似，7 年 EFR 达 55%。与此相反，CAL-GB 组 18～20 岁患者 7 年 EFS 仅为 29%($P<0.001$)。两组复发模式也不相同，CALGB 组 AYAs 患者中枢神经系统复发率(11%)显著高于 CCG 组(1.4% $P<0.001$)。两组治疗的重要差异在于 CCG 组患者接受大量非骨髓抑制药物，包括糖皮质激素(地塞米松和泼尼松)、长春新碱和左旋门冬酰胺酶。CNS 预防治疗时间早，频度更高，治疗期更长，并且维持治疗期也较长。而成人方案中更多的强调了骨髓抑制性药物如环磷酰胺、蒽环类药物的应用。从研究中我们可以看到，CCG 组在诱导期接受至少 1680mg/m² 的泼尼松，而 CALGB 组为 1260mg/m²；CCG 组在诱导期接受了 54000U/m² 的 L-ASP，比 CALGB 组高了 44%。相反，CALGB 组柔红霉素和环磷酰胺分别为 135～240mg/m² 和 1200mg/m²，CCG 组的柔红霉素仅为 100mg/m²，未用环磷酰胺。在强化阶段，CALGB 组相对于 CCG 组仅使用了 33% 的地塞米松、31% 的长春新碱和 15% 的 L-ASP；CCG 组的 L-ASP 达 318 000U/m²、地塞米松达 420mg/m²、长春新碱达 45mg/m²。而柔红霉素、环磷酰胺、6-巯代鸟嘌呤/6-巯基嘌呤和甲氨蝶呤在强化阶段差异不大。另有研究，在中危组青少年 B-ALL 的维持治疗中，骨髓抑制性维持治疗可以改善 EFS。前瞻性研究中，PETHEMAALL-96 方案比较了采用儿童 ALL 方案治疗标危组青少年 ALL(35 例)和年轻成年人 ALL(46 例)的结果，CR 率达 98%，6 年的 EFS 和 OS 率分别为 61% 和 69%；30 岁以下的患者对该方案耐受性较好。因此，建议 AYAsALL 的治疗应参考儿童 ALL 方案。

4.复发难治 ALL 的治疗

复发难治的界定可参考 AML 相关节。

复发治疗的目的是在毒性耐受的情况下获得缓解,并尽快行异基因造血干细胞移植。许多患者在复发后短期内死亡,很多患者不能达到 CR2。一项包含 607 例复发患者的研究显示,5 年生存率仅 7%,这提示目前治疗的局限。同时提醒我们应该及早给予最好的治疗,因为早期治疗失败不能依赖于挽救性治疗,要想提高疗效必须关注复发的治疗。目前尚没有复发难治 ALL 的标准方案,对短期缓解的患者可选择 FLAG 方案(氟达拉滨＋阿糖胞苷＋粒细胞集落刺激因子),或 Hyper-CVAD＋MTX/Ara-C 方案;对于缓解大于 2 年的患者给予标准的 4 药再诱导或既往未用过或较少交叉耐药的药物,并时刻注意蒽环类药物的心脏毒性。挽救化疗可使 50% 左右的难治复发病例获得首次或再次缓解,但缓解时间短,长期生存低于 10%。

SWOG(西南肿瘤协作组)的一项研究发现米托蒽醌和大剂量阿糖胞苷对难治复发的 ALL 患者 CR 率达 23%,但没有长期生存患者。

Giona 等以 ALLR-87 方案治疗儿童复发 ALL75 例,55 例(75.3%)CR;成人第 1 次复发 ALL 61 例,34 例(56%)CR。第 1 次 CR 期≥1 年、年龄<10 岁、B-ALL、白细胞<20×10^9/L 者疗效较好。方案组成为:Ara-C 1g/(m² · d)静脉注射,6 小时,第 1～6 天;去甲氧柔红霉素 (IDA)5mg/(m² · d),于 Ara-C 后 4 小时,静脉注射,第 1～6 天;P 40mg/(m² · d),第 1～21 天。

Annino 等以 ALL 3 方案治疗难治 ALL 和非霍奇金淋巴瘤(79 例为 ALL)69 例(80%)CR,儿童 84% CR,成年人 71% CR。方案组成为:Ara-C 3g/(m² · d)静脉注射,第 1～5 天;IDA 40mg/m²,静脉注射,第 3 天;G-CSF 5μg/(kg · d),第 7 天至血液学恢复。

Raamano 等用大剂量 MIT 40～60mg/m²,静脉注射,30 分钟,第 1 天;Ara-C 3g/m²,静脉注射,3 小时,第 1～5 天治疗难治 ALL 11 例,6 例(54.5%)CR。

Fabbiano 等以大剂量 VP 162g,静脉注射,6 小时治疗 7 例,4 例(57%)CR;VP 162.4g,静脉注射,6 小时治疗 5 例,3 例(60%)CR。CR 例中一例系骨髓移植后复发,1 例为 Ph＋ALL 曾用伊马替尼。

复发难治 ALL 常表达髓系抗原。Bellido 等以 7 药联合治疗:长春地辛 2mg/m²,静脉注射,第 1 天;MIT 12mg/(m² · d)静脉注射,第 1～4 天;G-CSF 5μg/(kg · d),直至中性粒细胞恢复,治疗 10 例髓系抗原阳性 My＋的 B-ALL,9 例(90%)CR。Higashigawa 等以淋-髓系 MLL-93 方案治疗 6 例 My＋/-ALL 均 CR。方案组成第 1 个疗程用:羟基脲(HU)50mg/kg 最大 1500mg/d,第 1～5 天;VP 16250mg/m²,最大 300mg/d,静脉注射,2 小时,1/12 小时,第 1、2 天;Ara-C 3g/m²,静脉注射,4 小时,1/12 小时,第 3、4 天;ASP 10 000U/m²,静脉注射,4 小时,1/12 小时。第 2 疗程用:DEX 12mg/m²,最大 15mg/d,静脉注射,第 1～4 天;CTX 750mg/m²,静脉注射,1 小时:1/12 小时,第 1 天;MIT 10mg/m²,最大 12mg/d,静脉注射,1 小时,第 2～4 天;MTX 3g/m²,静脉注射,6 小时,亚叶酸解救。于第 5 天鞘内注射三联(MTX 15mg、Ara-C 30mg、氢化可的松 20mg)。

Foran 等以 CLOFAREX(为氟达拉滨和二氯去氧腺苷复方剂)40mg/(m² · d)静脉注射,2 小时,第 1～5 天,每 2～6 周 1 个疗程,治疗 14 例,9 例(64.3%)CR,1 例 1 个疗程,8 例 2 个疗程达 CR。

Schiller 等用 EIM 方案治疗 11 例复发难治 ALL，8 例（73%）CR。用法如下：VP 16 100mg/(m²·d) 静脉注射，第 1～5 天；异环磷酰胺（IFO）1.5g/(m²·d) 静脉注射，第 1～5 天；MIT 8mg/(m²·d) 静脉注射，第 1～3 天。

60%～80% 的 B-ALL 患者不同程度地表达 CD20 或 CD22 等抗原，表达 CD20 或 CD22 可能与预后不良有关，但很少有证据证明抗原表达与疗效之间的关联。近年来已尝试 CD20 或 CD22 单克隆抗体用于化疗的辅助治疗，以期增加缓解程度，在不增加造血细胞毒性的同时改善生存。有学者临床试验证明 CD20 单克隆抗体（利妥昔单抗）治疗 CD20＋ALL 患者的疗效。利妥昔单抗 375mg/m²，诱导治疗、再诱导治疗、巩固治疗疗程的前 1 天静脉给药，共 8 次。共分析 263 例 CD20＋ALL 患者：181 例应用利妥昔单抗（R＋），82 例未应用（R－）。两组患者的 CR 率分别为 94% 和 91%；第 16 周的分子学缓解率分别为 64% 和 40%；早期病死率分别为 7% 和 4%；5 年持续 CR 率分别为 80% 和 47%；5 年 OS 率分别为 71% 和 57%。可见，由于初诊 ALL 已可取得较高的 CR 率，是否加用 CD20 单克隆抗体对 CR 率影响不大，但 CD20 单克隆抗体的应用在高危组、低危组均可显著提高患者分子学缓解率和长生存率。依帕珠单抗是人源化抗 CD22 抗体，可以快速通过内化作用进入细胞与 CD22 分子结合。依帕珠单抗联合化疗或与利妥昔单抗联合化疗治疗 CD20/CD22 阳性的 ALL 亦见报道，疗效尚不确定。阿伦单抗（CD52 单抗）已用于成人，但会增加感染率。

Topp 等报道了 CD19/CD3 双抗（MT-103）对化疗耐药前体 B-ALL 患者 MRD 清除作用的试验结果。如组患者为持续存在 MRD 或缓解后复发的患者，共 26 例。Blinatumomab 用法为 15g/(m²·d)，连续输注 4 周，间歇 2 周为 1 个疗程。所有患者接受 1～7 个周期治疗，16 例 MRD 转阴，总无复发生存（RFS）率为 78%，认为 Blinatumomab 可以改善 B 前体-ALL 患者的疗效。

潘生丁能抑制 cAMP 磷酸二酯酶，通过不依赖多药耐药 mdr-1/Pgp 抑制核膜转运，增加细胞内药物浓度，在血浓度 1μg/mL，就有此作用，常规量口服即可达到此浓度，可增加 Ara-C、ADR、MIT、VCR、VP-16 的敏感性。CsA 可诱导 T-ALL、B-ALL 和有预后不良核型 t(9;22)、t(4;11) 和 t(11;19)ALL 细胞凋亡。故 CsA(300mg/d) 可作为难治性 ALL 的综合用药，且可逆转多药耐药。

老年 ALL 因其有较高的 Ph 染色体阳性率且其他不良染色体核型发生率高，高白细胞计数患者比例高，以及对化疗的耐受性差等，导致老年患者疗效差。酪氨酸激酶抑制药的应用，提高了老年 Ph＋ALL 的疗效，但对于 Ph-ALL 的老年患者的治疗目前尚无更好的治疗模式。

5.Ph 染色体阳性 ALL 的治疗

儿童 ALL 3%～5%，成年人 ALL 20%～40%，老年 ALL 可达 50% 有 Ph 染色体，与 Ph 染色体阴性 ALL 比较，具有外周血白细胞计数高，原、幼淋巴细胞比例高，多为 FAB-L2 亚型，易并发 CNSL，CR 率低易复发，生存期短等特征。化疗与靶向治疗、免疫治疗联合依然是提高特殊类型 ALL 疗效的主要突破点。

酪氨酸激酶抑制药（TKI）已经成为 Ph＋ALL 综合治疗的一线用药，伊马替尼（IM）单药或联合化疗的缓解率均超过了 90%。多项研究已经说明化疗联合 IM 不仅可以提高 Ph＋

ALL 患者的缓解率而且可以提高其生存率；IM 用药越早，远期生存率越高。这种新的治疗方式，既为 CR 期患者提供了接受异基因造血干细胞移植的机会，也有助于延长不能移植患者的缓解期，提高生存质量。近年来有关 IM 治疗 Ph＋ALL 的文献报道较多，IM 联合化疗一线治疗 Ph＋ALL 的方案各有不同，主要有：①间断用药：第二阶段诱导治疗结束后，采用 IM 剂量为 400mg/d，若无反应，则增至 600mg/d；于巩固治疗期间停止使用，巩固治疗结束后，再开始应用，至干细胞移植时，再停药。②连续用药：又分为第二阶段诱导治疗开始用药和诱导治疗开始即用药。如第一阶段诱导治疗结束后或初始诱导治疗开始时，采用 IM 剂量为 600mg/d，至干细胞移植时停药。2008 年，Thomas 等报道的 54 例 Ph＋ALL 患者采用 Hyper-CVAD 联合 IM 化疗方案。Hyper-CVAD 方案（第 1、3、5 和 7 个疗程）为：第 1～3 天采用 CTX 300mg/m^2，每 12 小时 1 次；第 4 天，VCR 2mg 加 ADM 50mg/m^2；第 1～4 天及第 11～14 天加用地塞米松 40mg。HD-MTX＋AraC 方案（第 2、4、6 和 8 个疗程）：第 1 天，MTX 1g/m^2；第 2、3 天，Ara-C 3g/m^2，每 12 小时 1 次（＞60 岁患者 1g/m^2）。于每个疗程第 1～14 天加用 IM，400mg/d。其中 42 例于中位时间为 21 天达到血液学 CR。在随后几年随访中，52％患者达到细胞遗传学 CR，3 年无病生存（DFS）率、OS 率高于既往采用单纯 Hyper-CVAD 化疗方案（DFS 率：62％ vs 14％；OS 率：55％vs15％；$P<0.001$）。日本白血病研究组（JALSG）报道 80 例 Ph＋ALL 患者在确诊后（诱导治疗第 2 周）即联合 IM 化疗，采用常规化疗和 IM 交替应用治疗方式，CR 率达 96.2％，CR 率和生存率均明显优于未联合 IM 治疗的对照组患者。意大利北方协作组联合 IM 治疗方案（09/00），可概括为 IM 600mg/d，连续 7 天（第 1 个疗程诱导治疗自第 15 天开始用药，第 2～8 个疗程则自第 3 天开始用药）；自体移植和未行任何移植 Ph＋ALL 患者予 IM 维持治疗（24 个周）。09/00 方案对 94 例 Ph＋ALL 患者的总 CR 率为 87％（联合 IM 治疗组为 92％，未联合 IM 组为 80.5％；$P=0.08$）。联合 IM 治疗组 5 年 OS 率为 38％、DFS 率为 39％。尽管目前尚无最佳诱导治疗方案，但 IM 联合化疗治疗 Ph＋ALL 的结果明显高于历史单用化疗的结果是肯定的。已有学者提出在诱导治疗中应该考虑毒性小、并发症少的方案，使患者更快、更安全地获得 CR，有更多的机会接受 allo-HSCT 或后续的巩固治疗。

老年 Ph＋ALL 患者由于年龄、体质因素，对化疗耐受差，也不能将 allo-HSCT 作为首选治疗。而 IM 的应用，改变了老年 Ph＋ALL 患者的治疗模式和预后，目前单独应用 IM 或 IM 联合化疗，成为老年 Ph＋ALL 患者治疗的主要方式。Ottmann 等比较 IM（600mg/d，应用 28 天）诱导治疗和联合化疗诱导治疗疗效（达 CR 后，均采用伊马替尼＋联合化疗巩固治疗）显示，IM 诱导治疗组的 CR 率为 96.3％、治疗相关死亡率为 0，而化疗诱导组的 CR 率为 50％、治疗相关死亡率为 7.7％。不同诱导治疗组的预计 DFS 率和 OS 率比较，无明显差别。这说明，对老年 Ph＋ALL 患者单纯采用 IM 诱导治疗，即可取得较高 CR 率，而不良反应少；但患者生存状况依然改善不明显。Vi-gnetti 等针对老年 Ph＋ALL 患者采用泼尼松 10～40mg/m^2 预治疗 7 天，然后予 IM 800mg/d 联合泼尼松 40mg/（m^2·d）治疗，第 45 天（IM 用药算起）判断疗效。本组所有对 IM 有效患者，坚持应用伊马替尼至疾病复发或不良反应不能耐受。可判断疗效 29 例患者均达 CR（CR 率为 100％），中位数生存期为 20 个月，中位数血液学缓解时间为 8 个月。虽然以 IM 为基础的方案治疗效果有所提高，但绝大多数没有进行造血干细胞移植的患者最终复发。多项研究说明，Ph＋ALL 患者无论接受何种形式干细胞移植，均可获益，接受自体干细胞移植患者,移植前、后的充分治疗十分重要;不接受干细胞移植患者,即使采用IM治疗也很难获长期生存。

有研究表明α干扰素能提高IM的抗白血病作用,在IM联合α干扰素治疗的CML患者中发现淋巴细胞中存在一种特异性针对BCR/ABL融合基因相关白血病抗原"蛋白酶-3"的细胞毒T淋巴细胞(CTL)。进而推测α干扰素联合IM在Ph+ALL患者中的疗效可能与其免疫调节作用有关。Riva等发现长期应用IM的Ph+ALL患者血液和骨髓中均可检测到特异性针对BCR/ABL融合基因的CTL。α干扰素逆转TKI耐药的机制一方面可能是直接作用于白血病干细胞,另一方面是调节T淋巴细胞亚群的功能,特别是CTL的作用。因此,对无法接受造血干细胞移植的患者,干扰素可与IM协同作用维持疾病缓解状态。

目前,已证实亚砷酸(ATO)可抑制微血管内皮细胞使血管内皮生长因子(VEGF)减少,血管新生受阻,同时可下调BCR-ABL的酪氨酸激酶活性,下调抗凋亡基因bcl-XL和性联凋亡抑制蛋白(XIAP)并促使线粒体释放细胞色素C激活caspase 9和3启动凋亡,为此,与IM合用是合理的。

除IM外,第二代TKI也进入Ph+ALL患者的 ·线治疗。BCR-ABL酪氨酸激酶结构域突变是快速发生对TKI耐药的主要原因(但非唯一原因)。近来发现Ph+ALL不仅有BCR-ABL激活,也有SRC家族激酶LYN、HCK、FGR的激活。对IM耐药的Ph+ALL较多见的突变为T315I、E255K、Y253H、E255V等。IM仅能抑制BCR-ABL,对SRC家族无作用,且对T315I等突变无效。二代TKI如达沙替尼对BCR-ABL和SRC家族均有抑制作用。且对IM耐药者依然有效。达沙替尼可以渗透到脑脊液中,中枢神经系统受累的患者临床可受益,达沙替尼单药或联合化疗治疗对IM耐药的Ph+ALL有明显疗效。尼罗替尼对BCR-ABL激酶的作用是伊马替尼的20~50倍,与非活化构象的ABL激酶域结合,抑制BCR-ABL、c-kit和PDGFR活性,对大多数IM耐药的BCR-ABL点突变有效。无论是达沙替尼或尼罗替尼对T315I突变均无效。伯舒替尼是ABL和SRC家族激酶双重抑制药,具有类似达沙替尼的活性,针对BCR-ABL激酶的作用是IM的200倍以上。不抑制c-kit和PDGFR,较达沙替尼安全性更好。因此,早期增加IM剂量或使用二代TKI,在获得新的突变之前消除隐匿的突变克隆可能是减少耐药和复发的关键。

第三代酪氨酸激酶抑制药如AP24534、VX-680(MK-0457)及IPI-504均对T315I突变患者有一定作用,但目前无Ph+ALL的相关临床资料。

奈拉滨治疗复发难治性儿童及成年人T-ALL的Ⅱ期临床已完成。在儿童及成年人中的反应率分别为33%和41%。主要不良反应为剂量依赖性的神经毒性。奈拉滨对B-ALL无效。

目前,allo-HSCT仍然是治愈ALL的标准方案,复发和耐药仍然是治疗上面临的主要挑战。新药的不断研发、靶向治疗的逐步优化是治愈ALL的希望所在。

参考文献

[1]田淇第,陈爱武,张其昌.消化系统慢性病诊断与治疗[M].郑州:河南科学技术出版社,2021.

[2]王吉耀,葛均波,邹和健.实用内科学[M].北京:人民卫生出版社,2021.

[3]王建祥.血液系统疾病诊疗规范[M].北京:中国协和医科大学出版社,2020.

[4]毕丽岩.呼吸内科学高级医师进阶[M].北京:中国协和医科大学出版社,2020.

[5]王朝晖.消化内科急危重症救治手册[M].郑州:河南科学技术出版社,2019.

[6]林曙光.心脏病学进展2019[M].北京:科学出版社,2019.

[7]叶本兰.循环系统[M].厦门:厦门大学出版社,2019.

[8]葛均波,万唯一.现代心脏病学进展2018[M].北京:科学出版社,2018.

[9]谭松.消化系统疾病临床诊断与治疗[M].昆明:云南科技出版社,2018.

[10]沈悌,赵永强.血液病诊断及疗效标准[M].北京:科学出版社,2018.

[11]刘又宁.呼吸内科学高级教程[M].北京:中华医学电子音像出版社,2016.

[12]陈灏珠.实用心脏病学[M].上海:上海科学技术出版社,2016.

[13]徐长福,魏强.泌尿系统[M].北京:人民卫生出版社,2015.

[14]李卓江.内科临床思维[M].贵阳:贵州科技出版社,2015.

[15]田德安.消化疾病诊疗指南[M].北京:科学出版社,2013.